医院管理理论与方法

宋传学 金翔宇 魏　敏◎主　编
谢　波◎副主编

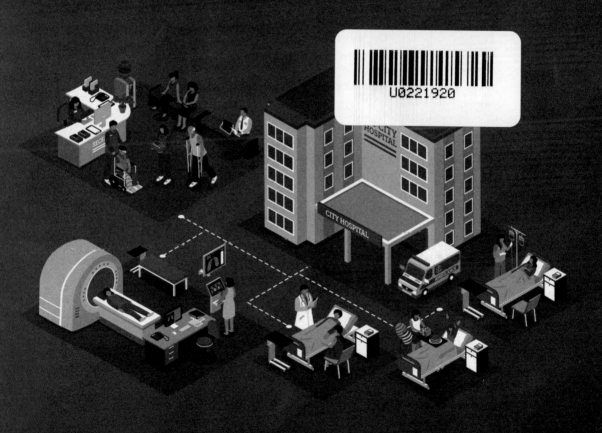

中国出版集团

中译出版社

图书在版编目（CIP）数据

医院管理理论与方法 / 宋传学，金翔宇，魏敏主编；
谢波副主编. -- 北京：中译出版社，2024.2

ISBN 978-7-5001-7760-9

Ⅰ.①医… Ⅱ.①宋… ②金… ③魏… ④谢… Ⅲ.
①医院—管理—研究 Ⅳ.①R197.32

中国国家版本馆CIP数据核字（2024）第049132号

医院管理理论与方法

YIYUAN GUANLI LILUN YU FANGFA

主　　编：宋传学　金翔宇　魏　敏
副 主 编：谢　波
策划编辑：于　宇
责任编辑：于　宇
文字编辑：田玉肖
营销编辑：马　萱　钟筏童
出版发行：中译出版社
地　　址：北京市西城区新街口外大街28号102号楼4层
电　　话：（010）68002494（编辑部）
邮　　编：100088
电子邮箱：book@ctph.com.cn
网　　址：http://www.ctph.com.cn

印　　刷：北京四海锦诚印刷技术有限公司
经　　销：新华书店
规　　格：787 mm×1092 mm　1/16
印　　张：19.5
字　　数：388千字
版　　次：2024年2月第1版
印　　次：2024年2月第1次印刷

ISBN 978-7-5001-7760-9　　　定价：68.00元

前 言

在现代经济高速发展和科学技术快速进步下，我国在医疗行业的整体医疗水平与医疗设备先进性方面都得到大幅度提升，为人民群众提供了高质量的医疗服务。而伴随着体制机制改革深化和现代医疗需求的持续增长，医院管理者对医院管理和医院科技创新提出了新的要求，需要医院从管理视角分析现代医院科技管理制度的优化路径，明确现代医院内部科技管理制度体系创新改革关键点，从现代医院管理制度和机制改革要求与医院实际出发，明确制度改革的优化路径。

本书是关于医院管理方向的书籍，从管理学与医院管理学介绍入手，针对管理学概述、医院管理学概述与原则、医院管理的职能、现代医院管理环境进行了分析研究；另外对医院行政管理、医院档案管理、医院医疗管理、医院护理管理、医院人力资源管理、医院绩效考核管理、医院经营与财务管理、医院其他管理做了一定的介绍；还剖析了"互联网+"时代医院管理创新等内容。本书力求论述严谨，结构合理，条理清晰，内容丰富；旨在探索出一条适合医院管理工作的科学道路，帮助其工作者在应用中少走弯路，使其能够在工作中运用科学方法，提高管理效率。希望本书对医院管理理论与方法研究有一定的借鉴意义。

在本书的策划和写作过程中，编者参阅了国内外有关的大量文献和资料，从中得到启示；同时也得到了有关领导、同事、朋友及学生的大力支持与帮助，在此致以衷心的感谢。本书的选材和写作还有一些不尽如人意的地方，加上编者学识水平和时间所限，书中难免存在不足之处，敬请同行专家及读者指正，以便进一步完善提高。

作 者

2024 年 1 月

目　录

第一章 管理学与医院管理学

第一节 管理学概述

管理是人类社会活动的重要组成部分之一，是一切有组织的社会劳动必不可少的活动过程。解决有限资源与相互竞争的多种目标之间的矛盾是管理的基本任务，如何将有限的资源在相互竞争的多种目标之间合理分配，如何有效组织、控制和协调资源，如何领导和激励生产实践活动中最重要的人力资源，这些都是管理者面对的重要问题。

一、管理的概念

从字面上讲，管理就是管辖和处理的意思。管理作为一个科学概念，到目前为止还没有一个统一的为大多数人所接受的定义。国内外专家学者由于研究管理时的出发点不同，对管理所下的定义也就不同，但都从某个侧面反映了管理的不同内涵。强调工作任务的人认为，管理是由一个或多个人来协调其他人的活动，以便收到个人单独活动所不能收到的效果。强调管理者个人领导艺术的人认为，管理就是领导，基于组织中的一切有目的的活动都是在不同层次的领导者的领导下进行的，组织活动是否有效，取决于这些领导者个人领导活动的有效性。强调决策作用的人认为，管理就是决策。

还有许多专家学者对管理下了很多定义，如美国管理学家哈罗德·孔茨在其《管理学》一书中指出，管理就是设计和保持一种良好环境，使人在群体里高效率地完成既定目标；美国管理学教授斯蒂芬·P. 罗宾斯认为，管理是指同别人一起，或通过别人使活动完成得更有效的过程；美国管理学家丹尼尔·A. 雷恩认为，管理是指管理者为有效地达到组织目标，对组织资源和组织活动有意识、有组织、不断地进行的协调活动。

管理要解决的本质问题是有限资源与组织目标之间的矛盾。管理通常是指在特定环境下，通过计划、组织、控制、激励和领导等活动，协调人力、物力、财力和信息等资源，以期更好地实现组织目标的过程。这包含以下四层含义：管理采取的措施是计划、组织、控制、激励和领导这五项基本活动，又称之为管理的五大基本职能；通过五项基本活动，对人、财、物、信息、时间等组织资源进行有效的协调与整合；管理作为一种有目的的活动，必须为有效实现组织目标服务，以使整个组织活动更加富有成效，这也是管理活动的根本目的；管理活动是在一定的环境中进行的，环境既给管理创造了一定的条件和机会，同时也对管理形成一定的约束和威胁，有效的管理必须充分考虑组织内外的特定条件。

管理具有必然性。管理是共同劳动的产物，在社会化大生产条件下得到强化和发展，广泛适用于社会的一切领域，已成为现代社会极为重要的社会功能。随着生产力的发展和人类社会的进步，资源与目标之间的矛盾越来越复杂，管理的重要性也更加突出，管理越来越成为经济社会发展的关键因素。当今世界，各国经济社会发展水平的高低在很大程度上取决于其管理水平的高低。

管理具有两重性。一种是与生产力相联系的管理的自然属性，另一种是与生产关系相联系的管理的社会属性。管理的自然属性是指通过组织生产力、协作劳动，使生产过程联系为一个统一整体所必需的活动，并取决于生产力发展水平和劳动社会化程度。同时管理又是管理者维护和巩固生产关系，实现特定生产或业务活动目的的一种职能，这是管理的社会属性，取决于社会关系的性质和社会制度。

管理具有不确定性。影响管理效果的因素往往很多，而许多因素是无法完全预知的。其中最难以精确把握的就是人的因素，包括人的思想、个性和人际关系等，都是管理的主要对象，但同时又都是不确定和模糊的。所以，类似这种无法预知的因素造成管理结果的不确定性。

管理具有系统性。组织作为一个整体，是由各要素的有机结合而构成的。在进行管理时，经常需要考虑各要素之间的关系，以及单个要素变化对其他要素和整个组织的影响，以全局和联系的方式来思考与解决问题。

管理是一门科学，它具有科学的特点，即客观性、实践性、理论系统性、真理性和发展性，管理的科学性在于其强调客观规律，研究对象和管理规律均客观存在。管理也是一门艺术，能够像艺术一样，熟练地运用知识并且通过巧妙的技能来达到某种效果，具有实践、创新、原则性和灵活性等特点，符合艺术的特点。

二、管理学理论

管理的观念与实践已经存在了数千年，但管理形成一门学科仅有100多年的历史，以19世纪末20世纪初泰勒的科学管理理论的产生为标志，可简单划分为古典管理理论、中期管理理论和现代管理理论等阶段。

（一）古典管理理论

自从有了人类历史就有了管理，管理思想是随着生产力的发展而发展起来的。在古典管理理论出现之前，管理者完全凭自己的经验进行管理，没有管理规范与系统制度，被称为经验管理或传统管理。在 19 世纪末至 20 世纪初，随着生产力的发展，管理理论开始创立与发展，以泰勒的科学管理和法约尔的一般管理为代表。

科学管理理论。其创始人泰勒 1856 年出生在美国费城一个富裕家庭，主要代表著作有 1895 年的《计件工资制》、1903 年的《车间管理》和 1911 年的《科学管理原理》。《科学管理原理》奠定了科学管理理论的基础，标志着科学管理思想的正式形成，泰勒也因此被西方管理学界称为"科学管理之父"。泰勒的主要思想和贡献是：管理的中心问题是提高劳动生产率，工时研究与劳动方法的标准化，科学地挑选与培训工人，实行差别计件工资制，计划职能与执行职能分离，强调科学管理的核心是"一场彻底的心理革命"。

一般管理理论。在以泰勒为代表的一些人在美国倡导科学管理的时候，欧洲也出现了一些古典的管理理论及其代表人物，其中影响最大的要属法约尔及其一般管理理论。法约尔将企业的全部活动概括为六种：技术性工作、商业性工作、财务性工作、会计性工作、安全性工作、管理性工作。法约尔在 1916 年出版了《工业管理与一般管理》一书，提出了一般管理理论。法约尔的主要管理思想与贡献是：对企业经营活动的概括，最早提出管理的职能，系统地总结管理的一般原则，对等级制度与沟通的研究，重视管理者的素质与训练。

（二）中期管理理论

人际关系理论。尽管泰勒的科学管理理论与法约尔的一般管理理论在 20 世纪初对提高企业的劳动生产率产生了很大作用，但是仅通过此种理论和方法解决提高生产率的问题是有难度的。一个以专门研究人的因素来达到调动人的积极性的学派——人际关系学派应运而生，为以后的行为科学学派奠定了基础，也是由科学管理过渡到现代管理的跳板。该学派的代表人物是美国哈佛大学的心理学教授梅奥，代表作为《工业文明的人类问题》。人际关系理论是从著名的霍桑试验开始的，试验结果表明，生产率提高的原因不在于工作条件的变化，而在于人的因素；生产不仅受物理、生理因素的影响，更受社会环境、社会心理因素的影响。梅奥认为企业中的人首先是"社会人"，即人是社会动物，而不是早期科学管理理论所描述的"经济人"；生产效率主要取决于职工的工作态度和人们的相互关系；重视"非正式组织"的存在与作用。

系统组织理论。巴纳德 1886 年出生，1906 年进入哈佛大学经济系学习，是对中期管理思想有卓越贡献的学者之一，是社会系统学派的创始人。该理论认为，社会的各个组织都是一个合作的系统，都是社会这个大协作系统的某个部分或方面；组织不论大小，其存在和发展都必须具备三个条件，即明确的目标、协作的意愿和良好的沟通；同时必须符合组织效力和组织效率这两个基本原则，所谓组织效力是指组织实现其目标的能力或实现目标的程度，所谓组织效率是指组织在实现其目标的过程中满足其成员个人目标的能力或程度。

（三）现代管理理论

现代管理理论产生与发展的时期为 20 世纪 40 年代末到 70 年代，这是管理思想最活跃、管理理论发展最快的时期，也是管理理论步入成熟的时期。第二次世界大战以后，世界政治趋于稳定，由于生产社会化程度日益提高，现代科学技术日新月异的发展，人们对管理理论普遍重视，出现许多新的管理理论和学说，并形成众多学派，称为"管理理论丛林"，其代表性学派如下。

管理过程学派。以亨利、厄威克、古利克、孔茨、奥唐奈等为代表，该学派认为，无论是什么性质的组织，管理人员的职能是共同的。法约尔认为管理有五种职能，包括计划、组织、人员配备、指挥和控制，它们构成一个完整的管理过程。管理职能具有普遍性，即各级管理人员都执行着管理职能，但侧重点不同。

行为科学学派。是在人际关系理论的基础上发展起来的，代表人物和代表作有：马斯洛及《激励与个人》、赫兹伯格及《工作的推动力》、麦格雷戈及《企业的人性方面》。该学派认为管理是经由他人达到组织目标，管理中最重要的因素是对人的管理，所以要研究如何调动人的积极性，并创造一种能使下级充分发挥力量的工作环境，在此基础上指导他们的工作。

决策理论学派。从社会系统学派发展而来，主要代表人物是曾获诺贝尔经济学奖的赫伯特·西蒙，其代表作为《管理决策新科学》。该学派认为，管理就是决策。管理活动全部过程都是决策的过程，管理是以决策为特征的；决策是管理人员的主要任务，管理人员应该集中研究决策问题。

除上述代表性学派外，现代管理科学理论还包括伯法的数理学派、伍德沃德的权变理论学派、德鲁克和戴尔的经验主义学派、卡斯特和卢森特的系统管理学派等。20 世纪 80 年代后，随着社会经济的迅速发展，特别是信息技术的发展与知识经济的出现，世界形势发生了极为深刻的变化。面对信息化、全球化、经济一体化等新的形势，管理出现了一些全新的发展，这些理论代表了管理理论的新趋势，包括企业文化、战略管理思想、企业流程再造、学习型组织和虚拟企业等。同时，现代管理也出现了战略化、信息化、人性化和弹性化等趋势。

✚ 第二节　医院管理学概述与原则

一、医院管理及医院管理学的概念

（一）医院管理的概念

医院管理是指根据医院的环境和特点，运用现代管理理论和方法，通过计划、组织、控制、激励和领导等活动，使医院的人力、物力、财力、信息、时间等资源得到有效配置，以期更好地实现医院整体目标的过程。医院管理活动的目的是要在有限的医疗卫生资源条件下，以充分实现医院的最佳社会效益和经济效益，发挥医院的整体效能并创造出最大的健康效益。医院管理的主要任务是认真贯彻执行国家的卫生方针政策，增进医院发展活力，充分调动医院及医务人员的积极性，不断提高医院服务质量和效率，更好地为人民健康服务，为构建社会主义和谐社会服务。

（二）医院管理学的概念

医院管理学是运用现代管理科学的理论和方法，研究并阐明医院管理活动的规律及其影响因素的应用学科。医院管理学是管理学的一个分支，是理论性、实践性、综合性较强的学科，既与医学科学相联系，又与其他社会科学及自然科学紧密相连，是医学和社会科学的交叉学科。医院管理学与管理学、组织行为学、社会学、公共政策学、经济学、卫生事业管理学、卫生经济学、卫生法学、卫生统计学、流行病学等许多学科有着十分密切的关系。

二、医院管理研究的主要任务与研究对象

（一）医院管理研究的主要任务

医院管理研究的目的是发现医院管理活动的客观规律，完善和发展医院管理科学理

论，指导医院管理活动实践。医院管理研究的主要任务是研究医院系统的管理现象和运行规律，医院系统在社会系统中的地位、功能和制约条件，医院管理体制，监督、补偿、治理和运行等机制，医院内部组织领导、经营管理、质量控制和资金、人力、物流、信息等要素的组织协调等。

医院管理研究是卫生政策与管理研究的重要领域，是研究医院管理现象及其发展规律的科学，综合运用政策学、经济学、管理学的原理和方法，研究影响医院发展的宏观管理体制、运行机制和提高医院内部管理水平、运营效率的理论和方法，其目的是要促进医院实现组织目标、提高医院工作效率和效果。

（二）医院管理学的研究对象

医院管理学的研究对象主要是医院涉及的要素、医院系统及各子系统的管理现象和规律，系统之间的关系、定位、作用和制约机制，医院运行的过程及影响其运行的内外环境，同时也要研究医院系统在社会大系统中的地位、作用和制约条件。

三、医院管理学的研究内容和学科体系

（一）医院管理学的研究内容

医院管理学的研究内容主要包括医院管理的基本理论和方法，和医院管理紧密相关的卫生发展战略与卫生政策、卫生服务体系、卫生资源及筹资体系等卫生管理内容，医院人力资源管理、质量管理、信息管理、财务管理、经营管理、后勤保障管理、绩效管理等内部运行管理内容。

也有将医院管理研究分为理论研究、宏观政策研究、服务体系研究、微观运行管理研究等内容。理论研究包括医院管理思想、管理原则、医院管理研究方法论、研究对象、学科体系、医院管理职能等。宏观政策研究包括运用系统论思想，研究医院在卫生体系中的地位、作用及运行规律，管理体制、运行机制、监管机制，以探索医院整体发展思路和战略目标等宏观战略研究；法律法规、政策、税收、支付等政策环境，群众卫生服务需要、需求等社会环境、经济环境、竞争环境等研究。服务体系研究包括医疗服务体系、区域医疗规划及资源配置、城乡医疗服务网、医院分级管理等。微观运行管理研究主要包括运用管理学基本理论，研究医院管理的各个环节，如领导、计划、决策、控制、效率（人员、设备的利用）及医院业务流程管理等；组织人事管理、经营管理、质量管理、财务管理、信息管理、后勤管理等内容。

（二）医院管理学的学科体系

医院管理学的研究内容非常广泛，有必要对其学科体系进行划分，明确该学科的研究对象、研究范畴及其之间的有机联系，促进医院管理学的学科建设和发展。关于医院管理学的学科体系目前国内外还没有形成完全一致的看法，有以医院科室和部门设置为基础进行分类的，如医疗科室管理、医技科室管理、护理管理、病案管理等；也有划分为业务管理、行政管理、经济管理等；这些分类方法概念不够清晰，难以形成理论体系。为了突出医院管理的理论性、整体性、层次性、实践性及实用性等特点，多数医院管理研究者将其分为综合理论和应用管理两大部分。

1. 综合理论部分

综合理论部分也称为医院管理学总论，主要研究医院管理的基本原理与医院概论等基本理论问题，包括医院管理学的概念、研究对象、学科体系与发展，医院管理职能和方法、医院管理的政策等。

医院概论主要从社会角度来研究医院这个特定系统的一般规律，主要包括医院的发展历史、定义和类型、性质、地位、工作特点、任务和功能、医院管理的方针政策、医院发展趋势、医疗法规等。

此外，还要研究医院体系的管理，包括医院管理体制、治理机制、补偿机制、运行机制和监管机制，医院服务体系的布局与发展规划、医院资源的筹集与使用（如医疗保障制度、医院支付方式改革等）、城乡医疗服务网建设和医院之间的协作等。

2. 应用管理部分

应用管理部分也可以称为医院管理学各论，主要研究医院管理这个系统中既相互联系又有区别的各个要素及其之间的关系等。这些要素管理主要有组织及人力资源管理、质量管理（医疗管理、技术管理、质量改进、安全管理）、信息管理、财务与经营管理（即经济管理）、科教管理、后勤管理（包括物资设备、后勤保障）等。由这些要素形成各个专业的管理，有些专业管理又可以分为若干子系统。

（1）组织管理：为了实现医院目标，将医院的人员群体按照一定的功能分工划分成相应的组织机构并有机结合，使其按一定的方式与规则进行活动的集合体。医院组织机构设置是医院进行各项活动的基本条件，医院组织管理也是整个医院管理的基础。

（2）人力资源管理：人力资源是任何组织中的第一资源，在医院中则更为重要。医院人力资源管理包括人员的录用、培养、使用等相关的体制和激励约束机制、人员的编配、职权的划分、医德医风建设等。

（3）质量管理：对医院活动全过程进行组织、计划、协调和控制，从而提高技术水平、医疗质量和技术经济效果，包括医疗服务的及时性、有效性、安全性，病人的满意度，医疗工作效率，医疗技术经济效果等内容，可以具体划分为医疗管理、技术管理、质量改进和安全管理。

（4）信息管理：信息处理、信息系统的建立和情报资料的管理，例如医院统计、病案管理、资料管理等。它作为一项专业管理，贯穿在各项专业及其相互联系中。

（5）财务管理：进行经济核算和成本核算，降低医疗成本，避免浪费。管好用好资金，合理地组织收入和支出，以较少的财力和物力发挥较大的医疗技术经济效果，保证医疗业务的开展及发展业务的需要。

（6）经营管理：从医院经济实体性的角度，将医院经济活动与医疗服务活动相结合，社会效益与经济效益相统一基础上的经济管理过程。医院经营主业是医疗业务，同时有科研、教学、预防保健服务、医药器材物品生产与加工，以及其他生产经营活动。

（7）科教管理：将现代管理学原理、方法应用于医院的科技活动及教学中，调动临床科技人员和医院有关部门的积极性，实现在科技活动中各要素的最佳组合并发挥最大效能。内容包括医院科研规划及实施管理、科研制度管理、科研人才管理、科研经费管理、临床医学、教育管理、住院医师规范化培训、继续医学教育管理等。

（8）后勤管理：围绕医院的中心任务，对医院的能源供给、环境卫生、保养维修、车辆调度、生活服务、药品器材、医疗设备等进行计划、组织、协调和控制，以保障医院工作的顺利进行，可以划分为总务保障管理、物资管理和设备管理。

医院管理系统各部分可以有各自的目标，但医院作为一个整体系统则有一个总的目标，医院各个子系统的运行和各项专业的管理都必须围绕医院总体目标的实现而进行。医院各项专业管理各有特点，但又密切联系，在实际管理工作中相互交叉、难以分割。不同历史时期，医院管理学研究的内容也各有侧重。在新的形势下，"以人为本"的服务观与"以病人为中心"的医疗观已成为医院管理研究的主旋律。如何完善医疗服务体系，改革医院管理体制和治理、运行、补偿和监管机制，转变医院发展模式，加强医院内部管理，减轻病人负担等，已经成为当前医院管理研究的重要内容。而关于医院质量管理、医院经营管理、医学科技与教育、职业道德建设、医院管理理论等的研究，则是医院管理学研究的长久课题。

四、医院管理学的研究方法

目前，我国医院管理正处于从经验管理向科学管理的转变之中，医院管理实践中产生许多新的问题，迫切需要从医院管理学学科发展的角度进一步研究，这就必然需要了解医院管理学的一般研究方法，属于方法论中一般科学方法论和具体科学方法论的范畴。医院管理学是一门交叉学科，其研究方法多为借鉴管理学、社会学、经济学和医学等学科的理论和方法，结合医院管理的特点和规律，研究解决医院管理中的问题。主要方法可以分为定性研究和定量研究。

（一）定性研究方法

定性研究方法是社会学常用的一种探索性研究方法，多运用在关于事物性质的研究。通常是根据研究者的认识和经验确定研究对象是否具有某种性质或某一现象变化的过程及原因。定性研究方法主要是通过特定的技术或方式获得人们的一些主观性信息，对特定问题的研究具有相当深度，通常是定量研究的先前步骤。常用的定性研究方法有以下几种。

1. 观察法

观察法是社会学研究的最基本方法之一，它不同于日常生活中的一般观察，而是一种有意识的系统行为。定性观察法是指在自然状态下对研究对象的行为和谈话进行系统、详细的观察，并记录其一言一行。

2. 访谈法

访谈法是指研究者在一定的规则下，按照事先确定的目的和内容，面对面地询问被访者，并通过与其交谈获取有关信息的方法。可以分为非结构式访谈、半结构式访谈和结构式访谈，通常与观察法结合使用。

3. 专题小组讨论法

专题小组讨论法也称焦点小组讨论法，是由一个经过训练的主持人以一种无结构的自然形式召集一小组同类人员（通常不超过 12 人），对某一研究专题在主持人协调下展开讨论，从而获得对讨论问题的深入了解的一种定性研究方法。该方法常用于收集目标人群中较深层次的信息，定性了解人们对某问题的看法和建议等。其经常作为定量调查的补充。

4. 选题小组讨论法

选题小组讨论法是一种程序化的小组讨论过程，召集 6~10 个人来讨论某个特定问题的有关方面及原因，并对其进行收集判断，以确定优先方案，该方法既提供了表达个性和权威的机会，也照顾到了大多数人的意见，常用于社会需求评估。

5. 文献分析方法

文献分析方法是通过查阅有关文献资料或记录，在较短时间内尽快了解某个研究问题相关情况的一种方法，是开展各种研究通常必不可少的一种重要方法。

6. 德尔菲法

德尔菲法是一种预测和决策的方法，通过匿名方式，让专家独立地针对一个问题进行思考，并采用信函方式与研究者建立信息联系。研究者对信函信息汇总整理并将主要结果反馈给各位专家，供专家再次分析判断，反复多次后，专家意见趋于一致。该方法通常用于预测领域，也可广泛应用于各种评价指标体系的建立和具体指标的确定过程。

（二）定量研究方法

定量研究方法是指运用概率论及统计学原理对社会现象的数量特征、数量关系及变化等方面的关系进行研究，并能用定量数据表示结论的一种研究方法。该方法使人们对社会现象的认识趋向精确化，与定性研究相结合以进一步准确把握事物发展的内在规律。常用方法有：系统分析法、预测分析法、投入产出分析法、统计分析法和层次分析法等。

五、医院管理学的方法论

方法论是指认识世界和改造世界的一般方法，在不同层次上有哲学方法论、一般科学方法论、具体科学方法论之分。关于认识世界、改造世界、探索实现主观世界与客观世界相一致的最一般的方法理论是哲学方法论；研究各门学科，带有一定普遍意义，适用于许多有关领域的方法理论是一般科学方法论；研究某一具体学科，涉及某一具体领域的方法理论是具体科学方法论。三者是互相依存、互相影响、互相补充的对立统一关系。哲学方法论在一定意义上带有决定性作用，它是各门科学方法论的概括和总结，是最为普遍的方法论，对一般科学方法论和具体科学方法论有着指导意义。

每一门学科都有其方法论，也就是总的指导思想和原则。研究我国医院管理，其方法论应该包括，必须从我国的国情和医院发展的实际出发，掌握有关社会科学、现代管理科学和医学科学等知识，并以此为基础，运用一般科学研究的基本方法，如定性调查的方法、统计和实验等定量的方法、综合分析的方法等。同时要研究现代管理科学在医院管理中的应用，紧密结合国情和实际，借鉴国外一切先进的科学管理理论和经验。重视我国医院管理的实践经验，全面理解医院作为社会事业重要组成部分的性质，坚持社会效益第一的原则和促进人民健康的根本宗旨，合理运用医院管理的相关理论和方法。

六、医院管理学的基本原则

医院管理学作为一门科学，其发展既要遵循哲学层面的普遍客观规律，也要遵循管理科学的一般规律，还要紧密结合本学科领域的特点。医院管理学的发展应坚持以下原则。

（一）遵循医院管理客观规律

马克思主义认为，规律是事物、现象或过程之间的必然关系。规律具有本质性的内部联系，也是现象间的必然关系，是现象中的普遍东西。管理作为一门科学，存在不以人们意志为转移的客观规律。医院管理者的责任就是要正确认识并把握医院管理的客观规律，运用科学管理方法，使医院良好运行并实现其发展目标。切忌脱离客观实际、主观随意。

（二）坚持发展的观点

一切客观事物都处在不断运动、发展、变化之中，因此，医院管理必须与不断发展变化着的客观实际相适应。医院管理的对象是发展、运动着的，新情况、新问题不断出现，发展观点强调管理上的动态性、灵活性和创造性。要始终坚持发展的观点，改革创新，切不可满足现状，墨守成规，停滞不前，思想僵化。

（三）坚持系统的观点

所谓系统，一般是指由相互作用和相互依赖的若干组成部分相结合而成为具有特定功能的有机整体。任何系统都不是孤立的，它总是处在各个层次的系统之中，它在内部和外部都要进行物质、能量、信息的交换，所谓系统的观点，就是把所研究的事物看作一个系统。医院正是这样一个系统，因此研究医院管理必须坚持将医院作为一个整体系统加以研究。医院作为一个系统，由人员、设备、物资、经费、信息等要素组成，并按功能划分为若干子系统及更小的子系统，形成层次结构。

（四）坚持"以人为本"的理念

人是一个系统中最主要、最活跃的要素，也是一切活动的最重要资源。重视人的因素，调动人的积极性，已成为现代管理的一条重要观点。传统管理以管理事务为主体，现代管理则发展到以人为主体的管理，即只有充分调动人的积极性、主动性、创造性，才能实现管理的目标。在医院系统中，服务提供者是医院员工，服务对象是病人，这就要求在医院管理中既要充分调动医院员工的积极性、主动性和创造性，又要切实尊重病人，服务病人，真正做到"以人为本"。

（五）遵循医疗行业特点

医疗行业作为一个服务行业，有其显著特点。医院是一个劳动、知识和资金密集型兼有的组织，对生产诸要素中劳动力素质的依赖更为明显；医疗服务具有明确的区域性、连续性、协调性和可记性等特点，且调节供需矛盾的方法少、效果差、难度大和周期长；医疗服务的产出直接依赖消费者的协作，医疗服务消费者严重依赖提供者；由于医疗服务的需求弹性较小，医疗服务的价格和服务的效用、意愿之间的关系并不紧密。医院提供的服务是直接面对消费者的即时性供给，具有明显的不确定性、专业性、垄断性和不可替代性，同时责任重大、客观上要求无误和完整，还有部分福利性的特点。医疗服务的需求者具有明确的目的性，即以较少的花费治愈疾病；但其寻求服务的过程则是盲目的、被动的和不确定的；同时医疗服务要求公益性和公平性，往往表现为第三方付费。

医疗服务具有其他服务性行业难以比拟的复杂性，医院管理者要认真研究。

（六）坚持一切从实际出发

医院管理研究在我国还是一门新兴学科，其理论体系、研究方法还很不完善，大多是直接学习和借鉴其他一些学科的理论与方法，尚未形成独立的学科体系。在这样一个阶段，我们必须加强医院管理理论的研究，同时又要认真总结我国医院改革发展的经验和教训，紧密结合医药卫生体制改革的实际，坚持理论研究与医院实际相结合。在研究方法上，要坚持定性与定量研究相结合，针对所研究问题，采取适宜研究方法。在推进医院改革发展中，要坚持借鉴国际经验与开拓创新相结合，既要从中国国情出发、坚持走中国特色的创新之路，又要学习借鉴国际的先进经验，同时避免走其已走过的弯路。

✚ 第三节 医院管理的职能

所谓职能是指人、机构或事物应有的作用。管理职能是管理系统功能的体现，是管理系统运行过程的表现形式。管理者的管理行为，主要表现为管理职能，每个管理者工作时都在执行这些职能中的一个或几个。医院管理的职能主要是管理职能在医院工作实践中的运用，通常包括计划职能、组织职能、控制与协调职能、激励职能、领导职能等。

一、计划职能

计划是管理的首要职能。计划是对未来方案的一种说明，包括目标、实现目标的方法与途径、实现目标的时间、由谁完成目标等内容，是管理工作中必不可少的重要内容。计划贯穿于整个管理工作中，具有如下特点：目的性，即计划工作为目标服务；第一性，管理过程中的其他职能都只有在计划工作确定了目标后才能进行；普遍性，计划工作在各级管理人员的工作中是普遍存在的；效率性，计划要讲究经济效益；重要性，计划是管理者指挥的依据，进行控制的基础。

计划工作也是医院管理的首要职能，主要包括确定医院目标、实现目标的途径和方法等，而目标又可分为医院的整体目标和部门的分目标。按照计划所涉及的时间分类，可以分为长期计划、中期计划和短期计划。长期计划是战略性计划，它规定医院在较长时期的目标，是对医院发展具有长期指导意义的计划；短期计划通常是指年度计划，它是根据中长期计划规定的目标和当前的实际情况，对计划年度的各项活动所做出的总体安排；中期计划介于长期计划和短期计划之间，是指今后一段时间内医院的发展步调、重点任务等。

按照计划内容来分，可分为整体计划和部门计划。整体计划是对整个医院都具有指导意义的计划，如医院总体发展规划。部门计划是医院科室和部门的工作计划，如医疗计划、药品计划、财务计划、人员调配计划、物资供应计划、设备购置计划、基建维修计划等。

计划工作是一种特定的管理行为，是医院各级管理者所要完成的一项劳动，是一种预测未来、设计目标、决定政策、选择方案的连续程序。所以在制定计划和目标时，要进行调查研究和预测，并在此分析比较的基础上，做出最优的选择。

二、组织职能

组织是为达到某些特定目标，经由分工和合作及不同层次的权力和责任制度而构成的人的集合。实现计划目标，要建立有效的、连续性的工作系统。这个系统包括体制、机构的建立和设置，工作人员的选择和配备，规定职务、权限和责任，建立工作制度和规范，同时建立有效的指挥系统，使单位的工作有机地组织起来，协调地发展。组织有以下基本含义：目标是组织存在的前提，组织是实现目标的工具，分工合作是组织运转并发挥效率的基本手段，组织必须具有不同层次的权力和责任制度，组织这一工作系统必须是协调的。

医院组织是指为了实现医院目标，以一定的机构形式，将编制的人员群体进行有机的组合，并按一定的方式与规则进行活动的集合体。医院组织是组成医院的基本机构，是医院进行各项活动的基本条件，也是整个医院管理的基础。医院组织设置的原则主要考虑以下几点：管理宽度原则，一个领导者有效指挥下属的人数是有限的；统一指挥原则，一个人只能接受一个上级的命令和指挥；责权一致原则，赋予责任的同时，必须赋予相应的权力；分工协作的原则，按照不同专业和性质进行合理分工，各部门也要协调和配合；机构精简原则，保证机构正常运转情况下配置少而精的管理人员。

医院组织机构的设置，要从医院的工作性质和任务规模出发；适应自身的职能需要。组织工作就是为了实现医院的共同目标，需要建立有效的、连续性的工作系统，而建立这个系统所采取的行动过程。医院组织工作的一般程序为确定医院目标、设置组织结构、合理配置资源、授予相应权责利、协调沟通各方关系等。

三、控制与协调职能

控制是指组织在动态变化过程中，为确保实现既定的目标，而进行的检查、监督、纠偏等管理活动。控制就是检查工作是否按既定的计划、标准和方法进行，若有偏差要分析原因，发出指示，并做出改进，以确保组织目标的实现。它既是一次管理循环过程的重点，又是新一轮管理循环活动的起点。按照控制活动的性质分，可分为预防性控制、更正性控制；按照控制点的位置分，可以分为预先控制、过程控制、事后控制；按照信息的性质分，可以分为反馈控制、前馈控制；按照采用的手段分，可以分为直接控制、间接控制。

医院不论是惯性运作还是各项工作计划的执行，都必须在有控制的条件下进行。医院内的控制通常可以分为三种：一是事前控制，又称前馈控制，是指通过情况观察、规律掌握、信息收集整理、趋势预测等活动，正确预计未来可能出现的问题，在其发生之前采取措施进行防范，将可能发生的偏差消除在萌芽状态，如制定实施各种规章制度，开展医疗安全、药品安全、预防医院感染等活动。二是过程控制，又称事中控制，是指在某项经济活动或者工作过程中，管理者在现场对正在进行的活动或者行为给予指导、监督，以保证活动和行为按照规定的程序和要求进行，如诊疗过程、护理过程等。三是事后控制，又称后馈控制，是指将实行计划的结果与预定计划目标相比较，找出偏差，并分析产生偏差的原因，采取纠正措施，以保证下一周期管理活动的良性循环，如医疗事故处理等。

医院进行控制的方式主要有利用医院信息系统，进行各类绩效考核等。控制，是一种有目的的主动行为。医院的各级管理人员都有控制的职责，不仅对自己的工作负责，而且必须对医院整体计划和目标的实现负责。控制工作离不了信息的反馈，在现代化医院中建立医院信息系统将会成为管理者进行控制工作、保证管理工作沿着医院的目标前进的一种重要手段。

协调就是使组织的一切工作都能和谐地配合，并有利于组织取得成功。协调就是正确处理组织内外各种关系，为组织正常运转创造良好的条件和环境，促进组织目标的实现。包括组织内部的协调、组织与外部环境的协调、对冲突的协调等。协调也可以说是实现控制的一种重要手段，与控制相比有更好的管理弹性。

四、激励职能

激励是指人类活动的一种内心状态，它具有加强和激发动机，推动并引导行为使之朝向预定目标的作用。激励有助于激发和调动职工的积极性，这种状态可以促使职工的智力和体力能量充分地释放出来，产生一系列积极的行为；有助于将职工的个人目标与组织目标统一起来，使职工把个人目标统一于组织的整体目标，激发职工为完成工作任务做出贡献，从而促使个人目标与组织目标共同实现；有助于增强组织的凝聚力，促进内部各组成部分的协调统一。

医院管理者要对职工进行培训和教育，充分激励职工的积极性、创造性，不断提高业务水平，更好地实现目标。正确的激励应遵循以下原则：目标结合的原则，将医院组织目标与个人目标较好地结合，使个人目标的实现离不开为实现组织目标所做的努力；物质激励与精神激励相结合的原则，既要做好工资、奖金等基本物质保障的外在激励，也要做好满足职工自尊心和自我实现的内在发展激励；正负激励相结合的原则，即运用好奖励和惩罚两种手段进行激励约束。

在物质激励中，突出的是职工的工资和奖金，通过金钱的激励作用满足职工的最基本需要。职工参与管理：参与管理是指在不同程度上让职工和下级参与组织决策和各级管理工作的研究和讨论，能使职工体验到自己的利益同组织利益密切相关而产生责任感。职工代表大会是目前医院职工参与管理的主要形式之一。工作成就感：使工作具有挑战性和富有意义，满足职工成就感的内在需求，也是激励的一种有效方法。医院文化建设：通过建设富有特色的医院文化，增强职工的凝聚力和归属感，从精神上激励职工产生自尊和责任感。

五、领导职能

领导是在一定的社会组织或群体内，为实现组织预定目标，领导者运用法定权力和自身影响力影响被领导者的行为，并将其导向组织目标的过程。领导的基本职责，是为一定的社会组织或团体确立目标、制定战略、进行决策、编制规划和组织实施等。

领导职能是领导者依据客观需要开展一切必要的领导活动的职责和功能，医院领导的基本职能包括规划、决策、组织、协调和控制等。有效的领导工作对于确保医院高效运行并实现其目标至关重要。在医院经营管理活动的各个方面都贯穿着一系列的领导和决策活动。例如：办院方针、工作规划、质量控制、人事安排、干部培训、财务预算、设备更新等都要做出合理的决定。从我国医院管理现状来看，领导者在现代医院管理中的作用越来越大，地位也越来越重要。领导的本质是妥善处理好各种人际关系，其目的是形成以主要领导者为核心、团结一致为实现医院发展目标而共同奋斗的一股合力。

我国医院的领导体制也在不断变化之中。自20世纪90年代以来，我国公立医院的领导体制多实行院长负责制，也有少部分为党委领导下的院长负责制；而在一些股份制医院、民营医院、合资医院则有不少实行的是董事会领导下的院长负责制。院长负责制是目前我国医院领导体制的主体形式，在该体制下医院院长对医院行政、业务工作全权负责，党委行使保证监督的职能，职工通过职工代表大会参与医院的民主管理和民主监督。公立医院院长受政府或其下属机构委托全权管理医院，对行政、业务工作全面负责，统一领导。当前，新一轮的医药卫生体制改革正在全面深化的过程中，我国医院的领导和管理体制也必将会随之发生相应的改变。

第四节　现代医院管理环境

一、社会环境

（一）医学模式的转变

1. 医学模式概念

医学模式是指一定历史时期内医学发展的概念框架、基本观点、思维方式、发展规范的总和，反映人们用什么观点和方法研究、处理健康与疾病问题，影响着人们对生命、生理、心理、病理、预防、治疗和保健等问题的认知观点，指导着人们的医疗卫生实践活动。一定时期的医学模式与该时期医疗卫生技术的发展水平、社会经济状况、科学文化、道德规范、价值取向等息息相关，医学发展过程中，医学模式的发展主要经历了五个阶段。

（1）神灵主义医学模式

用超自然的力量来解释人类的疾病观和健康观，认为健康是神灵的恩赐，疾病是对个人的惩罚或者邪恶超自然力量的侵犯，使用祈祷、巫术等手段消除邪恶超自然力量来"治疗"疾病。

（2）自然哲学医学模式

以自然哲学理论为基础的思维方式来解释健康和疾病的医学模式。各国、各地区的传统医学多是该模式，是一种朴素的整体医学观。

（3）机械论医学模式

以机械论的观点和方法来观察和解决健康与疾病的医学模式，把疾病比作机械故障，把治疗疾病比拟为维修机器。

（4）生物医学模式

以生物学过程解释健康和疾病，将生物学手段当作保健、预防和治疗疾病的主要，甚至是唯一手段的医学模式，把躯体和精神割裂开来，把生命比拟为纯生物学过程。

（5）生物—心理—社会医学模式

其主要内容包括生物因素、环境因素、行为和生活方式及卫生服务四大因素，深刻地揭示了医学的本质和发展规律，从单纯的生物因素扩大到人的社会和心理因素，并从医学整体出发，对疾病从生物、心理、社会适应三方面的情况综合考虑做出判断，为医学发展指出了更明确的方向，是人们对高质量医疗卫生服务需求的客观反映。

2. 医学模式转变的背景

（1）人类的疾病与死因结构发生了改变。世界各国先后出现了以心脏病、脑血管病、恶性肿瘤占据疾病谱和死因谱主要位置的变化趋势。例如，影响我国人群健康的主要疾病，也由过去的传染病为主逐步转变为以慢性非传染病为主。

（2）医学科学发展的社会化趋势。医学发展史证明，医学的发展与社会发展息息相关。人类保护健康和防治疾病，已经不单是个人的活动，而成为整个社会性活动。只有动员全社会力量，保持健康、防治疾病才能奏效。

（3）对保护健康和防治疾病的认识深化。随着人们对保护健康、防治疾病的经验积累，认识也有了深刻的变化。对人的属性的认识，由生物自然人上升到社会经济人；对疾病的发生和变化，由生物层次深入心理与社会层次；对健康的思维也日趋全方位、多层次、系统化和整体性。

（4）人类对卫生保健需求的提高。随着经济的发展、社会的进步、技术的改善、物质生活的丰富，人们对卫生保健的需求提出了更高的要求。不但要身体好、精神好、寿命长，而且有良好的心理状态和社会活动能力，提高生活质量，延年益寿成为共同追求。

（5）健康成为全球共同目标。《世界人权宣言》《经济、社会及文化权利国际公约》均将健康作为基本人权。联合国"千年发展目标"中提出的八个总目标中就有三个是卫生目标，即"降低儿童死亡率""改善产妇保健"和"对抗艾滋病病毒"；还有三个与卫生有着密切联系，即"消灭极端贫穷和饥饿""普及小学教育"和"确保环境的可持续能力"。《2030 年可持续发展议程》明确提出了"确保健康的生活方式、促进各年龄阶段人群的福祉"的发展目标，更加凸显健康发展的全面性、公平性和协同性。

3. 生物—心理—社会医学模式的建立

近年来，人们对于疾病和健康的认识不再局限于生理学的范畴，而向心理、行为科学和社会科学领域扩展。人们认识到，生物医学模式概念已不能确切概括人类疾病与健康的性质以及医疗保健的途径。

1977 年美国纽约州罗彻斯特大学精神和内科教授恩格尔提出，应该用生物—心理—社会医学模式取代生物医学模式，为了理解疾病的决定因素，并达到合理的治疗和预防，医学模式必须考虑到病人、环境及社会，这就需要一种新的生物—心理—社会医学模式。这一观念包含了生物、心理和社会因素与人体健康的内在相关性。生物—心理—社会医学模式是现代医学发展的必然结果，并成为当代医学的发展趋势。

医学模式的变化，势必会引起医院功能的改变，即由原来单一的医疗型向"医疗、预防、保健、康复"复合型转化，不仅从生物学角度，而且从心理学、社会学及建筑环境、设备等方面为病人创造良好的整体医学环境，将更加重视人的社会、心理及获取信息的需求，医院的艺术化、家庭化、庭园化、数字化、智慧化趋向将更加明显，医疗环境质量的好坏将成为现代医院的重要特征。

（二）卫生与健康事业在国民经济和社会发展中处于优先发展的战略地位

健康是促进人全面发展的必然要求，是经济社会发展的基础条件。全民健康是建设健康中国的根本目的，立足全人群和全生命周期两个着力点，提供公平可及、系统连续的健康服务，实现更高水平的全民健康。要惠及全人群，不断完善制度、扩展服务、提高质量，使全体人民享有所需要的、有质量的、可负担的预防、治疗、康复、健康促进等健康服务，突出解决好妇女儿童、老年人、残疾人、低收入人群等重点人群的健康问题。要覆盖全生命周期，针对生命不同阶段的主要健康问题及主要影响因素，确定若干优先领域，强化干预，实现从胎儿到生命终点的全程健康服务和健康保障，全面维护人民健康。

"共建共享、全民健康"，是建设健康中国的战略主题。要求坚持健康优先原则，核心是以人民健康为中心，把健康融入所有政策，把健康摆在优先发展的战略地位，立足国情，将促进健康的理念融入公共政策制定实施的全过程，加快形成有利于健康的生活方式、生态环境和经济社会发展模式，实现健康与经济社会良性协调发展，落实人民共建共享的卫生与健康工作方针。针对生活行为方式、生产生活环境及医疗卫生服务等健康影响因素，坚持政府主导与调动社会、个人的积极性相结合，推动人人参与、人人尽力、人人享有，落实预防为主，推行健康生活方式，减少疾病发生，强化早诊断、早治疗、早康复，实现全民健康。

战略目标。到 2030 年，促进全民健康的制度体系更加完善，健康领域发展更加协调，健康生活方式得到普及，健康服务质量和健康保障水平不断提高，健康产业繁荣发展，基本实现健康公平，主要健康指标进入高收入国家行列。

（三）制约卫生与健康事业发展的体制机制问题仍然存在

我国医疗卫生资源总量不足、布局不合理的状况尚待解决，优质医疗资源不足且大部分集中在城市地区，基层及偏远地区医疗资源仍然不足。分级诊疗体系需要进一步建立和完善；健康服务供给总体不足与需求不断增长之间的矛盾依然突出，健康领域发展与经济社会发展的协调性有待增强；制约医疗卫生体制改革的深层次体制机制矛盾依然存在，公立医院改革涉及较多利益相关方，改革阻力仍然较大。

二、科教环境

（一）爱国卫生运动

创新健康教育的方式和载体，充分利用互联网、移动客户端等新媒体传播健康知识，提高健康教育的针对性、精准性和实效性。加大新闻媒体无偿开展卫生防病知识公益宣传力度，将健康教育纳入国民教育体系，结合各类健康主题日，组织开展经常性宣传教育活动。

加强健康教育的内容建设，组织发布科学防病知识，及时监测纠正虚假错误信息，坚决取缔虚假药品等广告、打击不实和牟利性误导宣传行为。

继续实施健康中国行、全民健康素养促进行动、全民健康生活方式行动、全民健康科技行动等活动，打造一批健康教育的品牌活动。

医疗卫生机构在提供诊疗服务时要积极开展健康教育，推动重点人群改变不良生活习惯，形成健康生活方式。

（二）"健康中国 2030"规划

国务院印发《"健康中国 2030"规划纲要》，重点工作之一便是加强健康教育，将健康教育纳入国民教育体系。

提高全民健康素养。推进全民健康生活方式行动，强化家庭和高危个体健康生活方式指导及干预，开展健康体重、健康口腔、健康骨骼等专项行动，到 2030 年基本实现以县（市、区）为单位全覆盖，建立健康知识和技能核心信息发布制度，健全覆盖全国的健康素养和生活方式监测体系，建立健全健康促进与教育体系，提高健康教育服务能力，从小抓起，普及健康科学知识。加强精神文明建设，发展健康文化，移风易俗，培育良好的生活习惯。各级各类媒体加大健康科学知识宣传力度，积极建设和规范各类广播电视等健康栏目，利用新媒体拓展健康教育。

加大学校健康教育力度。将健康教育纳入国民教育体系，把健康教育作为所有教育阶段素质教育的重要内容。以中小学为重点，建立学校健康教育推进机制。构建相关学科教学与教育活动相结合、课堂教育与课外实践相结合、经常性宣传教育与集中式宣传教育相结合的健康教育模式。培养健康教育师资，将健康教育纳入体育教师职前教育和职后培训内容。

（三）科技环境改变影响着医疗发展

1. 信息化推动医疗模式转变

医疗信息化即医疗服务的数字化、网络化、信息化、智能化，是指通过计算机科学、现代网络通信技术、大数据、云平台，为各医院之间及医院所属各部门之间提供病人信息和管理信息的收集、存储、处理、提取和数据交换，并满足所有授权用户的功能需求。根据国际统一的医疗系统信息化水平划分，医疗信息化的建设分为医院信息管理系统、临床信息管理系统和公共卫生信息化三个层次。随着信息技术的快速发展，国内越来越多的医院正加速实施基于信息化平台、医院信息系统（Hospital Information System，HIS）、医院资源规划（Hospital Resource Planning，HRP）系统的整体建设，以提高医院的整体服务水平与核心竞争力。

2. 精细化引领诊疗技术创新

人体是世界上最精密的物质体系。揭开其中生老病死的奥秘，实现预防、治疗、康复的完美医学模式，必须经过不断的实践探索。而随着医学科学的不断发展，医学分科逐渐增多，医学精细化程度也在提高，给医院精细化管理工作带来了新的挑战。精细化管理来源于先进的企业管理理念，是社会分工的精细化，以及服务质量的精细化对现代管理的必然要求，是建立在常规管理的基础上，并将常规管理引向深入的基本思想和管理模式。

3. 需求与刺激促使设备快速更新

医疗器械是指单独或者组合使用于人体的仪器、设备、器具、材料或者其他物品，也包括所需要的软件。随着医学科学以及生物工程技术的发展，医院对于高端医疗设备，如MRI、CT、PET、伽马刀等高科技成像设备和放射治疗设备的需求激增，医疗卫生制度改革和国家对医疗卫生行业的投入等因素也增加了基层医院对中高端设备的需求，在这些需求刺激下，医疗设备产业快速发展和创新。

4. 技术进步提升医疗需求层次

医疗需求是指有支付能力的医疗卫生服务需要，即因疾病或健康问题采取了各种诊疗措施（就诊、自我医疗等）。影响医疗需求的因素有年龄、受教育程度、收入水平、医疗服务价格、健康状况和医疗保险等因素，但随着医疗技术的不断进步，大量新技术、新疗法、新设备应用到医疗领域，特别是近几年比较流行的 3D 打印技术和影像设备的快速发展，医院新业务不断开展，对医疗需求起到直接的推动作用。

三、现代医院发展环境

（一）公立医院改革不断深入

1. 实施分级诊疗和基层签约，强化现代医院功能定位

所谓分级诊疗制度，就是按照疾病的轻、重、缓、急及治疗的难易程度、风险大小进行分级，不同级别的医疗机构承担不同疾病的治疗，实现基层首诊和双向转诊。建立分级诊疗制度，是合理配置医疗资源、促进基本医疗卫生服务均等化的重要举措，是深化医药卫生体制改革、建立中国特色基本医疗卫生制度的重要内容，对于促进医药卫生事业长远健康发展、提高人民健康水平、保障和改善民生具有重要意义。

分级诊疗和基层签约服务政策的推行，对于各级医疗机构来说是把双刃剑。如果各级医疗机构能明确自身在各级医疗卫生服务网络中的功能定位，并制定相应的发展战略和目标，则能融入国家整体医疗服务系统，获得较快和较好发展；反之，则很可能将医院带入误区、引向歧途。因此，明确医院自身的功能定位，应该是现代医院管理的基础。

2. 控制不合理费用，维护病人健康权益

公立医院改革是新医改方案确定的五项重点改革内容之一，公立医院是我国医疗服务体系的主体，改革得好不好，直接关乎医改成败。公立医院综合改革的基本目标是，破除公立医院逐利机制，构建起布局合理、分工协作的医疗服务体系和分级诊疗就医格局，有效缓解群众看病难、看病贵问题。

3. 公立医院支付制度改革不断深化

随着我国医保制度的逐步建立和完善，医保经办机构逐渐发展成为"拥有财务资源的主体"，为加快推进支付制度改革提供了条件。支付方式按支付标准主要可分为按服务项目付费、按病种付费、按诊断相关分组（Diagnosis Related Groups，DRGs）付费、按人头付费、按服务单元付费、按总额付费、按薪酬付费、按绩效付费等。按医疗费用支付时间主要分为"后付制"和"预付制"。后付制一般是指医疗付费方在费用发生后，按其实际发生的医疗费用向医疗机构进行支付，主要有按服务项目支付和按服务单元支付等。

我国长期以来采用的就是按服务项目付费这种后付制的方式。预付制是指在医疗费用发生之前，费用支付方按一定的标准和条件将医疗费用预先支付给医疗服务提供方的支付制度，包括总额预付（包干制）、按病种付费、按人头付费、按绩效付费和按诊断 DRGs 等。相比后付制而言，预付制对控制医疗费用和规范医疗行为有较好的作用。

从支付方式改革的国内外经验来看，一个国家或地区对医疗服务提供者的付费方式不仅直接影响其医疗费用支出水平与增长速度，还将影响医疗服务提供者临床治疗的决策、医疗服务的质量及卫生服务提供的效率等。支付方式改革和发展的趋势是：预付制逐渐取代后付制，占据主要地位；其中按病种付费和总额预付制将发挥重要作用。预付制支付方式管理难度较大，需要管理机构人员素质和信息系统的同步提高与更新，因而在进行改革时需要根据环境和条件稳步推进。

除了医疗保障体制内的影响因素外，来自外部的影响因素，如供方的管理体制和运行机制改革，同样会影响支付方式改革的形式、进程及效果。因而支付方式改革与供方医疗机构体制机制改革应互相呼应、同步进行。每种支付方式均各有利弊，如果单纯使用某一种支付方式，达不到控制供方行为的目的，所以研究者普遍提出，在预付制支付方式实施的同时，应将各种支付方式混合起来使用，互相取长补短，并认为这样能够较好地控制供方行为，同时不至于损害服务效率和医疗服务质量。支付制度的改革将对公立医院带来重大的影响和挑战。

（二）医患关系仍须改善

医疗纠纷是指医患双方当事人之间因医疗机构及其医务人员在医疗过程中实施的医疗、预防、保健等执业行为而引发的争议。医疗纠纷通常是由医疗过错和过失引起的。医疗过失是医务人员在诊断护理过程中所存在的失误。医疗过错是指医务人员在诊疗护理等医疗活动中的过错。这些过错往往导致病人的不满意或造成对病人的伤害，从而引起医疗纠纷。除了由于医疗过错和过失引起的医疗纠纷外，有时，医方在医疗活动中并没有任何疏忽和失误，仅仅是由于病人单方面的不满意，也会引起纠纷。这类纠纷是病人缺乏基本的医学知识，对正确的医疗处理、疾病的自然转归和难以避免的并发症，以及医疗中的意外事故不理解、医疗期望值过高而引起的。

（三）鼓励社会资本举办民营医疗机构

民营医院是指由社会资本出资，以营利性机构为主导所创立的医疗机构；也有少数为非营利机构，享受政府补助。20世纪80年代，民营医院已经在中国医疗行业中出现。21世纪初，随着我国医疗市场的逐步放开，允许公立医院通过委托经营、股份合作、股份制等形式，或整体出让的办法，引进社会资本。民营医院开始在社会上大量出现。

第二章 医院行政管理

第一节 医院行政管理概述

一、行政管理

（一）行政管理的概念

行政管理，就是指国家通过行政手段对国家政治、经济、文化及社会事务等各个方面的管理。行政管理学是研究行政管理活动规律的科学，它的中心任务是研究如何提高行政管理的效能。

（二）行政管理学的主要内容

行政管理学的研究对象主要包括以下范围。

1. 行政原理：主要研究行政管理的一般原则与规律。

2. 行政组织：研究设置行政机构的科学原则，组织机构的类型和功能，组织的合理结构，组织的合理层次，官职的合理配置，机构之间的关系，等等。

3. 行政领导：研究行政领导人的必要条件，领导类型，领导方法，领导人的应有修养，研究怎样把领导经验，领导艺术上升为领导科学。

4. 行政决策：研究行政决策怎样才能科学化，避免决策失误，做到正确有效，研究进行科学决策的应有机构、程序、方法、决策者应有的素质。

5. 行政咨询：咨询机构是进行科学决策所必须有的机构。这个机构是由专家学者组成的。

6. 行政信息：建立高效能的信息系统，掌握最新、最全、最准确的信息，是各级行政决策正确、避免失误的重要条件。

7. 行政方法：研究政府各部门应当采取哪些方法来管理经济、科学、教育、文化、社会事务等，才能产生最佳效果。行政方法包括：各种经济方法（税收、信贷、价格、工资、奖金等）、法律手段（各种行政法规）、行政手段（各种行政命令、文件等）。研究这些不同方法怎样配合使用才能更好地发挥作用。

8. 人事行政：研究政府各部门怎样最合理地选用和管理各类工作人员，做到人尽其才，才尽其用。人事行政包括：录用、考核、培训、晋升、调配、奖惩、工资、福利、退休等各项人事管理。

9. 财务行政：研究政府各单位的经费如何管理，奖金如何合理使用，以便做到财尽其用，最大限度发挥资金的效果。财务行政包括预算、会计、决算、审计四大部分。

10. 行政事务：研究政府各部门的行政秘书、文书档案、行政会议等。

11. 机关管理：研究行政机关工作秩序的科学化，办公设备的现代化，物品、车辆、宿舍管理怎样更好地为行政工作的顺利进行服务。

12. 行政责任：主要研究怎样做到各种机构中人员之间职责分明、有责有职、有职有权、人人尽职、人人尽责，实行分级负责制和分事负责制，充分发挥每一层、每一种机构和人员的主动性、积极性、创造性，最大限度地提高工作效率。

13. 行政法规：要实现"依法行政"，必须健全行政法规，做到行政法规有法可依、有章可循，使政府工作法制化。

14. 行政监督：研究怎样监督各级机构最有效地工作，遵纪执法，严格履行自己的职责，维护国家的法律和人民的权利。行政监督包括：行政监督机构、行政监督方法、违法行政的制止、责任者的审处等。

（三）行政奖励

行政奖励，即国家行政机关为了表扬先进、鼓励后进，激发人们的积极性和创造性而对严格遵纪守法，认真执行国家计划和任务，在一定领域内为国家和人民做出了重要贡献的先进单位和个人所给予的精神和物质奖励。行政奖励只能由国家行政机关授予，其对象可以是单位、组织或个人。

奖励的形式可分为三种：一是物质奖励，即发给一定数额的奖金和奖品；二是荣誉奖励，即给予精神上的鼓励，如颁荣誉证书，奖章；三是职级奖励，即晋级或晋升职务。

（四）行政奖励的形式

根据我国有关法律的规定，行政奖励的形式主要有以下七种：一是表扬。在一定范围内对受奖者以一定形式予以公开赞扬。二是记功、记大功。功有不同级别，如特等功、一等功、二等功、三等功等。三是通令嘉奖。四是授予荣誉称号。主要有：先进生产者、先进工作者、革新能手、先进集体、节约标兵、劳动模范、战斗英雄等。大多数荣誉有不同的等级。如劳动模范分国家级劳动模范、省级劳动模范、地区级劳动模范等。战斗英雄分特级战斗英雄、一级战斗英雄、二级战斗英雄等。五是晋级。即提高工资级制。分逐级晋级和越级晋级。六是晋职。即提高职务。分逐级晋职和越级晋职。七是发奖金、奖品。以上所列各种奖励形式，大多数可以单独运用，如记功、记大功以及发给奖金等；有的既可单独运用，也可并用，如记功同时晋职、职级，记大功同时通令嘉奖等。此外，在对受奖者给予所有这些形式的奖励时，均可同时发给某种荣誉证书和奖章。

（五）行政奖励的原则

主要有：第一，精神鼓励和物质鼓励相结合，以精神鼓励为主，这是我国行政奖励的基本原则。坚持这一原则，可以避免两种倾向：一是片面强调精神鼓励的重要性而忽视物质奖励的作用；二是倾向物质奖励不讲精神鼓励。第二，实事求是。这一原则贯穿于奖励程序的任何阶段，任何人都必须遵守。有关奖励的法规大多对这个原则做了明确的规定，并规定了违反这一原则的行为后果将按其情节轻重予以批评、撤销奖励、退回奖金，甚至给予行政处分。第三，奖当其行。即奖励的形式要和受奖者的行为相当。成绩突出、贡献特殊的实行重奖；成绩一般，贡献不大的实行轻奖。这个原则在有关法律规范的体现中一是规定不同的奖励等级，二是规定集体奖金要合理分配。第四，公正平等。即在法定的奖励条件下，人人都有平等的受奖权利，没有例外或特权。坚持这一原则，就不能凭个人好恶、亲疏关系来授奖。

（六）行政处分

国家机关、企事业单位、社会团体对其所属的违反行政管理法规的公民的处罚。根据其执行主体和运用对象的不同，可分为以下三种。一是对国家工作人员的处分。国家工作人员是经法定程序产生，在国家行政机关或企业单位中依法执行国家委托的行政管理事务的公民，其中包括国家行政机关工作人员、人民警察、企事业单位干部等。行政处分与行政处罚并不相互排斥，即对违法者适用行政处罚后，违法者所在单位可以或必须对违法者同时给予行政处分。二是对企业职工的处分。这里泛指一切厂矿企业对所属职工适用的纪律处分，由被处分人所在的企业决定并执行，特殊情况下也可由有关的行政主管机关决定。对职工的纪律处分原则上应按《企业职工奖惩条例》执行，具体实施上，各企业对处分的适用范围，可制定具体的标准，也可规定一些辅助性措施。三是对在校的教职员工及学生的行政处分。也称校纪处分，是教育部门对所属教职工、学生适用的纪律处分，学校对教职工的处分一般采用政纪处分的有关规定，对违反校纪的学生的处分包括警告、记过、记大过、开除留校察看、勒令退学、开除学籍六种。

二、医院行政管理概念

医院行政管理是医院管理系统的一部分，它是相对于业务管理而言的，医院作为医疗业务部门，在管理上应以业务管理为核心和重点，但行政管理也十分重要，不可偏废。一般而言，行政管理包括医院的组织管理、领导方法、办公室的综合协调、信息管理、劳动人事管理、经营管理、设备管理、后勤管理等。当然，行政管理在不同的部门可能有不同的划分或者内涵，但作为医院，这样划分有利于医院的管理，可提高管理质量和工作效率。目前我国的绝大部分医院在院长之下设置行政副院长和业务副院长，也正是从这个角度出发和考虑的。

(一) 职能科室

医院职能科室是为加强对医院业务活动及各项专业技术建设而设置的办事机构。它是院长领导下的参谋机构，直接参与医院的组织管理工作。职能科室在医院组织的结构系统中处于中介地位。从横向来看，属于职能综合的中介，是各子系统信息融合、集散的重要枢纽；从纵向来看，属于决策执行转换中介，既是决策层与执行层的接合部，又是决策层与子系统之间的纽带。综合职能部门有院办公室、信息科；行政职能部门有人事科、设备科、总务科、财务科；医疗职能部门有医务科、科教科、护理部、门诊部、预防保健科。

职能科室的工作特点主要有以下四点：一是政策性。职能科室的重要任务是传递信息，办理公务，答复问题。这些都是政策性很强的工作，因此，处理每个问题，必须有政策依据，谨慎行事，否则就有可能造成一个部门乃至全局的被动局面。二是服务性。服务性是职能科室的工作本质。充分发挥职能科室的服务作用是职能科室的根本宗旨。在服务对象上，不仅要为领导服务，为临床第一线服务，还要为病人服务，为社会服务。三是协调性。职能科室处于中介地位，工作头绪多，时间限制紧，来往人员复杂，加之过去管理主要靠"人治"，不搞"法治"，很多事情职责不清，分工不明，考核困难，互相扯皮的问题多，所以要求职能科室必须坚持整体观念的原则，扩大知识面，增强适应能力，只有这样，才能及时协调部门之间、人员之间的矛盾。四是被动性。职能科室的从属地位决定了它的工作的被动性。针对被动性，要加强计划性与预见性，在每次工作中发挥主动精神，处理好被动与主动关系，变被动为主动。

医院职能科室的基本职能应为医院的总体目标服务，综合处理行政、医疗事务，促进医院管理，提高医院的整体效益。具体来说，随着医院管理的发展，职能科室的基本职能应更多地体现在参谋咨询、辅佐决策、沟通协调、管理事务、检查督办等方面。

1. 参谋咨询

①预测性参谋，是职能科室根据各方面的信息资料，把握事物发展的客观规律，对组织发展的未来状况加以描述，并针对未来发展的状况，提供相应的策略供领导人参考。②跟踪性参谋咨询，是职能科室随着计划实行的过程分析问题，进行参谋咨询。③进谏性参谋咨询，指职能科室人员就组织管理中存在的某些问题，向医院领导提出规劝或建议，或者提出问题，引起领导重视后，再提供咨询。④提供资料性参谋咨询，当医院领导由于信息资料不足，出现处理问题失误，或虽有正确的办法，但没有充足的依据难下决断时，有关职能科室可采取提供资料性参谋建议。但要注意资料的准确性、全面性、有效性和动态发展性。

2. 辅佐决策

职能科室的辅佐决策职能，主要体现在调查研究、处理来信来访、收集处理信息、参与讨论工作计划等实务中。辅佐决策的方式有：①决策前服务式辅佐，在领导决策前，职能科室要为领导决策做准备，提供各方面的服务。包括：收集有关方针、政策、规章制度，做好法规性准备；收集组织内外各相关方面的信息资料、做好信息依据准备；收集组织内外各相关方面的参谋建议和要求，做好多元群体智能准备。②决策形成中的辅佐，主要表现在：要参与对各种方案的分析、比较论证和评价，提出修正的意见和建议，还要配合实验和验证。③决策执行中的协调式辅佐，主要是全面贯彻医院领导意图，使全院上下保持协调统一。④决策效果评价辅佐，职能科室既参与拟订决策计划，又参与决策实施的过程，还要参与决策效果的评估。通过决策效果评估，可以总结成绩，找出不足，以进一步补充和完善。

3. 沟通协调

沟通协调是保持组织机能整体性的重要手段，是医院职能科室和人员的重要职责。沟通协调的主要方法有：①沟通化解矛盾；②变通淡化矛盾；③融合缓解矛盾。

4. 管理事务

医院领导的工作效率直接影响组织整体运转的效率，而职能科室的行政、医疗事务管理与医院领导的工作效率有着密切的关系，快节奏、高效率地管理事务，对整个医院运转将产生积极的影响。

5. 检查督办

按照控制论的观点，检查督办是作为可控系统的上级以自己的决策目标来影响作为受控系统的下级的管理行为，是检查和督促所属子系统对上级的决策指令执行情况的重要管理手段。

(二) 医院行政职能科室的主要任务

1. 办公室

医院办公室又称院长办公室，是医院综合办事机构。办公室在院长和各职能部门之间，各科室之间起着承上启下和协调综合的作用。其主要任务是调查研究、综合协调、检查督办、文书档案和内外联系工作。具体工作有以下五方面。

(1) 医院管理信息的收集、整理、保存、传输及反馈。包括：上情下达，下情上传，及时收集反馈信息，沟通情况，协调关系，使各项工作运行有序。

(2) 组织安排好各种行政会议，并做好会议记录。必要时写成纪要上报或下达，协助院长做好计划总结，以指导推动工作。

(3) 承办行政性事务工作。包括：文件起草，公文收发、传阅立卷、归档、印鉴、打字、通信联络，接待来信来访和参观等。

(4) 做好协调工作。一是政策性协调，在起草院内文件时要注意政策的连续性和各种政策之间的协调性，防止造成管理、思想上的混乱。二是事务性协调，要妥善处理好各部门因处理问题的角度不同而出现的矛盾。

(5) 做好医院各种车辆的调配、维护和保养工作，保证领导工作用车和医疗用车。

2. 信息科

信息科是医院的信息收集、整理、加工的综合性职能部门。主要任务如下。

(1) 编设上级规定的报表和提供本院医疗、教学、科研、人事、财务等需要的统计资料。

(2) 做好原始信息的登记、收集、整理及统计分类、分析和评价工作。

(3) 指导各科室做好各类信息的收集及数据统计工作。

(4) 做好病案的回收、整理、装订、归档、检查和管理工作。

(5) 做好病案资料的索引、编目，提供教学、科研、临床所需的病案。

(6) 订购和收集各类业务图书和其他情报资料，做好资料的登记、分类、编目、借阅和保管工作。

（7）广泛收集国内外医学进展的情况，为全院各部门积极提供最新专业情报资料。

（8）根据医院信息管理的需要，编制计算机软件，研究医院信息开发和管理。

（9）保障计算机的安全使用和做好维护保养工作。

（10）协调科室的信息管理工作等。

3. 人事科

人事科是医院的人事管理部门。主要任务如下。

（1）根据医院编制原则，结合医院的业务特点，合理地调配和使用各方面的人员，并承办人事调配的各项手续。

（2）做好职工、干部的培养、考核、晋升工作，要知人善用，通过各种方式了解人才，发现人才，向院长提供参考意见。

（3）办理职工的劳动考勤、工资和劳保福利等。

（4）管理人事、技术档案和全院的人事统计工作。

（5）按照国家规定做好工作人员的退职、退休和离职休养工作。

（6）经常了解和掌握职工生活中碰到的问题，解决职工生活方面的实际困难。

4. 财务科

财务科是医院财务管理的职能部门，其主要工作任务如下。

（1）正确编制和认真执行医院的年度预算与季度财务计划，按规定和期限报送季度会计报表和年度决算。

（2）合理组织收入，严格控制支出，认真检查医疗收费的标准、制度执行情况。

（3）研究、掌握医疗机构业务支出活动的规律，以提高预算管理和会计核算的水平。

（4）妥善保管会计凭证、账簿、报表等资料，并按规定和期限移交档案室统一管理。

（5）配合有关部门对医院的房产、设备、家具、药品、器械等国家资产进行监督，提出改进意见。

5. 设备科

设备科是负责医疗仪器、设备的供应和管理的职能部门，又是医疗仪器设备维修的业务部门。其主要任务如下。

（1）拟订仪器设备购置计划，报批后组织选购。

（2）建立仪器设备档案。督促检查各科设备使用情况，对各种设备的技术性能和维护保养提供技术指导。

（3）编制仪器设备更新计划、组织设备的安装调试，负责仪器设备的维修保养和人员的技术培训等。

6. 总务科

总务科既是一个行政管理部门，又是一个服务性的业务部门，主要任务如下。

（1）负责医院房产的维修，分配使用，新建、扩建工程的组织工作。

（2）医院水、电、气、制冷、供暖、氧气、高低压电力系统以及电信设备的维修和管理等。

（3）组织管理医院绿化、美化、卫生清扫、污水污物处理，被服洗涤和太平间管理等。

（4）负责病人和职工的伙食供应及厨房管理。

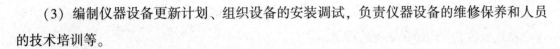

第二节　医院的组织机构与人员编设

一、医院组织机构的基本概念

（一）组织

组织是由许多功能相关的群体所组成的，具有统一组织目标和组织行为的有机体。其是领导者为实现一定目标而对下属进行影响和控制，将人、财、物、信息在一定时空内合理配置的行为过程。组织是构成社会生产的第四要素，它不同于生产物质要素的特点在于：组织要素不能以生产物质要素取代，而劳动手段和劳动力等物质要素具有可换性，组织要素是能使生产物质要素合理配置并使其效益增值的要素。在现代化生产中，组织要素在提高效益方面的作用越发显著。

（二）组织功能

组织功能是组织体在实现组织目标的活动及其与社会环境的相互作用的过程中展现出来的社会特质。它包含以下相互制约的四个功能。

1. 建立合理结构的功能；

2. 有效地指挥组织体内各单位有序活动和运转的功能，以实现组织目标；

3. 消除组织内矛盾和功能损耗，协调各单位间关系的功能；

4. 在组织体内实现其目标活动中，使输入的信息和产生的观念、意见、反应在组织体内有效地传递、沟通和统一的功能。

（三）组织结构的类型

1. 线性结构

这是组织发展初期的一种结构类型。它是一种垂直的、逐级的领导结构。第一级的领导人管第二级，第二级的管第三级，以此类推。这里上下级和同级之间的关系明确，各级组织的数目由下而上逐渐减少，级别和职权从下而上逐渐增高，是一种线性的结构。这种线性结构的优点是机构简单、责权分明、指令统一、决策迅速，可以把整个系统统筹起来。但这种结构亦将面临许多问题。①系统的环境复杂，外界因素变化多端，领导者需要掌握多种学科知识和实际经验。系统的内部联系也十分复杂，所需知识面广。因此，大集中（集权）较为困难。②系统的业务规模大，管理层次多，做出正确判断和决策很不容易。③这种集权制会使高级管理人员忙于日常事务，以致没有时间研究带有全局性的问题。

2. 线性参谋结构（线性职能结构）

这是线性结构的一种改型结构，即在线性结构的基础上加上一个参谋机构，或者若干职能部门。这些部门向领导提供情况（信息），帮助进行决策，根据领导意图直接向下属科室布置任务和反馈信息。这样就得以在保持统一领导的前提下，由职能部门（参谋机构）分担主管者的部分工作。目前我国医院中的办公室、信息科、人事科、财务科、医务科、护理部等就是这样一些职能机构。

3. 矩阵结构

矩阵结构也称纵横交叉结构，它是在线性参谋结构及线性结构的基础上，又增加一个横向的领导系统。这样就包括了上下向的按"指挥—职能"的领导关系，以及横向的科室之间按"协作—目标"相互联系的两个方面。这个结构的优点是便于各部门的联系。矩阵结构一般是两维的，即纵横交叉，在一个平面上，但也可以由多个单位（如医院的分院、公司的分公司、科研机构的分支）联系起来，即成为多个平面"二维"的联合，组成三维的矩阵结构，以上对三种组织结构的情况分别做了说明，而在实际工作中常是几种结构结合使用的。目前大多数医院都是线性职能结构与矩阵结构并用。

（四）组织的原则

1. 专业化分工的原则。

2. 统一指挥的原则。

3. 层次的原则。

4. 职责与权限一致的原则。

5. 例外的原则。

6. 能级原则和新陈代谢的原则。

7. 有效管理范围的原则。

（五）医院组织成效

医院组织成效是指组织、目标达到的程度，它包括了个人、集体和组织的工作成效。影响组织成效的主要因素有：第一，管理工作成效；第二，直接的影响因素，如技术、人事、信息和材料；第三，环境的影响因素，如经济、社会、政治和法律，组织的外界环境是许多压力的来源。这些压力都可能会大大影响管理工作，而管理环境还充满着不稳定的因素，这就要求管理人员必须做到两个适应，在计划、组织和控制时，一方面要适应不稳定的因素；另一方面还要适应组织所处的环境。因此，管理人员要提高对外界环境的洞察力，辨别清楚组织周围环境的特征和特性。

（六）医院组织机构的特征与功能

医院组织机构具有静态特征、动态特征、心态特征和生态特征四大特征。

医院组织机构对医疗卫生事业发展的促进是通过它所完成的功能来实现的。医院组织机构的功能包括指导功能、管理功能、服务功能、协调功能、监督功能和保卫功能六大功能。

二、医院组织机构的设置

（一）医院主要构成部门

医院主要构成部门，一般可分为诊疗部门、医技部门、护理部门、管理部门和党群部门等。

诊疗部门包括内、外、妇、儿、中医、五官等医疗科和急诊科、预防保健科。由这些部门进行住院、门诊、急诊和预防保健等工作。诊疗部门是医院的主要业务部门。

医技部门包括药剂科、营养科、放射、检验、病理、麻醉、手术、理疗、体疗、消毒器材供应、功能检查及窥镜室等。医技部门以专门技术和设备辅助诊疗工作的进行为诊疗工作服务。

护理部门包括临床护理（又分为病房护理、门诊护理）、保健护理和医技部门护理。在护理部统一领导下的护理工作体系。

管理部门包括行政管理部门和业务管理部门两方面。行政管理部门包括人、财、物的管理，业务管理部门主要是指医疗、护理等管理部门。

党群部门主要包括党委、工会、共青团等党群组织。

（二）医院管理辅助组织

在职能科室之外，可根据需要设立各种管理委员会，作为管理辅助组织。它们的主要功能：一是部门之间横向协调；二是参谋咨询；三是民主管理、集思广益。它们对于组织和推动医院某一方面的管理起着重要作用。其往往是职能部门所不能代替的。委员会（或"小组"）有长期存在的，也有临时设立的。

医院的各种必备委员会有以下六个类别。

1. 学术委员会：在院长的领导下，对医院技术建设、教育培训、科学研究、新业务开展、技术标准的规定、业绩考评等业务进行管理，并进行技术咨询工作。

2. 医疗事故鉴定委员会（医疗安全委员会）：鉴定医疗事故，讨论防止医疗不安全因素。

3. 药事管理委员会：审定本院用药品种，开展临床药学研究，管理药品的质量。

4. 病案管理委员会：拟定病案书写及管理标准，统一疾病及手术名称，审核医疗表格，检查分析病案质量。

5. 预防感染委员会：讨论拟定医院卫生学管理制度、标准，进行检查和监督。

6. 医疗监督委员会：由所在地区有关部门的代表和基层合同单位的人员组成，对医院的医疗护理质量、服务态度、医德医风、收费管理进行监督。医院对委员们提出的批评和建议应认真落实，并及时给予答复。

三、医院人员编设的内容

（一）医院人员编制的特点

1. 系统性：我国卫生事业单位按照所承担的任务、性质不同，分为医疗机构、预防机构、科研机构和教学机构系统。各系统都有各自的编制法规和方法，核定编制员额。

2. 法规性：医院人员编制属于准法规的范畴，具有法律的效力。这就是说，一方面凡正式下达的编制，除编制主管部门外，任何单位或个人都不得擅自变更或突破；另一方面是指人员编制自身具有法的形式，这主要是指医院人员编制必须经过有权制定编制法规的机关批准，并以正式文件下达，任何一级业务行政部门不得擅自更改或修正其编制标准。

3. 递增性：我国医院的人员编制标准，根据我国社会经济发展和科学技术进步的速度及人民对医疗保健要求不断提高的程度，有逐步递增的趋势。比如，目前医院人员编制的扩大，以临床医疗、设备维修、医学生物工程方面的技术人员增加较为明显。因此，医院人员编制不是固定不变的，它将随着客观条件的变化而有所增减。

（二）医院人员编设的原则

1. 任务需要原则

医院人员编设主要是依据医院所承担的任务。医院担负着医疗、保健、预防、康复等各项业务工作，以及教学、科研等业务，而当前的医疗业务工作又都离不开物理、化学、电子、计算机等专业工程技术，必须有医生、护士及具有医务技术、生物医学、工程技术及后勤支持等各方面的人员。此外，由于影响人体健康的还涉及心理社会环境等多方面的因素，医院还须有心理学家参加工作。凡有工作需要的地方都须设置相应的职位和工作人员，而且不能人浮于事，因人设事。

2. 能级原则

能级原则是指人员的能力要与职位相适应。医院的各级职位都应聘任具有相应能力的人员。能力和职级要相当，不能滥竽充数。以医师为例，现在一般分为主任医师、主治医师和住院医师三级，各级医师在业务技术上都要符合其职位所规定的要求。不能以住院医师来顶替主治医师或主任医师，也不应让主治医师去做住院医师的工作。

3. 合理结构原则

合理结构原则是指人员数量（队伍人数）和工作任务的比例结构要合理。医院应按编制配齐人员，对不足的人员要研究解决办法。合理结构还包括在职务、职称的比例上，全院高、中、初三级人员的比例也应合理。

4. 效益原则

在人员设置方面，除了要遵守上述各项原则外，还须考虑效益原则。这主要从以下两个方面加以管理。一是要按任务需要编设人员，不要人浮于事。二是按能级相应的原则编设人员，不要聘用高于该职位能级的人员。如财务科（或其他部门），处长要主持全面工作，一般应是高级人员，使与其职位相称。

5. 动态原则

现代科学技术和医学都是不断发展的，当前高科技突飞猛进，医院的科技面貌日新月异，如自动化的信息处理、电子病历、信息高速传输即是一例，为了适应变化的条件，人员的编设也必然随之增减，新设专科须新聘人员。在日常工作过程中，人员也是不断流动变化的，如续聘、增聘、辞退、晋升、调动职位等也是经常发生的。

（三）医院人员的职类和职种

根据我国医院组织机构、体制、任务、职能分工及医院现代化的要求，我国医院的职类大体可分为四类，即卫生技术人员、工程技术人员、工勤人员、党政管理人员。

1. 卫生技术人员

我国卫生技术人员根据业务性质分为四类，即医疗防疫人员、药剂人员、护理人员、其他技术人员。

医疗防疫人员（包括中医、西医、卫生防疫、寄生虫病防治、地方病防治、工业卫生、妇幼保健等）的技术职称为：主任医师、副主任医师、主治（主管）医师、医师（住院医师）、医士（助产士）、卫生防疫员（妇幼保健员）。

药剂人员（包括中药、西药）技术职称为：主任药师、副主任药师、主管药师、药师、药士。

康复人员职称为：康复主任医师、康复副主任医师、康复主治医师、康复医师及作业治疗师（士）、理疗医师（士）、言语治疗师（士）。

其他技术人员（包括检验、理疗、病理、口腔、同位素、放射、营养、生物制品生产等）的技术职称为：主任技师、副主任技师、主管技师、技师、见习员。

护理人员的技术职称为：主任护师、副主任护师、主管护师、护师、护士、护理员。

行政职务有科主任、护理部主任、护士长。

教学医院的卫生技术人员，除授予医疗技术职称外，还授予教授、副教授、讲师、助教等教学职称。

2. 工程技术人员

医院工程技术人员，是随着医院逐步现代化而增设的。他们的主要任务是：对医院建筑装备、设施进行规划、选择、维护、监视和研制，以保证医院各种现代化装备与设施的正常运行。医院所需要的工程技术专业大体上有：生物医学工程、医疗设备工程、建筑工程、机械工程、康复工程、电子、供电和电器设备、水暖、制冷和空调、净化处理、电子计算机、医疗器械、核子设备、激光、计量等专业。其技术职称定为：高级工程师、工程师、助理工程师、技术员。

3. 工勤人员

工勤人员（包括炊事人员）种类繁多，可根据实际需要设置。

炊事人员的技术职称是：一级厨师、二级厨师、三级厨师、炊事员。

4. 党政管理人员

党政管理人员包括行政业务管理人员及党群工作人员。行政业务管理人员是医院工作的指挥和管理人员。设院长、副院长及行政业务科室的主任、副主任、科长、副科长、秘书、干事、管理员、文书、收发员、打字员、档案员、挂号员等。

医院管理是一门科学技术，其技术职称与医疗技术人员职称相同。

信息资料管理部门：统计人员职称有高级统计师、统计师、助理统计师和统计员。

财务人员专业职称为高级会计师、会计师、助理会计师、会计员。

党群工作人员专业职称为高级政工师、政工师、助理政工师、政工员。

（四）住院医师

住院医师是医疗防疫人员的初级技术职务，是指担负住院伤病员诊疗的临床科医师。其主要职责是：在本科主任领导和上级医师的指导下，具体负责伤病员的诊断、治疗和抢救工作，完成检诊、查房、抢救、治疗、手术、病历书写和病人出院准备，以及参加值班、门诊、会诊和出诊工作，参加临床教学，指导进修，实习生工作，参加科研，开展新业务、新技术和中西医结合工作，总结经验撰写学术论文。

（五）主治医师

主治医师是医疗防疫人员的中级技术职务。通常是由医师晋升的。在医院门诊、急诊、临床、麻醉、医技等各科室的主治医师，因工作性质不同，其职责也不尽相同。但共同的主要职责是：在本科主任领导和主任（副主任）医师指导下，分担本专业的诊疗、预防、教学和科研工作。参加查房、门诊、会诊、出诊、手术和值班，解决复杂疑难病症的诊疗技术问题，参加重危病员的抢救，担任教学，指导和培养住院医师及进修、实习医师学习、运用国内外先进诊疗技术，开展新业务、新技术、科研和中西医结合工作，总结经验，撰写学术文章，等等。

（六）正、副主任医师

正、副主任医师是医疗防疫人员的高级技术职务。通常是由主治医师晋升的。在医院门诊、急诊、临床、麻醉、医技等各科室的主任（副主任）医师，因工作性质不同，其职责也不尽相同，但共同的主要职责是：在本科主任领导下，负责指导并参与全科医疗、预防、教学和科研工作，指导重危、疑难病例的抢救和治疗，解决本科复杂、疑难技术问题，指导下级医师的业务技术工作，帮助下级医师提高专业理论和技术操作水平，培养主治医师解决复杂疑难技术问题的能力，指导进修、实习医师的技术培训，学习运用国内外先进的医学科学理论和诊疗技术，掌握本专业技术发展动态；参与并指导下级医师开展新业务、新技术科研和中西医结合工作，总结经验，撰写学术文章。

（七）正、副主任护师

正、副主任护师为护理人员高级技术职务，其与正、副主任医师及正、副主任药师等技术职务相平行。为医院护理专业的学科带头人，其职责是在护理部的领导下进行护理理论研究、技术指导和教学及科研工作。负有提高护理质量、发展护理学科的责任。应具有丰富的临床护理实践经验和护理理论知识及科研成果。能对主管护师、护师、护理进修人员进行业务指导和教学工作，解决专科护理疑难问题，开展新业务、新技术。善于总结护理经验，撰写论文，协助护理部加强对全科或全院护理工作的领导。

（八）主管护师

主管护师是护理人员的中级技术职务。通常是由护师晋升的。在医院门诊、急诊、临床、麻醉、医技等各科室的主管护师因工作性质不同，其职责也不尽相同。其共同的主要职责是：在本科主任、护士长领导和主任（副主任）护师的指导下，进行护理、护理教学和科研工作，承担难度较大的护理技术操作，协助护士长进行护理管理；参加重危伤病员的抢救和专科特别护理，制订重危、疑难、大手术伤病员的护理计划，指导护师（士）实施身心护理；参加护理查房，解决较复杂、疑难护理问题，担任护理教学，指导进修、实习护士的培训，运用国内外护理先进技术，开展新业务、新技术和护理科研，总结经验，撰写学术论文，按照分工，做好病区物品、卫生材料的管理。

（九）护师

护师是护理人员的初级技术职务。通常是由护校毕业后，临床工作以后晋升的，或医学院校护理专业毕业后任命的，主要从事临床护理、临床带教和护理管理工作。其主要职责是：协助医师进行各种诊疗工作，负责采集各种送检样本。在上级护师指导下，制订护理计划，书写护理病历。参加护理教学，承担进修、实习护士的临床带教工作。开展新业务、新技术，参加护理科研。按分工负责药品、卫生材料、被服、办公用品的领用、保管和统计等工作。

（十）护士

护士受过中等护理专业教育获得毕业文凭者，熟练掌握护理专业所需的医学知识，基础护理和一般专科护理知识的技能，并且有一定的卫生预防工作能力的初级卫生技术人员。主要在医院和其他医疗预防机构内担任各科护理工作。护士之称系为1914年第一次中华护士会通过，并沿用至今。护士职责是在护士长领导和护师指导下，认真执行各项护理制度和技术操作规程，做好基础护理和专科护理工作，配合危重病人的抢救护理工作，协助医师进行各种诊疗工作，负责卫生知识宣教，或负责地段内的一般医疗处理和卫生防疫工作。

四、医院人员编设的方法

（一）确定劳动量的基本方法

1. 工时测定：是指对完成某项工作任务全过程的每一环节必须进行的程序和动作所耗费时间的测定。工时测定是确定劳动量的最基本的方法。

2. 工时单位：是指完成某项工作任务所耗的平均工时，通常以分钟为单位计算，称工时单位。

3. 工时单位值：每人每小时完成的工时单位称工时单位值，用工时单位/人、以小时表示。工时单位值是分析人员劳动效率的单位值、理想的工时单位值为每小时45个小工时单位，亦可认为每个人在每小时内有45分钟的有效劳动即为较理想的劳动效率。

4. 工时的测定方法：工时直接测定可按以下步骤进行：①首先确定被测定者能正确地、熟练地掌握测定项目的操作技术和方法。②列出所测项目的全部必需的操作步骤。③用秒表测定每一步所需时间（最好精确度达1%），每步骤所耗工时之和称为总工时。

④根据个人经验或不同时间反复测定，找出所测项目误差的百分比。⑤凡易造成误差的测定过程，可取其平均值。

5. 利用已测定平均工时表（或工时单位表）间接推算。

（二）人员编制比例

综合医院病床与工作人员之比，根据各医院规模和担负的任务分为三类。

1. 300 床位以下的，按 1∶1.30～1.40 计算。

2. 300～500 床的，按 1∶1.40～1.50 计算。

3. 500 床以上的，按 1∶1.50～1.60 计算。

（三）护理人员和助产士的配备

护理人员包括护士和助产士。护士和护理员之比以 3∶1 为宜。

病房护理人员担当工作量不包括发药及治疗工作在内，发药及治疗工作每 40～50 床增门诊护理人员与门诊医师之比为 1∶2。

住院处护理人员与病床之比为 1～1.2∶100。

急诊室护理人员与病床之比为 1～1.5∶100。

婴儿室护理人员与病床之比为 1∶3～6。

注射室护理人员与病床之比为 1.2～1.4∶100。

供应室护理人员与病床之比为 2～2.5∶100。

观察床护理人员与观察床之比为 1，手术室护理人员与手术台之比为 2～3∶1。

助产士与妇产科病床之比为 1∶8～10。

以上部门每 6 名护理人员另增加替班 1 名。

（四）医技人员的配备

检验人员：检验师与病床之比为 1∶100～120，其他检验人员与病床之比为 1∶30～40，血库工作员与病床之比为 1∶30～40，血库工作员与病床之比为 1∶120～150。

药剂人员：药剂师与病床之比为 1∶15～18，中药炮制、制剂人员与病床之比为 1∶60～80。

放射人员：放射医师与病床之比为 1∶50～60，技术人员与器械台数之比为 1∶50～100。

营养人员：营养人员与病床之比为 1：100～130。

病理人员：病理人员与病床之比为 1：100～130。

麻醉人员：麻醉人员与手术台之比为 1～1.5：1。

口腔科技师人员，根据需要在编制总数内编配。

（五）行政管理人员和工勤人员的配备

书记、院长：100～200 床的医院，设 2～3 人。

300～500 床的医院，设 3～5 人。

500 床以上的医院，设 5～7 人。

其他行政管理人员的配备，可根据医院科室设置和实际需要确定。

配餐员：按每人担当 40～50 床计算。

病房卫生员：按每人担当 20～25 床计算。

洗衣工：按每人担当 25～40 床计算。

其他工勤人员，可根据实际需要，在工勤人员编制内调配。

第三节　医院领导行为

一、领导体制

（一）领导体制概述

1. 领导体制内涵

领导体制是领导体系纵向和横向权力划分的制度化，即指实现领导职能的组织形式和组织制度。

组织形式包括领导方式与领导结构。领导方式是指根据社会生产的发展和领导活动的客观需要所采取的形式。领导结构是领导体制内部的机构设置和具体的结构关系。组织制度包括与领导方式和领导结构相配套的各种行政立法、规章制度等。

领导体制对领导活动的正常进行起着重要作用。任何成功的领导，除了领导者要具备良好的素质、领导班子结构要合理外，还必须有一个科学的领导体制，领导者个体和群体作用的发挥，受制于领导体制。

2. 领导体制的类型

（1）集权制和分权制

集权制是指一切重大问题的决定权集中在上级领导机关，下级机关必须依据上级决定和指示办事。分权制是指下级领导机关在自己管辖范围内有权独立自主地决定问题，上级机关不得干预。

（2）首长制和委员会制

首长制是决策权集中于一位主要负责人的体制。委员会制是决策权授予三人以上的领导集团并按少数服从多数原则决定问题的体制。

（3）完整制和分离制

完整制又称集约制、一体制，是指同一个领导层次的各个部门，受上级一位行政首长或单一的领导机关的指挥、监督的体制。分离制又称多元制，是指同一个领导层次的各个部门，受上级两个以上行政首长或领导机关指挥、监督的体制。

（4）层级制与职能制

层级制又称分级制、系统制，是指将一个组织系统从纵向分为若干层次，由上至下呈金字塔形的体制。每一个上级层次均有数个或数十个下级层次的被管辖单位，各层次管辖的业务内容基本相同，而管辖的范围随层次的降低而缩小。职能制又称分职制、机能制，是指在一个组织系统内横向平行地设置若干部门，每个职能部门分工不同，但均以整个组织系统为服务对象。

（二）领导班子结构的科学化

1. 领导班子

领导班子又称领导集团。现代社会的领导，都不是通过一个领导者而是通过两个以上领导者组成的领导群体或集团实现的。这个领导群体或集团，人们形象地比喻为领导班子。领导班子是一个组织或团体的核心、首脑，是指挥部。它管着大政方针，对一个组织或团体的整体力量的发挥起着决定性的作用。现代领导班子，不仅要求每个成员具备良好的个体素质，而且还要求整个领导班子具备优化的群体结构。

2. 领导班子的特点

（1）责权统一性。凡是领导班子都是拥有一定的权力和负有一定责任的群体或集团。没有一定权力和责任的群体，只是一个组织而不是一个领导班子。

（2）集合性。凡是领导班子都是由两个以上领导成员组成的集体。

（3）目的性。所有领导班子都是为了适应某种工作需要而建立起来的，具有明确的目的和相应的功能。

（4）相关性。所有领导班子，其成员之间和各成员的素质因素之间相互联系、相互作用，互为补充，组成一个有机体。

（5）整体性。领导班子中各成员之间及其他因素之间的关系，要服从整体目标和功能的需要，互相配合，协调一致。

（6）环境适应性。领导班子都是处于一定的环境中，在正确路线指引下，能够适应客观环境的变化。

3. 领导班子的结构

所谓结构，是指系统内部诸要素的组合方式，是系统的性质和功能的集中表现。领导班子结构，是指领导班子中各成员在一定时间内和一定条件下的配置与组合方式。领导班子的结构状况决定着领导班子功能的发挥，领导班子结构是一个多序列、多层次、多要素的动态平衡体，它由多种结构组成。主要包括专业结构、智能结构、年龄结构、性格气质结构和工作结构等。

领导班子结构科学化的原则：①适应形势的原则；②职能相称原则；③智能互补、性格包容原则；④最多最少原则；⑤领导成员必须有清晰的职责范围和明确的职权界限。

4. 领导班子成员之间的关系

领导班子成员之间的关系包括：①思想上的共同关系；②组织上的结合关系；③工作上的协同关系；④感情上的交流关系。

5. 领导班子结构科学化的基本内容

领导班子结构科学化的基本内容包括：①梯形的年龄结构；②合理的专业知识结构；③良好的智能结构；④协调的气质结构；⑤精干配套的工作结构。

二、领导的基本职能

（一）调查研究

1. 调查研究的内涵

所谓调查研究，就是采用一定的方式和手段，观察了解客观对象，详细占有与之有关的一切材料，并在此基础上进行加工整理、分析综合，以获得对客观对象的本质和规律的认识，从而正确地指导改造客观对象的活动。

调查研究有感知认识、指导实践和改造提高三项功能。

2. 调查研究的特点

（1）调查研究的社会化

所谓调查研究的社会化是对于调查研究的范围、对象、参加者及调查过程而言的。在商品经济发达的社会化生产条件下，社会活动日益复杂多变，客观事物更加丰富多彩，事物之间的联系、影响、渗透、制约更为明显。因此，首先不仅要有典型个别调查，更要有范围广阔的面上调查。其次，不仅要有领导者亲自参加调查，而且要有专门的调查研究部门，要有一批专兼职的调查研究人员。最后，根据社会分工和专业要求，建立健全统计、信息、预测等机构，组织各行业职能部门参加，形成上下相通、纵横相连、多层次功能的调查研究网络，使调查研究从封闭走向开放，逐步覆盖社会生活各领域和各部门。

（2）调查研究的科学化

科学化是就调查研究的方法和手段而言的。调查研究的科学化首先是把调查研究的对象作为一个系统，用系统论的方法对其进行调查研究。即在调查研究中，既把着眼点放在事物的系统整体上，从全面做出判断，又重视事物的结构性特征，注意分析要素间的质、量比例和结构，同时还注意处理好事物不同层次间的关系，抓住事物的关键层次，并把事物置于开放性联系中加以考察研究，以达到全面把握调查研究对象。其次是在事物的运动发展中多角度地调查研究，即运用现代社会科学、自然科学原理，采用先进的测试、计算和分析手段，把静态的典型调查研究和动态的系统分析相结合，把定性分析和定量分析相结合。

3. 调查研究的基本原则与态度

（1）基本原则

①客观性原则。②全面性原则。③科学性原则。

（2）调查研究的态度

①认真负责的态度。②虚心求教的态度。③吃苦耐劳的态度。

4. 调查研究的主要类型

（1）全面调查：又称普查，它是对某种社会现象或经济现象等研究对象的全部单位进行的一次性的普遍调查统计。

（2）非全面调查：是从调查对象的总体单位中抽选出部分单位进行调查，并以调查结果来反映、代表和推断总体的全面情况。非全面调查的方式又可分为典型调查和抽样调查。①典型调查：是指从具有某种共性的总体单元中选取一个或几个有代表性的单位作为调查对象进行调查。②抽样调查：是指按照随机性原则，从调查对象的总体单位中，抽取一定数量的单位进行调查，取得资料调查研究的方法用以推断总体的情况。

调查方法通常有以下四种：①文献分析法：即对有关文献进行分析研究，以获得所需有关研究对象的资料。②访问调查法：是指通过与被调查者进行口头交谈来获得资料的方法。③问卷法：又称书面询问法，是以"问卷"为工具来搜集社会初级情报资料的一种方法。④观察法：是直接触及研究对象，通过直接感知和直接记录来获得事实资料的一种方法。

研究的方法有如下四种：①矛盾分析法：最基本的就是分析和综合相结合的辩证方法。通过分析和综合，区分本质的东西和非本质的东西、主流和支流，从总体上把握矛盾，从中引出规律性，了解事物的发展趋势，找出解决矛盾的方法。②系统综合分析法：即运用系统论原则，对问题进行综合的分析研究，综合地考察对象，把握事物规律性。③概率分析法：是从数量方面研究对象的偶然性和必然性关系的方法。④定量分析法：是从大量的确切的基本数据出发，引出规律性，进而预测这种量度将引起的事物发展趋势，做出最佳决策。

（二）科学决策

1. 决策

所谓决策，就是按照最优化的要求，从若干准备实施的方案中进行选择，通过实施以达到一定目标的活动过程。从广义上说，它包括做出决策以前的准备活动和做出决策以后的实施活动。领导者的决策固然是这一过程中的重要环节，但如果把决策仅仅看作是领导者的"拍板"或"决断"，那显然就失之偏颇了。因为这种看法忽略了决策的完整过程。如果没有决断之前的许多活动，也就不能检验决断的正确与否，决策的实施就会落空。领导者在决策中的职能也不仅仅是"拍板"，领导者应该是决策全过程的组织者和指挥者。

2. 决策类别

（1）按决策的规模和影响分类有：宏观决策、中观决策、微观决策。

（2）按做出决策的领导层次分类有：战略决策、战役决策、战术决策。

（3）按决策活动的规律分类有：常规决策和非常规决策。

（4）从决策目标的多少分类有：单目标决策、多目标决策。

（5）从决策目标的有无变动分类有：原有决策、决策修正、追踪决策。

3. 现代决策体制的特点

（1）决策的制定与执行相对分工日益明显。

（2）决策中"谋"与"断"的目标对分工日益明显。

（3）现代决策越来越依赖全面、准确、灵敏、迅速的信息。

（4）现代决策越来越依赖于运用先进的科学技术手段和方法。

（5）现代决策体系功能复杂，是高度分工和高度综合的有机完整体系。

4. 现代决策体制的构成

（1）情报信息系统：担负着为决策提供全部情况资料的任务，包括有关情报的收集，有关数据的统计、信息处理与加工，从而为决策提供依据。

（2）参谋咨询系统：也称智囊团，主要由具有各种知识结构的专业人员所组成，是协助决策中心进行决策的组织形式。

（3）决策中心：是决策体制的核心，由负有决策责任的领导者组成。他们根据情报信息系统提供的大量情报资料和参谋咨询系统制订各种可供参考的方案，从全局出发，在法律和政策允许的范围内，依靠他们的科学知识和经验，经过分析比较，权衡利弊，拍板决断。

（4）反馈系统：在组织上可以和情报系统合一，或包含在情报信息系统之中。它的任务是把决策实施情况和问题，及时反馈到决策中心，以便进行调整和追踪，以逐渐接近目标。

5. 科学决策的原则

（1）信息原则。

（2）预测原则。

（3）可行性原则。

（4）系统原则。

6. 科学决策的步骤

（1）发现问题。

（2）确定目标。

（3）确定价值准则。

（4）拟订方案。

（5）分析评估。

（6）方案选优。

（7）试验实证。

（8）普遍实施。

（三）协调与监督

1. 领导协调

领导活动的协调，是指领导者为实现既定目标而对影响因素及相互关系进行合理配置和调整，使之发挥最佳整体效能的过程。

2. 领导协调的类型

（1）人际关系协调。

（2）工作协调。

（3）影响要素协调。

（4）利益协调。

（5）环境协调。

3. 领导协调的原则

（1）直接沟通。

（2）及早协调与连续协调相结合。

（3）公平合理。

（4）目标导向。

（5）整体优化。

4. 领导协调的方法

（1）目标计划协调法。

（2）行政协调。

（3）经济协调。

（4）法纪协调。

（5）信息协调。

（6）借力协调。

5. 监督

监督，就是监察与督导。领导监督，是领导者根据领导目的和有关标准对下属各部门、各单位及个人进行的监察活动和督导活动。监督的根本任务是，通过将实际活动信息与有关标准比较，查出偏差，并找到产生偏差的原因和责任者，督促有关部门和人员，纠正偏差，以保证领导目标的顺利实现。

6. 监督在领导活动中的关系

（1）监督可以保证领导活动中行为与目标的协调性。

（2）监督能够保证领导决策的正确性。

（3）监督可以保证领导工作安排的合理性。

（4）监督可以调动下属的工作积极性。

（5）监督能够保证领导活动的社会主义方向。

7. 领导监督的原则

（1）目的性原则。

（2）效率原则。

（3）民主原则。

（4）法律原则。

（5）职能部门监督与群众监督相结合的原则。

（6）自我监督为主的原则。

（7）责任明确原则。

（8）掌握关键因素原则。

（四）领导监督的方法

（1）统计监督法。

（2）专题调查法。

（3）现场监督法。

（4）民主监督法。

三、领导方法与艺术

（一）院长领导方法与艺术

1. 院长的行政领导方法

（1）医院战略思想

医院战略，从其空间角度讲，是深化医院全局的方略；从其时间角度讲，是计划医院未来的蓝图。院长要形成正确的战略构想，必须把握以下两点。

①战略构想首先来源于信息。院长要善于捕捉新信息，要有大系统思想和未来意识。

②战略构想需要有人有精力专心致志地做专门的研究。

（2）医院战略规划

亲自动手组织制订战略规划是院长领导工作的首要职能，规划的好坏在很大程度上影响着管理的效能。所以认真、科学、合理地做出切实可行的医院发展规划既是院长的重要任务，也是重要的领导工作方法。

2. 院长的业务领导方法

（1）学科建设

①抓重点学科，要使医院中部分专业科室在国际或国内同类医院或本地区内具有重要学术地位和专业技术领先水平。

②抓薄弱科室，从技术力量和管理方面给予"补充"，打下基础，从各方面给予加强。

③抓特色、抓成果、抓水平。通过"三抓"，以保证"院有重点，科有特色，人有专长"。

（2）设备建筑

设备对医院业务能力和技术水平的提高有很重要的作用。设备建设主要工作有引进、购置、安装调试、使用维护、效益评估等方面。院长应抓好引进和使用，尽可能做到以最小投资获得最大效益。

（3）基本建设

基本建设简称基建，是一个庞杂的系统工程，其中医院布局规划、设计和投资预算，内部设施配备是院长的一项重要工作。

3. 院长领导艺术

（1）决策艺术

院长的决策艺术要注意：①善于运用信息，捕捉时机。②善于审时度势，掌握火候，抓住时机，当机立断。③善于分析矛盾，分清主次，抓住问题要害。④处事适度，恰如其分，知己知彼，量力行事等。

（2）用人艺术

院长的用人要点：①要慧眼识才。②要用人之长。③要发挥群体作用。④要善于用与自己气质相异的人才。⑤要大胆放手，用人不疑。⑥要大胆提拔拔尖者。⑦要重视人员政治思想品德。

（3）用权艺术

院长在用权中要注意：①要善于维护权力。②用权要谨慎。③奖惩要恰当。④授权要相宜。

（4）指挥艺术

指挥是领导者通过命令、指示等手段让下属有效地进行工作的活动。指挥不只是自上而下的单向行为，也是上下之间双向沟通联系的过程。

（二）科主任工作方法

1. 科主任的地位与作用

（1）科主任是学科建设的带头人。

（2）科主任是科室的管理干部。

（3）科主任是业务活动的组织者。

（4）科主任是办院方向的体现者。

2. 科主任应具备的条件

（1）较深的专业知识。

（2）优良的品德。

（3）深孚众望。

（4）甘为人梯。

（5）较强的领导能力。

（6）充沛的精力。

3. 科主任工作特点

（1）科主任既是决策的参与者，又是执行者。

（2）科主任工作具有从属性和独立性。

（3）科主任工作具有思想性和业务性。

（4）科主任工作具有现实性和创造性

4. 科主任的一般工作方法

（1）围绕医疗业务工作中心抓效率。

①抓好基层医疗，技术工作。

②抓好总住院医师工作。

③抓好医疗技术力量的安排工作。

④抓好医疗技术工作数量和质量指标控制。

（2）围绕业务建设抓重点。

①学术梯队和人员培训。

②开展学术交流。

③引进新技术开展新业务。

④努力开展科研活动。

（3）围绕科室抓好骨干队伍。

（4）围绕全院工作当桥梁，在做好本科领导工作的同时，还要积极参与全院管理活动，当好领导的参谋和上下联系的纽带。

第三章 医院档案管理

第一节 医院装备档案管理

一、医学装备质量档案管理

（一）质量管理的目的和意义

1. 装备质量管理的目的

医学装备是医院开展医疗技术工作的重要物质基础，是医院现代化的重要标志。医学装备的量值准确与否，直接关系到诊断结果和治疗效果。因此，开展医学装备质量管理的根本目的是使医院诊断、治疗工作的质量得到保证。

2. 医学装备质量管理的意义

医学装备质量管理是医院质量管理的一项重要内容。医院质量管理主要是指医院在医疗服务质量保证方面的指挥、控制、协调等活动。通常包括制定医院质量方针和质量目标及质量策划、质量控制、质量保证和质量改进。随着现代科学技术的发展，医学装备已成为临床医学、预防医学和基础医学领域所必需的十分重要的工具。医院领导运用现代科学技术手段树立综合管理思想，重视医学装备质量，将装备质量管理纳入医院的全面质量管理体系，是医院应用医学装备最新技术，提高诊断治疗质量，实现医学科学现代化的重要保证。

3. 医学装备质量管理的必要性

（1）医学模式转变的需要

随着市场经济的发展和人们物质生活的改善、老龄化及健康观念的变化，医学模式已由单一的卫生服务体系向"生物—心理—社会"医学模式转换，人们对以促进身体健康水平为主要目的的医疗保健装备的需求会更加强烈，因此，医学装备质量管理已经成为医院质量管理的重要内容之一。

（2）医疗服务市场的需要

加入世贸组织（WTO）后，我国将进一步开放医疗服务市场和健康相关产品的市场准入，以公立医院为主体，私营与个体医疗机构、中外合资合作医疗机构等多种所有制与经营方式并存局面的出现，加剧了医院间服务的竞争。国家鼓励不同类型医疗机构的发展，鼓励社会投资发展医疗卫生事业，医学装备的质量和层次必将成为医院提高竞争力的重要手段。

（3）医疗保险社会化的需要

国家基本医疗保险制度，将符合一定条件的医疗技术劳务项目和采用医疗仪器、设备、医用材料进行的诊断治疗项目，列入基本医疗保险诊疗项目；人们对医学装备的质量和层次将更加关注。

（4）医学装备技术发展的需要

医学装备技术为临床经验诊断治疗向定量规范诊断治疗提供了科学的手段，医学装备已广泛采用现代科学技术。由于数字化、智能化、影像化、多功能及综合参数检测技术的发展，传统的质量管理模式已经不适应现代医学装备技术发展的需要，从而增加了对医学装备质量管理的难度。

（5）医学科学技术进步的需要

医学装备是医学科学技术发展的重要支持条件，是开展医学工作的物质基础。医学装备不仅带动了新的医学学科的形成，而且从整体上推动了医学的进步。医学装备的精确程度直接影响病情诊断和治疗效果。重视医学装备质量，是促进医学科学技术发展的需要，医院必须重视医学装备的质量管理。

（6）计量技术监督的需要

随着国家对《中华人民共和国计量法》的深入宣传和贯彻执行，各级计量监督部门加大了对医学装备强制检定的力度，人们的计量法制意识普遍增强，由于医学装备质量引起的医疗纠纷也引起了人们对法制计量工作的重视，计量信得过单位已成为人们关注的目标。

（二）质量管理的方法与手段

随着医学工程及技术的发展，医学装备已经成为临床诊断和治疗疾病的必要工具。现代医学技术不仅依赖于医务人员的医学知识和实践经验，而且在很大程度上取决于先进的医学仪器设备和技术，因此，现代化的医学装备是医院现代化的重要标志。医学装备的质量管理贯穿于从设备计划申请到购置、使用淘汰、报废等寿命周期的全过程。医学装备质量管理的主要手段包括以下内容。

1. 实施技术评估，合理配置医学装备

卫生技术评估是对卫生系统特定的知识体系，对药物、装备、诊疗程序、行政管理和后勤支持系统的功效、安全性、成本、效益和社会影响（伦理道德）等进行系统的研究，并做出适宜选择的方法。卫生技术评估于 20 世纪 70 年代首先由美国提出，目前很多国家都相继制订了卫生技术评估规划并成立了相应机构。医学装备的技术评估是卫生技术评估的一个重要组成部分，实践证明，技术评估是合理配置医学装备的需要，也是装备质量管理的有效方法。

2. 招标采购

为保证医学装备质量，医院在采购前，必须按有关规定，特别是对列入特定产品目录的医学仪器设备进行招标。招标是国际上通用的一种采购手段，是保证采购设备质量并节省购置费用的有效途径。

3. 商检

医院对进口的仪器设备、药品等在到货后，必须按规定及时报请国家商检部门进行商检，发现质量问题，应凭商检证书及时向国外索赔。

4. 计量保证

计量是医学装备的技术基础。医院要认真贯彻执行《中华人民共和国计量法》，提高全员法制计量意识。全面采用国际单位制，保证计量单位的统一和仪器设备量值的准确可靠。建立医学装备技术经济效益评价和设备配置档案和人员管理制度。医院要把强制检定、设备测试作为一项经常性工作落到实处。计量是医学装备的技术基础和手段，设备商检安装、调试、验收都需要通过计量检测验收才能保证设备质量；设备在使用期间要依据国家计量有关规定，定期进行计量检定（未列入强制检定项目的医院可自检）；修理后只有经计量再测试、校准合格后方能投入使用。计量是医学装备技术保证的核心。

（三）医学计量是医学装备质量管理的技术基础

医学装备的质量管理贯穿于设备运行寿命周期的全过程，渗透于医学装备管理的各个方面。在医疗卫生领域，计量测试的作用越来越突出。人体各种生命体征参数的获得是通过医学计量技术而实现的，现代医学对疾病的预防、诊断和治疗都离不开计量测试。对体温、血压、心电、脑电、CT、MRI 的检查，对放射剂量及各种化验，均属计量测试范围。

计量技术是保证医学装备量值准确可靠的技术基础。如果医学量值失准就会导致试验结果出现错误，从而直接影响到诊断、治疗结果的准确性与有效性，计量参数超过阈值还可能会危及人的健康和生命。随着现代科学技术的发展，医学装备采用高新技术，测试水平不断提高，计量保证能力已成为医学科学技术发展的先决条件。医学要发展，计量须先行，如果计量技术基础不好，就很难适应现代医学的发展。

1. 医学计量是科学诊断的保证

现代医学的特点是应用各类医学装备，即医学计量测试仪器对人体组织进行检测。通过对病理、药理的定量测试分析，以数据为依据，进行诊断与治疗。医生从简单地运用米尺、体重秤测量人体高度、体重，使用血压计、体温计测量人体血压、体温，到复杂的心电图脑电图机对人体心、脑疾病的诊断，都是通过医学设备的检测而完成的。超声、CT、MRI、PET等将检测通过数据转换为图像。现代化影像设备的问世，使医学从形态诊断发展到功能诊断，医学装备已成为医学发展的重要工具和科学诊断的手段。

2. 医学计量是药物治疗的科学依据

无论是中药还是西药，现代医学都是通过医学计量器具，对药物进行分组测定、药理检验，确定治疗范围服药方法、药量及注意事项等，显然，只有计量器具准确一致，才能对药物进行正确测定。如果药剂容器和计量器具不准确，用药量就会偏离药典及处方规定的分量，轻者影响治疗效果，重者还会导致其他病变，甚至危及生命。

3. 医学计量是理化治疗的有效保证

在理化治疗方面，计量器具是应用现代技术进行治疗和控制的重要手段，超声波治疗机激光治疗技术输出功率的测量及控制对治疗效果起着直接作用。治疗机、后装机、直线加速器对肿瘤的放射治疗剂量更需要准确的照射剂量与控制，才能进行安全有效的治疗。

4. 医学计量是生化检验分析的基础

生化检验分析方面，无论是血尿便痰常规检验，还是生化分析，都离不开计量测试仪器。计量是医学检验分析仪器的基础。检验数据的准确与否，直接关系到诊断治疗的效果。

5. 医学计量是抢救重危病人的重要参数

心脏起搏装置、心肺复苏设备、多参数生理监护仪等对挽救生命垂危病起着非常重要的作用，但是如果设备失准或损坏，如起搏能量超值或不足、呼吸压力值不准、监护参数有误，也会威胁病人生命，甚至加速其死亡。

二、医学装备技术档案管理

（一）技术管理的意义和任务

1. 技术管理的意义

就医学装备而言，各种生物医学传感器、医学检验分析仪器、医用电子仪器、医用超声仪器、X 射线成像和磁共振成像等信息处理和诊断，由不知到可知，大大提高了人们对疾病检查诊断的准确率。信息处理技术在医学领域广泛应用，人体信息的提取、传输、分析、储存、控制、反馈等监护和急救装备的不断涌现，使抢救的成功率提高到空前水平。可视化技术也在医学中发挥了越来越大的作用。介入治疗、X 刀、γ 刀、中子刀、激光刀、超声刀和各种器官内镜相继出现，大大提高了对各种病，如肿瘤、心脑血管疾病等的治疗水平。随着微电子技术大规模集成电路的发展，电子计算机技术在医学装备中的应用，医学装备小型化、自动化、智能化和多功能的程度大为提高。

现代医学装备的迅猛发展，促进了医学的进步和医学技术、临床医学新老学科的建设。新的医学装备的出现，顺应了社会进步和人类需求。而一些新的装备在医院中开展应用，又冲击着医学科学的每一个领域。围绕着新型医学装备的应用，现代医院中的学科重新整合，一些新的包括交叉边缘性的学科相继组建。同时新型医学装备功能的应用，促进了与技术条件、技术要求相适应的技术人才建设，以及配套管理制度、管理形式等各方面的建设。现代医学装备是现代高新科技与现代医学科学紧密结合的产物。其在医院中的应用是现代医院功能和层次水平的集中体现，解决了医学科学领域中一个又一个问题，提高了疾病诊治的效率，是现代医院发展前进的动力之一。它推进了医学科学的发展，加速了医院现代化的进程，是医院现代化的主要标志之一。

现代医学装备的特点鲜明。一是高新科技的含量大。它包含了现代最活跃而方兴未艾的信息科学和微电子技术、最新最先进的新型材料科学技术、最完善最可靠的自动控制科学技术。二是多学科立体交叉相互渗透。涉及数学、物理、化学、电子计算机技术、工程学、分子生物学、现代医学科学、机械学、材料学和社会学、经济学、心理学等，"硬""软"结合，综合应用。三是发展迅猛，进步飞快。新型医学装备日新月异，层出不穷，推陈出新，更新换代的速度很快。

客观实际要求我们必须强化现代医院中的医学装备技术管理。只有搞好医学装备的技术管理，才能最大限度地利用装备，充分发挥装备的效能，产生装备的最优经济效应，完善装备的各项技术经济指标。尽快完成由数量规模型向质量效能型和由人力密集型向科学技术型的转变，推动并保证医院现代化建设和可持续发展。

2. 技术管理的任务

技术管理是装备在医院储存保管和应用期间，按照设计要求的技术标准，协调其技术各组成要素之间和内在机制的关系，保持和发挥其应有技术水平和经济效能的全部技术活动及其管理行为的总和。

医学装备技术管理主要包括装备的验收、商检和索赔、安装调试、技术档案和账目的建立、维护保养、检查修理、技术队伍的培训组织分工及相关经费的运用等内容。

医学装备技术管理的关键要素是可靠性、安全性和全寿命费用分析。

（1）可靠性

可靠性是指装备处于准确无误的工作状态。医学装备的可靠性是指医学装备确切而正确的工作程度。

可靠性技术是一个系统工程，包括产品的研制设计、生产制造和有效应用。我国可靠性技术的研究和应用领域最先也是在航空航天和电子工业，后来逐渐扩展到其他行业系统。国产彩色电视接收机运用可靠性技术后，大大提高了使用质量和寿命。

随着医学科学技术飞快发展，医学装备的任何相关部分出现问题都会导致整个系统出现故障。高新科技不断涌现，新材料应用速度大大加快，也带来了不可靠因素的增多。现代新型装备高精度、自动化、智能化程度越来越强，对应用操作人员的要求也越来越高，操作人员的责任越来越重，人为失误而引起差错事故的可能性也随之加大。

现代医院要有成千上万种不同的装备，从小而简单的听诊器、血压计，到要求极高的心脏起搏器 CT、MRI、γ 刀等。其可靠性要求各不相同，而具体使用操作的一般医生和护士由于对装备的专业知识和工程技术知识掌握较少，对装备的原理构造知之不多，对装备的维护保养很难到位，失误的现象也会增多。

医学装备的可靠性按照对病人的影响程度可分为三个等级：一等，此类装备会直接影响到伤病人员的生命或可能造成严重伤害。如呼吸机、心脏除颤器、人工心肺机、血液透析机、心电监护仪等。二等，此类装备用于临床诊断或治疗。如心电图机、脑电图机、X射线机、B超机、电刀等，这类装备发生故障需要一定时间修理排除故障或调换使用，可靠性要求比一等低。三等，此类装备出现故障不会危及伤病人员生命，一般不会造成严重伤害。如轮椅、推车、电子床、体疗机等，可靠性要求不严格。

医学装备的可靠性要求不能单纯用装备的价格高低来划分，有的价格并不昂贵，但可靠性要求却很高，非常重要，有着关乎生命的重要程度。

近些年来，很多新型医学装备都引入了计算机技术，单片机技术在医学装备中应用得十分广泛，这不仅改善了装备的性能，而且还增加和扩展了装备的功能。随着计算机应用技术的进步和发展，具有更高智能的专家系统将不断涌现。然而从装备的可靠性角度来看，系统越复杂，可靠性技术需要解决的问题就越多，特别是系统软件的可靠性问题就显得越发重要。

软件本质上是一种把一组离散输入变成一种离散输出的工具。软件是要人来编制的，存在着软件可能完成的工作与用户或计算环境要求它能完成的工作之间的差异，而这些差异就是软件错误。软件错误可能由规范、软件系统设计和编码过程产生，可分为五种：①语法错误；②语义错误；③运行错误；④规范错误；⑤性能错误。

（2）安全性

安全是与危险相反的，俗指没有危险，不受威胁，不出事故。医学装备的安全性与可靠性是相互关联、相互影响、相互依存、密不可分的关系，是医学科学与工程技术之间相互结合的重要课题。在现代医院里这两种不同范畴、不同学科的特殊结合，对安全性与可靠性的要求更为深刻，也更为实际。一般来讲，可靠性程度越高，安全性越强。

在现代医院很多医学装备都是组合起来使用的，在实际应用时又都要人来操作，与人的判断密切相关，所以要求不能只是装备不出毛病就算安全，因为有时装备出现故障后如果立即可以用人来替代是可能安全的，相反容易造成人的操作或判断错误的装备，即使不出故障，也是很危险的，所以医学装备的安全性要从广义上来考虑。首先是装备与人整个系统的可靠性和安全性，不仅有故障的装备是不可靠、不安全的，而且精密度不高的装备也是不可靠、不安全的。因为精密度不高，可能导致错误的诊断和不准确的治疗。医学装备的安全性首先要考虑它的准确性和可靠性。

①安全性的总体考虑

医学装备大部分都是和伤病人员身体紧密相连一起工作的。

心电图机要把多个电极放在人体上，胃镜肠镜要把镜管放进人体脏器，如心导管检查要把导管通过血管置入人的心脏。医学装备的工作对象是病人，而病人一般都处于对外非常脆弱的被动状态，他们在医院内一般都不能自我判断有无危险，即便意识到危险也不容易自我摆脱。因此医院必须保证病人的绝对安全，必须严肃认真对待装备的可靠性，防止或尽量减少装备之间的相互影响，避免相互之间和外界环境的干扰，防止诱发自身或其他装备发生故障和危险。

医学装备自身可能产生的危险，主要来自四方面。

能量引起的事故：为了诊断和治疗，需要通过装备给伤病人员体内输送一定能量，如X射线、γ射线、除颤器电流、激光等，这些都是蕴藏着危险的设备，若操作不当或者装备发生故障就可能对伤病人员造成伤害，引发严重事故。

性能缺陷或突然停止工作引起事故：有的装备是要代替伤病人员人体的部分功能来维持生命的，如血液透析机、人工心肺机、呼吸机等。在心脏直视手术中，如果人工心肺机停止工作，不仅会影响手术成功，甚至可能导致病人死亡。

性能恶化引起事故：医学装备性能逐渐衰退恶化通常不容易发现，需要特别注意。如心电图机的时间常数电路，一般由 RC 构成，通常为 $1.5 \sim 3.2$ 秒，但因空气潮湿或老化等原因使 R 阻值下降，时间常数变小，而造成心电图波形失真，使医生误诊。

有害物质引起事故：装备的耐水、耐高温、耐化学药性能较弱，因而消毒灭菌困难较大。如果病原体污染解决不好很容易引起伤病员交叉感染，而消毒方法不当又容易损坏装备。

②预防电击事故

为了防止医学装备的电击事故，首要方法是把装备的电路部分进行绝缘，又称之为基础绝缘。但还要防止基础绝缘老化，增大电击的可能性，所以还必须引入保护措施的可靠性技术。为了确保防止电击事故可以采取双重保护措施，即冗余保护技术。这样一种保护措施发生故障，不会导致装备处于无保护状态。

装备附加保护措施主要有四种。

保护接地：是使用接地办法来防止电击的保护措施。IEC 安全通则中把满足这种条件的装备叫作 I 级装备。

辅助绝缘：是在基础绝缘的基础上再加一层绝缘层，用于增强基础绝缘的作用，称为辅助绝缘，又叫作双层绝缘。这类装备称为 II 级装备。此类装备即使外壳是导电的，原则上也不需接地，只是为了防止微电击，需要进行等电位接地时，才有必要接地。

选用安全超低压电源：选用特别低的电源电压，即使人体接触电路也没有损伤危险。这种电压值叫作容许接触电压，一般为 $15 \sim 50$ V。医用装备安全标准把对接地点浮地的交流电压为 24 V 以下，直流电压 50 V 以下的电源叫作医用安全超低压，此类装备称为 III 级装备。

内部电源型装备：电源藏在装备内部和装备外壳部分毫无关系，即使人体接触装备外壳，一般也不会发生电击危险。此类设备称为 II 级装备。

为了保证电子医学装备的安全，国际上制定了统一的 ME 装备安全标准 IEC，对于一些特殊的装备，除通则以外，医院还须根据实际情况制定特定规则，以确保医学装备的安全性。

③伤病人员的保护

医学装备是要和伤病人员接触的，特别是有的要把装备或器械的部分或全部埋植或插入伤病人员体内，如心脏起搏器、导管等，如果出现漏电流，会直接刺激心肌，而引起心室颤动，所以要把触体漏电流限制在极小范围内，以免引起心室纤颤。这就需要将连接心脏的触体部分同其他部分和接地点绝缘，也称之为浮动触体部分。绝缘触体部分可以依靠绝缘阻抗限制漏电流，特别是限制从外部经过触体部分流入装备的漏电流。

虽然在触体部分和其他部分进行了绝缘，但还必须能够有效地传递信号，实现这个任务的就是信号隔离器。信号隔离器可以采用电磁耦合和光耦合来传递信号，也可以用声波超声波、机械振动等方式来传递信号。

对于长期埋入伤病人员体内的器械，还必须考虑其与人体的相容性，不能引起溶血或产生破坏组织的危险。还要防止机械性物理损伤和诱发身体的不良反应。所以体内器械要比体外装备器械有更高的安全性要求。

④治疗用装备的安全性

不少医院治疗装备是以能量或某种作用因子给予病人，使其解除病痛，恢复健康的装备，它直接作用于人体，如发生意外，就可能造成危险。

作为医学装备的首要问题是防止电击，包括微电击和强电击。防止输出过量的危险，对伤病人员的输出量超出治疗正常需要的水平就会发生意外，甚至对非治疗部分产生损害。如除颤器输出过大可造成胸壁烧伤和心肌障碍。核医学装备因射线泄漏除对伤病人员不利，还可能对操作者和第三者造成损害。装备的功能停止也具有危险，如呼吸机要防止意外停机。防止机械性损伤，如人工透析机的橡皮管脱落或破裂等。治疗用装备能产生很强的能量，要防止对其他装备产生不良影响造成误动作和误输出引起的差错事故。

⑤装备组合使用的安全性

医学装备日益增多，两个或两个以上装备同时使用的情况越来越多。在ICU中常把心电图机、直接型血压测量仪和体外式心脏起搏器等同时使用。在抢救室、手术室，各种监测装备、呼吸机、麻醉机、除颤器和电刀等同时使用的情况更多。这不仅有装备本身的安全，还有因组合使用而派生出的新问题。信号提取和传输的干扰、微电击、烫伤甚至烧伤等都是特别需要注意防止的差错事故。

⑥医学装备的系统安全性

现代医院有种类繁多的装备、计算机等，还有医护技术人员和伤病人员，组成了一个复杂的系统。忽略了任何一部分都可能出现危险。

随着医学理论和医疗技术及医学装备的发展，使得现代医院分科越来越细，医疗辅助人员增多。医疗工作的专业化和多科协作已成为现代医院的一个特征，造成了差错事故原因的多样化。

计算机的引入促进了医护工作的自动化和系统化，同时也带来了技术发展不完善、可靠性下降的问题。系统工程学的观点，随着组合因素增多，系统安全性的比例则下降。

技术使用周期缩短新产品涌现，这是一个进步，但同时也使我们对新技术的预测很困难，制定标准也很困难，形成了安全标准多样化，差错事故原因多样化，责任问题复杂化。

所以，考虑装备的安全性问题，必须把医院整个系统的安全性问题提到日程上来加以研究解决。基本点是排除人为错误的原因，在人与装备组合上保持高度的安全性。

（二）验收

医学装备验收是装备购置合同执行中最后一个关键环节，是购置管理与使用管理结合部分的第一个环节。验收过程一般由卖方、合同签订部门、使用科室及其他相关部门等诸多部门和人员共同进行交接的过程。医院医学工程技术管理部门将起主导把关协调作用，责任重大。验收是安装调试的前提，也是基础。作为医学装备技术和管理部门，在验收环节必须极为重视，为医院把好关。保证严格按合同办事，把合格的装备引入医院，尽快发挥其效能，为医院服务。

1. 验收的前期准备

验收设备是一个多方合作的工作。作为医院，特别是使用科室，一定要安排好前期准备工作，不管装备贵重、精密与否和价格高低都必须认真对待，把好关口。国内或国外产品，均须严格按"订货合同"及具同等效力和相互制约的"协议附则"等认真对待，逐项落实。

验收工作首要是选配合适验收人员，一般常规的验收应由装备部门管理人员、采购人员和使用科室人员组成。若为大型或特大型精密仪器，一般由医院领导或主管部门统一组织。包括管理、技术、使用及相关工作部门（如水、电、房屋装修等）人员组成精干组织协作分工，全力以赴集中搞好验收。

参加验收工作的人员，必须详细阅读订货合同，相关文件及技术资料，熟悉了解装备的各项技术性能，特别是安装条件及配套要求，参考厂家验收规程制定验收程序与技术验收方案，要认真研究检验的技术指标检测方法。对国家规定须由有关的执法机关认定的放射装备、压力容器等，应提前与有关部门联系。

机房要按厂方提供的安装图纸做好布局改造，以及室内装修、水、电、气、防护的准备。上下水要了解流量、压力，装备用电要按照装备要求配备三相电或单相电并满足其所需的电压、功率要求并确认其是否应配备稳压电源或不间断电源，电源电阻有无特殊要求

（一般要求小于 4Ω）等。防护要求分两个方面：一方面是机器本身的防护，如很多精密仪器要求距离变电站 50 m，有的要求隔音、防震、防磁等；另一方面是机器对外界干扰的防护，如放射防护、磁屏蔽等。此外，最好到同类或同型号仪器的使用单位调查了解，选择最佳的解决方案。如设备安装工期较长或附件配件较多，要对配件做好保管工作，还应准备相关的库房作为堆放场地，并做好安全保卫工作。

验收工作根据实际情况建立相关规章制度。医院应建立通用的验收记录与报表等。可参考国家行政管理部门的有关规定格式和一般程序。

2. 常规验收

常规验收是指对装备的自然情况按订货的要求进行检验。主要目的是检验装备是否按计划要求购入，并对装备的包装及装备外观完好程度进行检查，核对订货数量及零件、配件、消耗品、资料数量，检查相关手续是否完整齐全。

国内订货一般由厂方或销售部门送至医院。一般不宜采用自行运输，如医院自行运输，则运输过程的风险将完全由医院承担。国外订货情况比较复杂，通常采用的有 FOB、CIF 等价格条件。

3. 技术验收

技术验收是以技术性能指标为基准，将其贯穿在验收工作之中。我们习惯称之为质量验收。由于装备尚未正式安装使用，检验尚不能完全作为验收合格的标准。一般厂家和卖方均希望开箱后即签收，在安装签收单上注明"机器安装到位性能正常"等字样。此时作为买方无论对方如何找出，如公司有规定要回去微机录入、货物已齐全又试机等各种理由，此时决不能认为公司已给我们做了演示，经过调试问题不大，要坚持原则。所谓性能正常有两个不同的概念：其一，厂方代表通常单方提出以符合厂方出厂检测标准或检测常规可视为正常。对此，不可轻易认同。因为，技术验收规定：如生产国有标准可按生产国标准，生产国没有或不提供标准的可按国际通用标准，我国有国标的按国标。要认真地查阅技术资料，抽样检查并要注意抽样的代表性。有些必须预先备留必要的商检机构复检样品。凡国家规定必须经过有关防疫部门检测的如 X 线机等，以及商检部门规定必须商检的品种必须按国家规定执行。其二，就是医院必须坚持的临床验证。既符合厂家的承诺又通过了临床验证方为性能正常。曾有典型例子：某名牌公司向某医院提供的一台磁共振成像装置，注明该装备可做心脏冠脉功能检测，但由于当时无病人验证，待后来临床发现做不出其功能检测时，厂方派人来也解决不了，一直悬而未决成为遗留问题。当然所有的功能不可能——检查，但主要功能必须检测，必要时请兄弟医院专家协助技术验收。

第二节　医院病历档案管理

一、病历档案实体管理阶段的主要内容

（一）收集

1. 收集工作的发展

病历收集是病历档案实体管理模式的源头工作，而病人基本情况的采集则是病历收集的源头工作。对于一份待收集的病历，其起始于病人入院的途径。病人入院的途径分为门诊、急诊和转院等方式。无论是哪种方式，采集病人信息是关键。病人住院的第一步是给病人分配一个院内标志—病历档案号。分配病人病历档案号是收集病历的第一步，可以收集到包括病人身份证明资料、工作单位、社会单位和家庭等基本社会信息。通过病历档案号可以识别该病人，同时便于积累病人在院内接受诊断治疗、检验查检和其他服务过程形成的病历，这种积累使每个病人的病历档案具有连贯性和连续性。

2. 收集的方式

在收集病历档案过程中，其收集方式受病历档案形成方式影响。医疗机构中病历档案形成方式主要包括一体化病历档案、材料来源定向病历档案和问题定向病历档案三种。

（1）一体化病历档案收集方式

一体化病历档案是指当病人出院或死亡后，病区负责病历收集的护士将每一份病历的所有材料严格按照日期排序。一体化病历档案的优点是向使用者提供了一个能够全面反映诊断治疗、检验检查和护理等服务的历史过程。这个医疗历史发展过程按照时间顺序排列，可以全面反映该病人在院期间的医疗事件全貌。一体化病历档案的缺点是造成各类医疗记录分布在病历档案的不同位置，导致不同类型的病历材料混合排放在一起，造成归档之后查找利用费时费力，统计分析与利用服务受限等状况。如同一天产生的病程记录、术前小结、护理记录、检查申请单、报告单等会交叉混合排放在一起。针对一体化病历档案，病案管理部门在收集时，由于病案管理人员并不懂得医疗业务，故对于大型医疗机构一般不采取一体化病历档案方式形成病历档案。一体化病历档案形成方式主要以小型医疗机构为主，小型医疗机构开展的医疗业务不复杂，病程较短，病历材料类型较少，如社区

卫生服务机构、基层卫生院等。

（2）材料来源定向病历档案收集方式

材料来源定向病历档案，是指首先集中病人在院诊断治疗期间形成的病程记录、检验检查申请及报告、护理记录和其他记录等各类病历材料，然后将不同来源的病历材料分别集中在一起按照时间先后顺序进行排序。如将病程记录中按照首次病程记录、上级医师查访记录、交（接）班记录、转出（入）记录、病例讨论记录、出院记录（或死亡记录）等按照时间从先到后的顺序排列。

材料来源定向病历档案有效地解决一体化病历档案查找利用的困难。病历档案保存的目的是为各种类型的病历档案利用服务，在利用时能够提供有效的病历档案是病历档案管理的根本目的。在病历档案实体管理过程中，病历档案要能够充分发挥其辅助医疗、教学科研和社会利用等功能需求，关键是在查找病历档案时能够全面系统地利用病历档案内容。在一体化病历档案中很难将各类型的病历内容进行全面系统的展现，而材料来源定向病历档案可以集中、系统地将病历档案首页、入院记录、病程记录、检验检查和护理记录等提供给病历档案利用者。材料来源定向病历档案形成方式可以适用于大中型医疗机构。大中型医疗机构由于收治的病人一般病情较为严重，病程较长，少则数日，多则几月，病历材料在整个诊断治疗过程中会不断产生病程记录、检验检查申请及报告和护理记录等。如果没有按照材料来源定向病历档案形成方式的标准收集病历档案，那么病历档案会越来越厚，杂乱无章，进而使后期病历档案在利用时检索困难，影响各种类型的病历档案利用服务工作。

（3）问题定向病历档案收集方式

问题定向病历档案，是指按照疾病的诊断治疗计划，将每个病人的病历档案分为不同的问题目录，在收集病历时，按照问题目录进行收集。问题目录包括病人基本情况、病人疾病问题目录、治疗计划、病程记录、出院摘要五部分。问题定向病历档案形成方式要求医师在诊断治疗病人时，要从疾病问题的总数和疾病问题之间的关系研究和提出病人的所有问题，并对这些问题进行分析，按照轻重缓急拟订诊疗计划和路径，分别处理该病人的各类疾病问题。

病人基本情况是指建立问题定向病历档案的病人的基本信息，其内容主要有：病人主诉、现病史、既往史、个人史、家族史、体格检查和其他记录等内容。

病人疾病问题记录是指病人此次在院期间发生的各类疾病需要管理或有诊断意义的检查，任何可能影响病人本人健康生存及生活质量的情况，这些问题可能是医学的、社会的问题。病人疾病问题目录按照日期、编号、标题，将现存问题、既往问题和已经解决的问题等分别排列。治疗计划是根据病人疾病问题目录中所确定的问题，制订病人问题管理的治疗计划，包括诊断性计划、治疗性计划、营养计划、功能恢复计划和病人教育计划等。

病程记录是严格按照病人疾病问题目录进行编制，对每一个病人疾病问题分别处理。对不同编号的病人疾病问题目录，医师对病人病情诊疗过程进行连续性记录。通过医师处理每个问题的病程记录可以使每个参与医疗和质量评价的人对病人疾病问题深入了解，便于对病人的治疗及对医疗质量的评价。

出院摘要是指医师简要总结为病人解决了的特殊问题的治疗结果，并可着重介绍病人在出院时仍然没有解决的问题，或者需要进一步诊治的疾病及健康教育计划、随访计划等。

3. 点收是收集的重要环节

点收环节是病历档案管理特有的一项内容。由于病历档案本身内容复杂多样，为了确保病历档案能够收集齐全、正确，病历档案管理采取点收的方式接收病历档案，因此，点收的实质是医疗卫生领域的收集，是为了确保接收的病历档案完整、正确而开展的收集活动。为了给医务人员诊断治疗时提供参考，病历档案管理部门需要及时收集病历档案。另外，前方在论述病历档案特点时已经说明病历档案的记录具有鲜明的医学特色，病历档案记录内容复杂多样，因此，病历档案管理部门在接收病历档案时，需要认真核对每一份病历档案内容。病历档案内容涉及科室多、流程复杂，病人从入院到出院所接受的诊断治疗、检验检查和护理服务等过程复杂，造成病人的病历档案数量多且繁杂，加上有时还会出现转出（入）科室的情况，势必造成每份病历之间可能存在差异。每经一个临床业务科室都需要通过登记簿册交代清楚以明责任。在病历档案收集的过程中，点收是一个十分重要的环节。病历档案管理部门通过点收将病历的保管责任从医疗业务科室转移到病历档案管理部门。因此，点收是接收工作中的重要环节，是病历档案管理部门承担管理病历档案责任的起始，病历档案管理部门对这个流程十分慎重。病历档案收集人员如果点收错误，造成病历档案装订错误，使得病历档案材料不齐、无法追溯，那么病历档案收集人员难辞其咎。病历档案收集人员为了清楚点收，不产生错误，需要清楚掌握病历的具体内容。

点收作为病历档案管理部门责任的开始，在慎重的同时，要兼顾工作效率。病历档案点收工作，从表面上看工作轻松、无关轻重，但是稍加分析，在病历档案实体管理模式下点收工作举足轻重。生成病历工作过程涉及多个部门、多种业务和多项内容，与整个病历运行关系甚大。点收在整个病历运行上可以看作是医疗业务活动的最后一个阶段，但是对于病历档案管理工作而言，则是开始。点收手续如欠妥当，则会影响到病历档案管理部门后续的各项工作。如果某住院号的病历尚未归档，或者缺失相关的检验检查报告、病理报告等，病历档案收集人员在点收时并未加以注意，且在病历收集簿册上也加盖了病历档案管理部门的点收之章或者签署了自己的名字。此时，该份病案如果有利用者，而病历档案管理部门又无法提供该份病案中的所缺部分，同时又没有办法证明该住院号的病历未归档，势必会对利用者造成影响。

（二）整理

病历档案整理工作可概括为系统化和编目两个过程。病历档案系统化整理工作主要包括病历材料分类、立卷和案卷排列三大类。病历档案整理是指将病人住院期间由诊断治疗、检验检查和护理服务等医疗活动过程中产生的所有材料收集之后，由病历档案管理部门的档案人员按照预先确定的组织系统及标准对收集材料进行分类、组卷、上架等，并检查病历档案内容是否完整、准确，确保病历档案形成组织统一、内容系统的卷宗，并使之处于随时可用的状态。病历档案整理过程中需要遵循病历档案所特有的形成规律，最大限度地保持病历档案材料之间的有机联系，便于保管和发挥作用。

1. 病历档案整理的意义

（1）提示病历各种记录之间的有机联系，并为发挥病历档案作用创造有利条件

管理病历档案的一个重要原因是能够及时地、系统地提供病历档案为医疗、临床研究、教学科研、医院管理、付款凭证、医疗纠纷和法律依据等提供各种途径的利用服务。早期的病历档案管理基本上都是围绕此目的开展的整理工作。为了达到这一目的，病历档案必须在收集之后经过科学整理。没有经过整理和系统化的病历档案，就不能充分体现病历档案的医疗业务活动的历史记录的特点，也不能完整地反映诊断治疗、检验检查和护理服务等各项医疗活动的历史联系和本来面貌。病历档案整理工作的一项基本任务便是将病历档案组成一个体系，通过编目使其固定下来，为利用病历档案提供方便条件。

（2）病历档案的整理是病历档案管理所有业务活动的关键环节

病历档案的整理，即将收集到病历档案管理部门的病案组卷成有机整体，不仅为病历档案利用提供了保障，而且也为整个病历档案管理工作奠定了基础。病历档案的收集工作是起点，将病历档案提供给不同类型的利用则是病历档案工作的目的，而病历档案的整理工作则是起点与目的的纽带。病历档案整理工作承上启下将病历档案收集工作质量进行评定，是对病历档案收集工作的一种再检查。病历档案整理过程与病历档案价值鉴定一般同步进行。鉴定病历档案的价值必须对病历档案进行全面考察与系统分析，只有经过系统整理的病历档案才能为病历档案价值鉴定提供科学依据。经过整理以后的病历档案案卷，是病历档案保管、统计、检查、评级等具体工作对象和基本单位，也是病历档案检索工作、

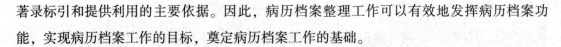

著录标引和提供利用的主要依据。因此，病历档案整理工作可以有效地发挥病历档案功能，实现病历档案工作的目标，奠定病历档案工作的基础。

2. 整理体现医疗过程

病历档案整理的任务：一是病历档案管理部门每日派收集人员到各病区收集前一天出院的病历；二是按照病历档案整理要求及病历档案管理规范要求对病历内容进行排序组卷，并做好编码装订；三是病历档案管理部门督促有关医师及时完成病历记录；四是负责对病历的书写质量进行检查，及时向主管领导和有关临床业务科室反馈病历档案质量情况，保证病历档案完整。

二、病历档案全程管理阶段的主要内容

(一) 规划

规划，一般是指比较全面长远的发展计划，通过对组织系统、整体的分析，设计未来3~5年的运营方案。病历档案作为专门档案的一个重要类别，病历档案管理工作自然也会受到档案法规、制度和办法等调整、约束。

病历档案管理部门对本医疗机构的病历档案管理工作进行规划管理，是我国的社会制度、医疗卫生事业与科技档案事业发展的产物；是病历档案管理员、医疗机构管理者、医务人员自觉从事病历档案管理工作的重要表现，也是科技档案统一管理的体现，是病历档案管理工作遵循"统一领导，分级管理"的档案管理基本原则所决定的，是我国病历档案工作的一大特色。

规划是病历档案全程管理的一项重要内容，具体包括：建立健全病历档案管理的组织架构与管理规章制度，对病历档案管理工作发展进行科学预测，制定病历档案管理工作的发展战略，编制和调整各种病历档案管理工作计划的过程。通过病历档案管理部门对本医疗机构的病历档案管理工作的统筹规划，具体体现为三方面。

第一，宏观上有利于全国贯彻党和国家关于病历档案管理工作的各项路线、方针和政策，使我国病历档案事业沿着社会主义的方向发展；有利于把党和国家提出的关于建设和发展档案事业的蓝图具体化，调动医疗机构中病历档案管理、医务人员和管理人员的积极性，保证党和国家关于病历档案工作的方针、政策和各时期中心任务的贯彻落实。

第二，宏观上还有利于各级政府对病历档案工作的计划领导和宏观控制。各级科技档案行政管理部门、卫生行政管理部门可以通过计划了解国家或本地区病历档案事业发展的规模、速度、数量、质量，据此更好地对科技档案行政管理部门和卫生行政管理部门贯彻

执行国家关于病历档案管理工作相关的法律、法规及国家方针、政策、任务的情况进行督促和检查，及时发现问题，依据病历档案事业的发展规律，合理配置资源，充分发挥病历档案的备考功能，最大限度地满足医疗、教学、科研和社会的需求。

第三，中观上有利于各级接受科技档案管理部门的监督指导。病历档案作为科技档案的一个重要门类，其中观上必须接受科技档案行政管理部门业务监督和指导。

第四，微观上有利于病历档案管理工作的全程管理。病历档案管理部门通过制订病历档案工作计划、组织病历档案工作任务分派、实施，特别是将病历档案管理纳入医疗机构的战略目标与战术目标进行考核管理，使软任务变成了硬指标，病历档案管理员、医务人员和管理人员明确自己的责任，积极参与、配合病历档案全程管理工作。

病历档案管理规划是医疗机构病历档案管理人员、医务人员和管理人员都应该履行的一项工作职能。病历档案管理规划作为医疗机构规划的一个重要组成部分，一旦确定之后具有一定的稳定性和连续性，医疗机构的医务人员、管理者以及病历档案管理人员需要围绕此目标制订各自的计划。病历档案管理统筹规划需要具有一定的连贯性和连续性，是一个周期接着一个周期循环反复的过程，统筹规划工作需要立足于本期目标，同时为下期目标进行必要的准备，这也是医疗质量持续改进的体现。如医疗机构为控制病历档案书写质量，需要规划建立常态的四级质量监控系统。通过建立医疗机构四级病历档案质量监控系统，将病历的形成主体、管理主体都纳入病历档案管理工作中。第一级监控，包括科主任、主治医师、护士长组成的科室病历档案质量监控组；第二级监控，包括医务部门、门诊部门监控组；第三级监控，病历档案科室质量监控医师及病历档案科质控技师的终末质量监控组；第四级监控，医疗机构病历档案管理委员会，由各临床专业专家组成。通过医疗机构制订的病历档案质量控制规划，将医疗机构全体医务人员和相关管理人员都纳入病历档案管理范畴，可以有效地提升病历档案管理工作水平，提高病历档案内涵质量。

病历档案全程管理，通过制订规划可以使一个医疗机构及病历档案管理部门的相关人员明确病历档案管理工作目标。明确病历档案管理工作目标的一项重要功能就是使医疗机构可以将有限的资源合理地配置到为病历档案管理工作服务中。如在医院等级评审标准中对病历档案管理的组织、人员、管理内容、流程等方面的标准很多。如要求病历档案的各项信息必须真实、完整、准确并及时分析、反馈与利用。护理管理部分，提出建立整体护理病历，并不断完善。医疗管理部分，依据病历档案是医疗质量的真实体现这一原则，建立健全医疗质量管理内部约束机制。加强四级病历档案质量控制，对临床医务人员进行病历档案质量教育，定期对医疗护理、医技、药品病历档案质量管理进行监督、检查、评价，并提出改进意见。如果医疗机构需要参与等级评审，就必须提前做好病历档案管理的规划工作，保证病历档案管理工作能够进行全程管理，介入病历的运行阶段，对病历形成过程进行监督、检查、评价。

病历档案管理部门结合医疗机构的等级评审制订病历档案发展规划，能够有效地将病历档案管理目标体现在医疗机构的各个科室、员工的目标之中。在病历档案管理委员会领导下，病历档案管理部门主要行使日常指导、监督、检查和协助等职能。通过制订病历档案全程管理规划，可以有效地将三级医师查房、各种病例讨论制度等18项医疗质量管理核心制度纳入病历档案管理工作之中，可以有效地建立健全病历质量检查考核制度，加强院、科、主治医师三级的检查考核，提升病历档案质量。

（二）指导

指导，是指病历档案管理部门对于本医疗机构病历档案管理相关工作进行的指点、引导和指示等。病历档案全程管理模式下，指导是病历档案管理部门的重要职能之一，是病历档案全程管理的重要手段和表现形式。

病历档案管理部门指导病历档案管理相关工作，也是病历档案管理部门按照国家档案法律法规、党的路线、方针、政策和国家关于科技档案工作、病历档案工作的法规（包括医疗卫生行政管理颁发的涉及病历档案管理方面的行政法规和技术法规，如《执业医师法》《医疗机构管理条例》《医疗机构管理条例实施细则》《病历书写规范》和《医疗事故处理条例》等），明确医疗机构在书写病历时的民事行为能力、监护权、代理关系、近亲属及如何开具医学证明和病历复印等内容，为病历档案全程管理提供了法律依据。

（三）协助

病历档案协助管理是病案档案全程管理的一种重要形式，与病历档案指导管理、监督管理不同之处在于，病历档案协助管理是借助临床业务科室本身和临床业务科室的行政主管部门与医务部两者的力量，协助病历档案管理部门对临床业务科室的病历档案工作进行督促、管理的行为，而病历档案指导与监督主要是通过病历档案管理部门自身的力量对临床业务部门的病历档案管理工作进行督促与管理。

1. 协助的内容

对病历档案全程管理进行协助包含两方面的内容，一方面，主要是指为了实现病历档案全程管理的目的，没有隶属关系的病历档案管理部门与临床业务部门之间所发生的横向关系，病历档案管理部门与临床业务部门之间无管辖权，但是可以通过医疗机构医务部予以协助，医务部作为临床业务部门的上级主管部门可要求其按照病历档案管理的相关法律、法规对病历的形成、收集、整理和归档等事务进行规范，以保证病历档案的质量；另一方面，主要是指实现病历档案全程管理过程中，由于负责病历形成、收集、整理和归档的临床业务部门无法独立完成，需要病历档案管理部门给予协助方能完成的一种方式。由此可知，病历档案协助管理包括两种形式，即主动协助与被动协助。

从主体角度分析，病历档案全程管理协助主要包括的主体有请求部门和协助部门。例如，当病历档案管理部门要求医务部给予协助，要求临床业务部门按照病历质量要求完成病历的形成、收集、整理和归档。

这一过程中，病历档案管理部门是请求部门，医务部作为协作部门。而如果是临床业务部门对于病历的形成、收集、整理和归档等有指导需求，向病历档案管理部门提出申请，希望得到病历档案管理部门的帮助，那么，临床业务部门则是请求部门，而病历档案管理部门则是协助部门。

从行为角度分析，病历档案协助管理的过程应包括请求部门的主体行为和被请求部门的协助行为，此时的协助行为也称辅助行为。从关系角度分析，病历档案协助管理主要包含两种形式，即横向或者斜向主体关系。

2. 协助的特点

（1）职务协助性

病历档案协助管理行为发生在医疗机构内部的组织之间，是医疗机构提升病历档案管理质量的一种必不可少的职务行为。在一个医疗机构内部病历形成、收集、整理和归档过程中遇到困难时，由于通过相关辅助主体的职务特性可以克服病历管理工作过程中的困难，此时表现出来的是辅助，是一种职务协助。在病历档案全程管理过程中，如果是由于通过病历档案管理员与医务人员的私人感情，而解决的病历形成、收集、整理和归档过程中的具体困难行为，不属于本研究所讨论的协助行为。

（2）目的同一性

病历档案协助管理过程中，无论是病历档案管理部门通过医务部要求临床业务部门配合病历档案全程管理，还是病历档案管理部门直接受临床业务部门之邀协助其实行病历全程管理，这些主体的行为目的都是一致的，是为提升病历档案最终的内涵质量，即属于共同致力于同一目的。

（3）辅助管理性

病历档案协助管理过程中，当请求部门，如病历档案管理部门向医务部提出请求或临床业务部门向病历档案管理部门提出请求之后，被请求的部门通过具体的行政行为或事实行为的实施，向请求部门提供辅助、补充，促进病历的形成、收集、整理和归档等工作得以顺利开展，提高病历档案的内涵质量。

（4）动态过程性

病历档案协助管理一定是发生在两个部门或是两个部门以上的主体之间，协助一定是由一个主体提出请求，然后被请求部门经过计划、执行、审查、实施等 PDCA 循环辅助之后，达到请求部门的目的，显然这是一个系列动态行为的过程性行为组合。这一种过程性的辅助、协作行为，通常也是一种应激行为。

（5）应激被动性

病历档案协助管理是一种应激行为，这种应激性的具体表现便是被动性，即病历档案协助管理触发点是请求部门发出协助请求的状态下开展的。医疗机构内部的组织架构是相对稳定的，各司其职，部门与部门之间任务与权限都通过管理条例明确规定，并且为了防止部门与部门之间恣意干涉，每个部门只能在其职能、权限范围内完成相应的工作任务。病历档案协助管理，也不同于医疗机构内部部门与部门之间的联合行为。

医疗机构内部的各个部门之间的执行、管理职能，在医疗机构岗位职责中都有明确规定。医务部依照医疗机构的岗位职责授权具有医疗管理、医疗质量管理等行政权力，已经具备协助病历档案管理部门开展协助管理的可能性，医务部辅助病历档案管理部门开展正常的工作则是其行政职权之一，且是专属的、强制的、单方的、不可任意处分的。

3. 协助的必要性

医疗机构的组织架构是科层制的形式，其特征是等级制与部门化。如二级以上综合医院会在医疗副院长领导下设医务部，医务部下设临床业务科室。科层制的等级制与部门制，将一个医疗机构的所有医疗事务分配到不同的临床业务科室，各临床业务科室各自独立，业务不交叉，按照各自的职责范围内展开医疗卫生服务活动。然而在一个医疗机构中，各临床业务科室由医务部统一指挥、监督，并以此整体向医疗副院长负责。科层制可能在职能分类上存在不科学、设置不合理之处，分工一旦确定之后，难以根据现实的病人病情状况进行调整。因此，在科层制的组织架构中，医疗机构职责、权限既要分立、独立，也要通过协助的方式化解科层制与行政一体化之间的矛盾，促进医疗机构内部各个部门之间的支持与配合，发挥医疗机构的整体性、统一性机能。

高效运行是病历档案全程管理的一个基本要求，通过病历档案协助管理可以使病历档案全程管理得以实现。病历档案协助管理有利于病历档案管理，提升病历产生、收集、整理和归档质量。病历档案全程管理协助是一个重要的途径，是解决医疗资源配置不足的病历档案管理模式下，病历档案管理专业化与临床业务科室需求日益复杂化之间矛盾，整合医疗资源为医院管理提升病历档案管理质量的一种有效手段。病历档案协助管理有助于医疗机构权益保护。

随着医疗卫生事业的发展，病人追求健康及医疗资源的配置不足，使医疗机构部门与部门之间的协助越来越频繁，范围也在不断扩大。病历档案信息需求呈现出需求业务多样、复杂的态势。这种趋势表现在病历档案管理工作方面，则是病历档案管理部门与临床业务科室和医务部之间的协助活动变得更加频繁。如果因为病历档案部门在协助过程中由于某科室而影响到病历全程管理的成效，则势必会对医疗机构的总体效益造成不利的后果。通过病历档案协助管理，无论是请求部门，还是被请求部门通过相互支持，并使这种协助能够常态化、制度化和规范化，在一定程度上将会使医疗业务部门与病历档案管理部门在提升病历档案内涵质量的过程中形成一个有机整体，避免相互扯皮、推诿的现象，最大限度地保护医疗机构的权益。

建立病历档案协助管理是医疗机构在有限的医疗资源配置环境下一项重要的举措，病历档案管理部门在开展此项工作时会遵循一定的原则，如合理、效能等原则，并用这些原则指导病历档案全程管理。

🏥 第三节　医院公益性特种医疗机构档案管理

一、公益性特种医疗机构档案概述

公益性特种医疗机构档案是公益性特种医疗机构进行领导决策、实行工作计划、提高诊治水平、确保医疗机构各项工作顺行运行的基础性条件及重要的参考材料，它在公益性特种医疗机构的发展中占据着举足轻重的地位。

（一）公益性特种医疗机构档案

公益性特种医疗机构作为百姓摆脱和减轻社会上所存在的特殊疾病治病难、治病贵等社会矛盾的有效治疗途径之一，对公益性特种医疗机构进行科学高效的管理，是当前我国医疗体制改革需要深入探讨和研究的重点问题之一。档案管理作为公益性特种医疗机构管理的基础之一，它对公益性特种医疗机构各项工作的运行提供了重要的参考材料。因此，我们有必要加强有关公益性特种医疗机构档案方面的重视。

1. 公益性特种医疗机构

公益用英语说即 public welfare，其中的"公（众）"一词又可用 pubes 和 koinon 两个希腊单词来表示。而这两个希腊单词又分别代表不同的含义，第一个 pubes 说的是一种大公无私、舍己为人的情怀，是社会个体成熟的情感流露的真实表达，第二个 koinon 代表一种共同关怀。由此可知，public 具有主观和客观上的双重内涵。"益"主要是指繁荣健康和幸福的意思，被翻译成英文即 welfare。将 public 和 welfare 两个词放到一起，就产生了这样的含义，即公共或共同利益，它的最终目标是人们所追求的幸福，是社会公众对共同向善的一种向往。

众所周知，现如今随着社会的进步及科研程度的提高，学科与学科间的交互性越来越强，"公益"一词也已被广泛纳入各个学科，不同学科在冠以公益之名的时候都会对社会活动产生一定的影响。本节就特种医疗机构而言，在此种医疗机构前冠以公益之名时，特种医疗机构的性质就发生了根本性的变化，变化的点主要体现在以下方面：首先，它在概念界定上排除了非公益性的特种医疗机构，其次，它强调了一种非营利性，是一种以社会救助为主的人性化救助机构。

（1）救助的范围

所谓特种医疗机构主要就是针对一些社会上患有罕见疑难杂症的人群，让这类具有特殊医疗救治渴求的病患可以病有所医，而公益性特种医疗机构就是指在最大限度上提高特种病人群的医治范围，从而最大限度地减少"看病难"的问题，增加特殊人群提高健康指数的机会。

（2）机构的性质

所谓公益性特种医疗机构是指那些不违背上级政府主旨思想的公立医疗机构，是一种与人们幸福指标和社会稳定息息相关的特殊病救治医疗机构，这种医疗机构在运行时以政策指导为导向，以公平效率和救治病患为准则，最大限度地体现了一种落实到每个人身上的利益。

那么公益性特种医疗机构是如何产生的呢？生产总是离不开需求，同理而言，公益性特种医疗机构也是伴随着社会需求的不断增多逐渐应运而生的，它相对于公立医院而言具有更强的专门性，它所救助的病患范围较为单一，一般都是指患有某一类具体疾病且在社会上被列为特殊疾病病种的病患人员，例如，精神病医治对象、结核病医治对象、退役军人病患人员、智障人员等一系列患有国家规定范围的特殊病患。

这些特殊疾病对应的特殊医疗机构主要为：精神病患类专科医院、康复治疗的康复类医院、慢性病疗养院等具有特殊诊疗性质的公益性特种医疗机构。从上述举例我们不难看出，这类医院都隶属于一个系统，即民政系统。细观以上我们不难发现，以上所列举出的特种医疗救治机构都跟我们当前所说国计民生问题息息相关，且都落实于共同利益这一着眼点，所以在这里我们还可以将公益性特种医疗机构进行进一步的界定，以便后续的研究。公益性特种医疗机构即在民政系统管辖下的与国家意志相统一的、以非营利性社会救治为主的、着眼于国计民生的、专门救治患有特殊疾病人群的、专门为特种病医治对象应运而生的、具有社会意义的、能够提升全社会幸福感的特殊医疗救治机构。

2. 公益性特种医疗机构档案的内涵

所谓档案，就是为弥补人类社会记忆缺陷的一种信息储存办法，它本身作为人类文明发展的产物也在不断传承和发展着文明，在一定程度上也代表了社会的进步和人类思想的觉醒，认识到问题的所在并能找到相应的解决办法就是一种进步，正是因为人们认识到了人类大脑的局限，所以才逐渐产生了这一记录信息的载体。

档案并不是随意形成的，它形成于社会各类群体及个人在其所进行的社会活动中。它是一种历史记录，作用是保存起来以备日后查看。因为载体形式的不同，档案呈现出一种多样性。过往的符合档案概念的材料在现在我们将其称为档案，但在其记录的当时其具有很强的"实时性"，这里所说的"实时性"与档案的内核本身并不违背。档案反映的是人物或组织机关在进行特定活动时的历史记录，相对于那些历史遗物而言，档案所记载的内容都是一些很详细的内容，这在一定程度上也反映出了档案的记录性很强。

3. 公益性特种医疗机构档案的作用

公益性特种医疗机构档案对加强和推进我国医药卫生体制改革，建立社会主义和谐社会，完成中华民族的伟大振兴，疾病诊断、学术研究、资源配置等具有重要意义。

（1）公益性特种医疗机构档案是公益性特种医疗机构管理的基础

公益性特种医疗机构档案与其他正常医疗机构档案一样都是在治病救人的过程中产生的一系列记录，具有档案的一般属性，即原始记录性，它在医院的管理及社会活动中具有独特的价值和作用。要想了解医院档案的形成，我们就必须了解构成特种医疗机构的资源有哪些，通过一系列的文献研读了解到特种医疗机构资源主要涵盖以下三点：第一是医院工作者，各个岗位的医院工作人员所进行的一系列活动，包括在医治特殊病人的过程中产生的一系列病例报告，还有财务活动等相关行为，人员的培养与建设和医疗水平、技术水平的进步等，他们最终都将转换为公益性特种医疗机构的医疗成果。第二是医院硬件，在这里可以称之为物，主要包括特种医疗机构在医治病人时所需要的药物及各类相关的机械设备。第三就是信息，这里所提的信息就是指医院在医治过程中产生的一系列数据资料。综上所述，公益性特种医疗机构资源可归纳为三方面，即人、物和信息。如何把这三者进行合理的组织将关系到医疗效果的好坏，要想达到预期的医疗效果以及井然有序的医院管理效果，就很有必要借助特种医疗机构档案的帮扶，只有这样才能使决策者在进行指令、计划和决策时正确有效，从而使医院内部各个组织系统得以井然有序地运行。

（2）公益性特种医疗机构档案是公益性特种医疗机构制订计划和决策的工具

公益性特种医疗机构档案是公益性特种医疗机构在医治对象和基建等一系列与医院医疗实践过程中所形成的，对医疗机构工作者、医疗机构和社会及学术界具有保存和借鉴功用的一系列图标、文字材料、声像等特殊载体形式的医疗机构实践活动记录。公益性特种医疗机构档案实事求是地记录了公益性特种医疗机构从无到有的发生和发展过程，是公益性特种医疗机构一切管理活动和医院历史文化建设的基础，同时也是公益性特种医疗机构管理层进行组织决策的重要依据。计划和决策是医院生死攸关的决定性因素，因此如何做好合理的决策与计划就显得尤为重要，要想使公益性特种医疗机构的计划决策行之有效，首先要做的就是了解本单位的具体情况，使决策者在进行决策时可以有据可依、有据可查，实行合乎本医疗机构现实状况的解决方案。这里所说的有据可依、有据可查就是指在做决策和计划时不可想当然，更不可空穴来风，要依据公益性特种医疗机构现有的情况和特点来进行规划决策，这样才能在实施决策和计划的过程中减少弯路，要想减少弯路就必须做好一系列的准备工作，其中包括上层领导下达的指导性命令、国家下达到整个医疗体系的政策和方针、对社会所造成的反响，以及医疗机构在运行过程中所产生的一系列数据材料和文字材料等。可参考的信息越多，就越能使计划和决策越准确、公正和科学，并且能够让决策和计划的可行性得到一定的保障。而公益性特种医疗机构档案就是获取这一系列佐证的首要来源，它详尽地记录了公益性特种医疗机构从产生到现在的实践活动材料，为公益性特种医疗机构管理层决策提供了重要的材料参考，是公益性特种医疗机构进行管理决策的重要工具。

（3）公益性特种医疗机构档案是医疗机构提高医疗技术水平的重要资源

公益性特种医疗机构作为医疗机构的组成部分之一，它具备一般医疗机构所不具备的一些特点，它的这些不同之处对医疗机构的全面发展具有重要的发展意义，同时对于特种医疗机构本身的发展也具有重要的推动作用。随着社会的变迁，档案材料的重要性越来越被人们所熟知，对于医疗界而言更不例外。档案资料作为医疗机构组织决策的重要根据，它的作用不容小觑，它除了对管理层的计划决策具有重要的参考价值外，还对医疗机构有同样重要的功用，高水平的医疗技术水准需要依托于高质量、多数量的医学参考信息，而特种医疗机构档案就是提高医疗技术水平的重要信息来源，通过参考借鉴档案信息了解过去在医治过程中所积累的材料和工作检查报告等，总结出失误教训、经验成果，并结合国内外的先进技术发展动态来推动医疗技术水平的不断提高。通过将所获得的这些信息进行归纳总结，才能促使医疗工作者不断丰富和提高自身的医疗素质、医治水平和理论知识，从整体上提高特种医疗机构的技术水平。

（二）公益性特种医疗机构档案的种类与特点

近年来，伴随着社会上特殊疾病医治对象的增多，公益性特种医疗机构的数量也呈现出一种上升趋势。公益性特种医疗机构虽然是治疗国家规定范围内的特殊疾病的一种救治机构，但在档案材料的种类构成的大类别上基本相似，例如，其都包含有行政档案、医疗档案、财务档案、科研档案和设施档案等，不过就具体而言，它们与一般性的医疗机构的档案从来源上来讲还是存在一些差异的。

1. 行政档案

公益性特种医疗机构行政档案，顾名思义就是指在医院行政管理过程中所形成的档案，它的内容主要包括一些公文性的材料，例如，上级下达的通知、决定和指示等，行政档案作为医疗机构保持后续持续发展的重要查考凭证，是医疗机构组织领导的重要工具，它是伴随着医院管理和各种实践活动逐渐产生并保存下来的一种历史记录。

从归档范围上来，讲行政档案主要是由下述两方面构成：一是我们平时所说的党政管理，主要包括会议记录、统计报表及与党政有关的一系列具有保存价值的文件材料和特殊载体材料。二是在医疗机构中涉及较多的医疗技术方面，它主要包括有关医疗技术的各项规章制度和医务人员在进行救治过程中所进行的医治计划和相关总结，以及各类相关检查中所形成的文件材料等。

2. 业务经营档案

这里所说的业务经营档案即与特种医疗机构财务收支有关的档案，涉及的业务经营类档案主要包括负债管理、预算管理、固定资产管理、事业基金管理及医院成本核算管理，因公益性特种医疗机构作为非营利性医疗机构事业单位，其有一部分财务收入还来源于政府的财政补贴以及社会救助等方面。

做好公益性特种医疗机构预算档案的管理，不但有利于促进医疗事业的发展，还有利于更加全面地贯彻执行国家下达的政策和方针。公益性特种医疗机构预算档案管理水平的高低对病患人员的治疗都有直接或间接的影响，这种公益性特种医疗机构的预算作为国家财政预算的重要组成部分，是控制医疗机构收支平衡的重要组成条件之一，只有收支平衡了，才有利于公益性特种医疗机构的长远发展。公益性特种医疗机构预算在此类特殊医疗机构的财务活动中扮演着重要的角色，如果公益性特种医疗机构的预算档案管理工作做不好，将不利于公益性特种医疗机构财务管理水平的进步。由此可见，要想严格控制和合理安排预算，并且更好地贯彻和执行国家政策方针，做好医疗机构预算档案的管理就显得尤为重要。负债档案也是财务组织实践中的重要组成要素，负债档案的合理保管对保障定期还清负债具有一定的凭证作用，它对于促进和维护医疗机构日常经济活动的正常运行具有重要的意义。事业基金档案主要包含两方面的内容，即基金与投资基金，事业基金被称为医疗机构非限定用途的净资产。事业基金作为医疗机构的一项重要资金储备来源，对于调节年度特种医疗机构在财务活动中的收支平衡起到了后备军的作用。对成本进行计划、控制和分析是医院成本的核算与管理工作的主要内容，它的主要目的是达到降低成本。

在充分考虑配比原则的基础上，医院实行成本管理与核算，精确地核算医疗业务的收支与药品业务的收支的财务现况，才能更好地反映医疗服务活动中和药品业务活动中所涉及的物化劳务和劳动的需求状况。制定用于衡量医院维持简单再生产所需必不可少的资金补偿的尺度，以此来综合地反映医院的社会效益、经济效益指标，强化医院的资本费用的管理和优化，杜绝浪费，实现资源利用效率的最优化和社会效益的最大化。固定资产是医院履行医疗帮扶工作和其他活动的主要物质支撑。医院规模的大小受限于固定资产的规模，固定资产中各种设备的状况能够直接地反映医院诊疗的能力和成绩，且固定资产占医院全体资产的比重也是比较大的。因此，固定资产管理上的加强，良好的固定资产的投资、预测、决策上的把控，保护好固定资产的完整性，对于固定资产的利用效益的提高及其自身潜力的深度挖掘，服务成本合理性降低，减少资金的占用周期，加快资金的周转速度等各个有利方面的实现，都有着显著的应用价值。经过对固定资产实施高效的把控，有利于让固定资产投资的社会效益和经济效益得到进步，使固定资产充分发挥其在病院中的作用。

3. 病案档案

病案档案的组成材料包括与医治对象病因有关的一切相关材料，例如，医治对象在看病时自己向医生叙述的身体状况、记录的病程、病理化验单、一切需要签字的文件资料及转院病历材料和过往病史材料等。在这一过程中要掌握资料的源头。病案通常是从病人第一次在医疗机构的登记处或住院处或急诊就医时就开始建立的。以精神病人的病案档案为例，建立精神病人病例档案的第一步就是要多收集基本的和准确的身份证明材料。假设病人准备住院医治或查看的话，则须有暂定的或准确的住院诊断，即精神病人住院进行治疗的缘由需要记录在病案首页上。如该病人的病源在哪里等，是属于家庭遗传还是后天受刺激形成。然后病案随病人一起被送到心理咨询室或病房。医师和护士要将此时收集的一些资料记录在表格上，并注意在使用的每一张新表格的上端记录病人的姓名及病案号，医师应在每一记录项目下面签字。在病房，护士要记载有关精神治疗方案的材料。精神病医师要记录病人以下方面的资料：现病史、以往病史、主诉、家族史、医疗检查、治疗计划等。此外，在上述记录的基础上，医治人员还要根据病人每天的病理反应，以及医生的治疗意见等进行记录。医治对象的所有资料经病案管理人员按照要求进行整理，装订后形成所谓的病案。

二、公益性特种医疗机构档案的综合管理

公益性特种医疗机构作为我国医疗体制改革过程中关注的重点，应不断加强自身的医疗管理水平以不断适应市场经济发展的需要。科学化与合理化的档案管理是提高公益性特种医疗机构医疗水平的重要途径。医院信息化水平的高低已成为衡量一所医院综合实力的重要标志，对公益性特种医疗机构实行档案综合管理是新时期档案管理发展的必然需求。

（一）公益性特种医疗机构档案实施综合管理的必要性

档案综合管理，就是要做到统一领导、统一机构、统一制度、统一管理。统一领导就是指一个单位要有一位负责人分管本部门的档案工作，配备专兼职档案人员。统一机构，就是建立一个档案管理机构，负责集中保管本单位各职能部门应归档的档案。所谓统一制度，就是要统一本单位的档案管理规章制度。统一管理，就是针对不同门类和载体的档案，实行科学管理，从而有效提供利用。

1. 技术进步与网络环境发展必然趋势

在数字技术和计算机技术不断发展的时代背景下，当今社会发展对现代特殊医疗机构的各方面管理提出新的需求，加强特种医疗机构档案管理对医疗事业发展和社会信息利用具有重大意义。随着《中华人民共和国档案法》的颁布和国家档案局关于《科学技术事业单位档案管理升级办法》的部署及相关档案管理部门的指示，加强档案管理水平，实施档案综合管理势在必行，这是医院档案统一管理原则的具体体现和要求。随着医院现代化进程的不断深入及网络环境的不断改善，在混乱之前，后台文件管理系统和管理水平难以适应现代医院管理的需要，严重限制医院、教学、研究及相关工作顺利发展，这是医院档案工作的发展方向，有必要对医院档案进行综合管理，以确保档案的完整性和安全性。通过文件升级标准，不断提高人们的文件意识，提高档案信息的存储条件，提高档案信息资源的开发利用，使归档的整合管理真正规范化、现代化，从而为特种医疗机构的现代化建设贡献微薄之力。

2. 信息开发与服务社会的必然选择

科学的档案管理对于特种疾病治疗效果及医疗事业的整体发展都具有重要的推动作用。提高特种病的诊治水平对于建设社会主义和谐社会具有重要的推动意义。但就我国现如今特种病档案管理状况而言，情形还不够乐观，主要体现在两方面：一方面是因为对特种病档案管理人员的不重视，特种医疗机构没有一个符合其特种医疗机构档案管理的制度与模式，在日常的救治过程中，几乎没有相应的干预手段；另一方面是因为机构管理的智能化水平较低，对特种医院进行档案综合管理，是实现特种病管理的准确性、快速性及档案管理智能化发展的必然要求。通过对特种医疗机构进行档案综合管理，以此来更好地保障和提高特种机构档案的利用效率，提高医疗诊治水平和效率，从而更好地服务社会大众。

第一，对特种医疗机构进行档案综合管理不但能够更为清晰、全面地了解整个医院的整体工作情况，还能对信息资源的开发与利用及医院自身的发展建设起到重要的推进作用。

第二，加强档案综合管理为医院顺利开展各项工作提供了更为快捷的参考依据，比如院内决策、制度制定、经验总结及其他相关问题得以顺利解决都离不开高效的档案管理作为支撑。

第三，对公益性特种医疗机构档案进行综合管理，是公益性特种医疗机构提高综合效益的有效保障。例如，医疗设备档案能有效确保设备的正常运转，会计档案可以为公益性特种医疗机构在涉及有关财务方面的问题中提供可靠的依据，从而快速、准确、有效地提高医院的整体效益。

第四，档案管理人员要想更加全面、系统、准确地掌握公益性特种医疗机构中的档案收集情况，切实地保障公益性特种医疗机构中档案存留的完整性，就必然要涉及档案编研。而加强对公益性特种医疗机构档案的综合管理，是编研工作得以顺利进行的重要保障，它为公益性特种医疗机构的组织沿革、大事记及全宗指南等一系列材料的编研提供了真实、可靠的既往信息资源。通过对公益性特种医疗机构档案进行综合管理，不但为促进机构内各项基础工作的进一步运行起到了重要的作用，还对医院文化的建设和长远发展也具有良好的推动作用。

3. 档案部门履行职责的有效途径

伴随着大数据及信息化时代的到来，过去的档案管理方式已逐渐不能适应日益增长的档案利用需求。公益性特种医疗机构档案的价值要想得到最大限度的发挥，就离不开科学、合理及完善的信息系统作为支撑。通过对公益性特种医疗机构档案进行综合管理，有利于数据的快速收集，方便档案部门用最为快速合理的方式科学分析出现有档案的潜在价值，这不但为档案部门履行自身职责提供了有效途径，提高了工作效率和效益，还为特种病管理中基础数据库的统一提供了技术保障。通过对特种医疗机构档案进行综合管理，使特种病管理的流程及数据标准都得到了一定程度的规范，为特种病数据库的全面管理奠定了坚实的基础，提供了现代化的管理手段。

经过统一管理后的档案，形成了一个集收集、鉴定、整理和利用等一系列环节紧密联系在一起的档案工作管理体系，从而使档案的内容和形式更加标准化，这为特种医疗机构中的档案管理部门发挥其职能部门的作用做出了重要贡献，使档案管理部门为医疗机构中各种文件资料的收集及归档等工作进行指导和业务监督提供了更为便捷的操作平台。

4. 公众的档案意识与档案利用需求

社会的档案意识是档案工作赖以生存和发展的必要条件之一，同时也为做好档案工作提供了良好的发展环境。社会的档案意识越强烈、越浓厚，档案工作的顺利开展就越有利。反之，社会的档案意识越薄弱，档案工作的开展就会受到相应的阻碍。

从我国实际情况来看，特种病的患病率越来越高，人们对利用此类机构档案的需求逐步攀升。医务人员为学术研究、诊疗病人及相关医治对象为维护自身权益等利用需求越来越多，这从侧面反映出了社会公众的档案利用意识有所提高。由此，档案意识开始从不少档案工作者的潜意识变成了显意识，"档案意识"一词不断从一些人的口中呼出、笔底涌现、形诸文字、见之于报刊等各种传播媒介。

公众档案意识取决于公众对档案的利用，而利用动机则来源于需求，公众对档案的需求直接影响公众的档案意识，二者交相辉映，互相作用。首先公众产生档案需求，引发公众利用档案的意识；其次公众在利用档案的过程中，认识并了解档案使用及相关知识；最后，在现有知识基础上，公众才有兴趣进一步了解更多一系列与档案相关的内容。

档案意识与档案工作之间的关系可以说是"相爱相杀"的，既相互促进又相互制约，它们之间有着剪不断理还乱的联系。档案意识的强化对档案工作的顺利进展具有重大的推动作用。只有在档案意识的支配下，档案工作中的收集、整理、鉴定及利用工作才能更准确、高效。而档案综合管理作为当前档案管理方式中较为闪亮的一颗星，是人们在档案需求的促使下档案意识觉醒的产物，对特种医疗机构实行档案综合管理是避免重复劳动、提高工作效率和工作质量的重要举措。

（二）公益性特种医疗机构实行档案综合管理的动因分析

1. 社会发展环境

伴随着信息化时代的到来，计算机技术的进步及大数据的出现带来的巨大冲击，无不提醒着各行各业改变原有的档案管理模式的紧迫性，医疗卫生事业也不例外。公益性特种医疗机构实行档案综合管理是时代发展的必然要求，实行档案综合管理有利于提高特种医疗机构档案管理的科学性。要想使医疗机构中的档案发挥出最大的利用价值，以适应日益增长的医疗事业发展需要，就有必要对医疗机构档案采取更科学、合理、高效的管理方式。

档案综合管理作为一种新兴的档案管理方式，符合当下人们的档案利用需求，通过综合处理和科学有效地管理特种医疗机构的档案信息，对于医疗及科研实力的提高具有重要的推动意义；实行公益性特种医疗机构档案综合管理，对于信息体系的完善和挖掘潜在的信息价值提供了更为便捷的理论支持，它为医疗机构的档案管理提供了符合时代发展要求的现代化档案管理手段。

2. 强化内部管理

就医疗机构管理而言，对公益性特种医疗机构实行档案综合管理，一方面有利于合理配置特种医疗机构中的卫生资源；另一方面还有利于提高医疗机构的工作效率。在不排除遗传性病理的情况下，伴随着环境的恶化及生活压力的增大等各种社会原因，特种病的发病率呈现出日趋增长的趋势，且其发病的年龄段高低不等。据相关调查，在发展中国家医疗机构资料的使用率中，特种病资料的使用率占据了相当一部分比例。这就在一定程度上反映出了特种疾病发病率之高，且呈逐年上升的趋势。从特种病治疗的特点来看，其治疗的周期长、成本高，为了节省治疗成本，对医院档案进行高效的管理，以此来为医院医疗提供治疗经验，并有效地推动医院内的各项管理有条不紊地进行，从而在一定程度上促进特种医疗卫生资源的使用效率和医疗机构的稳步发展。

3. 体现机构职能

公益性特种医疗机构实行档案综合管理有利于保障高效的医疗卫生水平。对特种疾病的治疗效果除了受医生医治水平的影响，还受在医治过程中必须使用到的辅助材料医疗的影响，即各类与医治对象病情有关的档案材料。通过对特种医疗机构实行档案综合管理，不但有利于医院内部资源整合，还有利于信息资源共享，将极大提高有效信息交互速率，克服相关单位间信息不对称的现象。使得同种类型的医疗机构可以互相分享相关经验，以此来提高特种医疗机构的诊疗水平，从而达到促进特种疾病医治对象恢复健康的目的。

第四章 医院医疗管理

第一节 医疗管理核心

一、医疗管理概述

医疗的目的在于克服痛苦、谋求恢复健康、延长生命。医疗对改善全体公民的健康、提高国民健康素质做出了应有的贡献，医疗水平的高低与人民群众健康和社会经济发展息息相关。要坚持提高医疗卫生服务质量和水平，必须持续强化医疗管理，完善医疗管理各项制度，确保医疗安全，提高医疗水平，实现医疗的根本目的。

管理是保证人类组织活动顺利有效进行的一个基本手段。首先建立管理架构，制订规划、建立决策并具备组织实施的功能，使组织内部各级工作人员运作实现规范化和标准化，有效地利用人、财、物、时间、方法、信息等基本要素，以实现机构的既定目标。

（一）医疗管理

医疗管理是指医院在医疗系统活动全过程中进行的计划、组织、协调和控制，使之确保处于应激状态，并对变化了的客观环境有较快的适应能力，以达到最佳医疗效果和医疗效率的目的。医疗管理是普遍管理原理中一种医学实践活动的管理形式。

（二）管理模式

管理模式指管理所采用的基本思想和方式，是指一种成形的、能供人们直接参考运用的完整的管理体系，通过这套体系来发现和解决管理过程中的问题，规范管理手段，完善管理机制，实现既定目标。

现代医疗管理模式与传统医疗模式的区别：传统医疗模式下医疗资源不平衡，配置不合理，医院信息化建设的滞后也导致信息交流不畅。现代医疗管理模式从重视经营管理转变为重视医院的服务性、经营性和效益性的平衡，是从单纯医疗服务机构转变为重视扩大预防和区域卫生规划、从单纯的基本医疗服务转变为在保证基本医疗的前提下出现多种形式的特需服务，是围绕优质医疗、自由就医、费用控制而来的新模式。管理式医疗的发展过程，是一个不断发展、不断更新、不断完善的过程，使医院医疗水平、信息系统、服务范围、社会职能得到显著提高和全面发展。

管理模式虽然千差万别，但医疗管理必须坚持"以病人为中心"和"以安全为核心"的指导思想，并进而转变成为"以疾病为中心"、以"恢复健康和延长生命"为医疗的终极目的。医疗管理范畴要覆盖医院工作的各个层面，全员纳入医疗管理系统，建立完善的信息反馈系统，以期获得良好的社会效益及经济效益的平衡。

二、医疗管理的基本内容与原则

（一）管理内容

医疗管理的内容包括医疗安全管理、医疗质量管理、医患关系管理、医疗服务与改善、医院感染控制与管理、物价管理、医保管理、医疗运行管理、医疗技术部门管理、护理管理等。

1. 医疗安全、医患关系管理

没有损伤的医疗不存在，不论是药物的副作用还是手术治疗的并发症，时刻存在于医疗的全过程，降低损伤是医疗过程首要考虑的事情。医疗安全是指医务人员在提供医疗服务的过程中，对可能发生的损害控制在可以接受水平以下的状态。这种可接受的水平是指在医疗服务过程中，不因医疗失误或过失而发生病人死亡、残疾及躯体组织、生理功能和心理健康受损事件。

随着社会经济的发展，人们价值观念随之转变，对健康预期、医疗安全要求越来越高，以及医学知识信息不对称、医疗成本较高等造成医患纠纷逐年上升，医患关系紧张，这个问题日益突出，医疗安全严重困扰了医生工作、群众生活与医院管理运行。只有完善医疗管理安全法规制度建设，构建医疗隐患预警和监督机制，建立健全医疗安全量化评价体系，才能把医疗安全管理工作落在实处，切实保障人民群众就医安全是医院管理者的首要责任和义务。

2. 医院医疗质量管理

医疗质量是指在现有医疗技术水平及能力条件下，医疗机构及其医务人员在临床诊断及治疗过程中，按照职业道德及诊疗规范要求，给予病人医疗照顾的程度。从概念本身来讲，主要是指医疗服务的及时性、有效性和安全性，又称诊疗质量；推而广之，它不仅涵盖诊疗质量的内容，还强调病人的满意度、医疗工作效率、医疗技术经济效果及医疗的连续性和系统性，又称医院（医疗）服务质量，只有确保高水平的医疗质量，才有医疗安全。

医疗质量管理是指按照医疗质量形成的规律和有关法律、法规要求，运用现代科学管理方法，对医疗服务要素、过程和结果进行管理与控制，以实现医疗质量系统改进、持续改进的过程。

对医院医疗质量管理正确定位，把质量管理作为医院长期可持续发展战略目标的核心部分，通过提高诊疗水平、转变服务理念、控制医疗费用，从而获得最佳医疗效果。医疗质量管理要从学科建设、人才配套培养入手，以建立健全科学、有效的质量监控体系及反馈机制为重要依托，树立全员医疗质量和安全文化的核心价值观（规章制度、技术规范、奖惩措施），理顺医院管理人员岗位层级关系，提高执行力作为有效手段，最终改善和不断加强医疗质量管理。

3. 医疗服务改善

医院人性化服务是建立和谐医患关系的重要渠道。在诊治疾病的同时，更要注重"以人为本"，医护人员的工作是"治病"，更是"救人"，要重视病人的心理感受，病人有被尊重、被理解及实现自我价值的要求。医院人性化服务的特点如下：其一为就医便利性，预约就诊减少了病人排队等待时间，远程医疗节省资源，提高工作效率；其二为注重情感性，细致周到地解答病人的问题，杜绝"生冷硬顶"现象，真正使病人感受温暖；其三为服务细节性，"细节决定成败"，就医流程的每个环节认真改进，想病人所想，急病人所急。高水准的人文化服务既能有效地改善医患关系的矛盾，又能大大提高医疗质量和工作效率，凸显医院管理有序性。

4. 物价管理

医院物价管理包括医疗服务价格、药品价格、卫生材料价格等医疗收费的管理，是医院管理的重要环节之一。物价管理工作的有序开展是医院工作正常运转的必要保证，这既关系到病人的个人利益，也关系到医院的经济效益和社会效益。建立完整的物价管理机构并配备人员、落实岗位责任，通过加大政策宣传，提高员工价格管理意识；依托完善的医院管理信息系统，优化物价管理流程，确保收费项目的准确性，建立监督和奖惩机制，严格执行价格标准。物价管理既是医院管理的重要组成部分，也是确保落实国家卫生政策的重要环节。

5. 医院感染控制与管理

院内感染控制能力是评估医院医疗护理质量的重要指标之一。医院感染管理指标包括无菌技术操作、医护人员手卫生规范、医疗废物管理、重复使用医疗用品处理、环境卫生监测等。严格贯彻院内感染控制各项规章制度，防患于未然，变被动为主动，有效保障了病人及医疗从业人员的安全。医院感染控制管理是确保医疗安全的最重要防线，虽然投入并不能够形成直接产出，但它是医疗和医院运行的基本保障，是医院管理者必须关注的重要工作。

6. 护理管理

护理工作的主要目的是尽可能保证病人身心处于治疗、康复的最佳状态，因此护理工作人员除了用生物学知识技术辅助医生治疗病人之外，更多的是应用许多社会学、伦理学、心理学、美学等人文科学知识来为病人服务，与病人密切接触，应富有同情心和献身精神，体现"白衣天使"的精神。护理工作是一门独立学科，它和医生的诊疗过程，形成相辅相成的医疗体系，在医疗工作中承担着举足轻重的任务。因此，加强护理管理，保障病人对医院服务满意，对医疗管理的质量提升是不可或缺的、强而有力的支撑。强化护理管理工作主要通过改善护理管理模式，根据医院实际情况，结合垂直管理、分层管理、全程管理，制定护理流程，利用网络信息技术，对护理质量综合评价，保证护理质量，提高护理效率。

7. 其他

医疗管理涵盖医院管理的众多内容，除了上述的六方面以外，还有输血管理、用药管理、辅助检查管理等，都需要我们制定管理规范，定期检查反馈，不断完善提高。

（二）医疗管理基本原则

医疗管理基本原则包括依法执业、以病人为中心、保证质量、安全第一、效率优先、持续改进。医院必须认真贯彻执行《医疗质量管理办法》，医疗从业人员严格按照国家卫生健康委员会制定的《中华人民共和国执业医师法》《中华人民共和国护士管理办法》及省市地方及医院制定的相关医疗管理法规执业。医疗管理必须坚持以"病人为中心"的出发点，在现实可能与可行条件下，以高质、高效服务让病人满意；医疗工作必须保证医疗安全，并通过质量管理评价体系对工作进行反馈，以达到持续不断地改进加强医疗管理工作的目的。

三、医疗安全和质量控制

（一）医疗管理核心内容

医疗质量和安全直接关系到人民群众的健康权益与对医疗服务的切身感受，医疗质量和安全是医院生存与发展的基础，是医院管理工作的核心、重点、关键点，更是医疗管理内容的核心、重点与关键点。

（二）医疗管理指导思想

"一切为了人民的健康"及"以病人为中心"的核心价值观是医院建设和发展过程中推崇的基本信念，是做人做事的基本准则，树立诚实守信奉献信念，严守医务人员的职业道德和操守，才能尽量满足病人的需要，满怀热忱地为病人服务，用所学的知识技术为病人带来福音、带来健康、带来幸福，把做好工作作为毕生的追求。只有不忘办院初衷、学医本心，才能全身心投入医疗工作，使医疗技术不断改进、不断提高、不断增强、不断攀登、精益求精，保证高品质、高水平医疗服务，确保医疗安全。在医疗安全的前提下保证高质量的医疗效果。

（三）医疗管理准则

严把质量控制关，以此作为提高医疗质量安全的抓手。核心制度是医疗机构管理的实施依据和执行细则，医疗质量安全核心制度是指医疗机构及其医务人员在诊疗活动中应当严格遵守的相关制度，是确保医疗质量的行为规范和准则。主要包括：首诊负责制度、三级查房制度、会诊制度、分级护理制度、值班和交接班制度、疑难病例讨论制度、急危重病人抢救制度、术前讨论制度、死亡病例讨论制度、查对制度、手术安全核查制度、手术分级管理制度、新技术和新项目准入制度、危急值报告制度、病历管理制度、抗菌药物分级管理制度、临床用血审核制度、信息安全管理制度等。医疗活动结果是由多种因素作用于医疗活动所引起的，每个环节影响到医疗结果，没有完善的医疗安全管理与质量控制，就不可能得到良好的医疗效果。

（四）医疗管理与医院发展的关系

医疗管理的目的是保证医疗安全，从而推动医院发展。如果医疗安全得不到保证，就可能导致病人治疗时间延长和治疗手段复杂化，从而增加物资消耗量，提高医疗成本，增加病人及家属的经济负担，并可能给病人带来不可逆的伤害。

医院是以治疗病人、保障人民群众健康为其根本任务。只有完善的医疗安全和质量管理，才能保证医院功能的有效发挥，促进医院稳步发展，提高医院核心竞争实力。医疗安全与医院发展息息相关，是提高医院经济效益的有效途径之一。

四、自反馈式管理在医院管理中的价值

利用现代化信息技术，实现自反馈式管理是现代化医院管理模式的创新。

（一）反馈

管理实质上就是一种控制系统，所以必然存在着反馈问题。反馈就是由控制系统把信息输送出去，又把其作用结果返送回来，并对信息的再输出发生影响，起到控制的作用，以达到预定的目的。原因产生结果，结果又构成新的原因，这种因果关系的相互作用，不是各有目的，而是为了完成一个共同的功能目的，所以反馈又在因果性和目的性之间建立了紧密的联系。面对着永远不断变化的客观实际，管理是否有效，关键在于是否有灵敏、准确和有力的反馈。

（二）反馈控制

反馈控制是指在反馈控制系统中，控制装置对被控对象施加的控制作用，是取自被控量的反馈信息，用来不断修正被控量与输入量之间的偏差，从而实现对被控对象进行控制的任务。

（三）自反馈式管理

自反馈式管理是系统内部运行的责任人通过系统反馈的信息，来控制和管理自己的行为，管理者通过监督和调整改变反馈点与反馈力度，达到管理的目的。由此形成闭环运行，及时对活动结果进行评价，强化活动动机，最大限度地保障自律性医疗运行。利用现代化信息技术，实现自反馈式管理是现代化医院管理模式的创新。

（四）自反馈式管理系统在医院信息化管理中的应用

自反馈式管理是医院信息化平台不断完善和发展的产物，它基于电子病历等医院信息平台，开启信息化质量控制的管理模式。首先，医院管理部门根据医院的管理规则，建立健全"事前—事中—事后"的全过程医疗质量与安全管控体系，明确各医疗环节的管控要

求，并将其置入信息平台中，作为自反馈式管理系统的反馈节点，发现不足后，利用现代化网络通信技术及时准确地反馈给执行者——医务人员，使医务人员能够及时了解自己的不规范行为及程度，加强了自我管理的意识，强化了自我监督机制。每个反馈节点都是管理的聚焦点，也是医护人员管理自己的工具。管理人员则在可控制和选择的节点监控下，根据实际运行情况，调节反馈节点力度。随着社会发展进程的加速，社会对卫生事业的期望值越来越高，面对认知和理念的不断更新，摆在医疗管理者面前的是，如何在实际管理过程中，赶上变化的趋势，实施科学化管理。利用自反馈式管理机制，可以优化流程管理，重视过程管理，改变了传统的管理模式，通过不断增加反馈节点，扩大管理的范围，实现医院精细化、专业化管理，提升工作效率，加强质量控制，在完善已有管理的基础上，投入新的管理，以适应不断变化的法规、政策的改变。自反馈式管理保障医院的良性运行和可持续发展。

自反馈式管理是实现医疗质量管理的重要措施、方法和手段，戴明环（PDCA）循环为实现医疗质量管理目标和持续改进所采用的一种主要工具。PDCA 即 Plan（设计方案）、Do（按照计划执行）、Check（检查是否达到预定目标）、Action（对发现问题给予处理，设定新目标），是从事持续改进（改善）所应遵行的基本步骤。

信息反馈环可以将信息自行反馈到医疗活动的各个环节。反馈系统可以将问题反馈给医护人员，从而及时采取有效措施为病人排忧解难，减少医疗安全事故发生。医护人员是否及时对问题做出反应，信息反馈系统也会及时传输给管理部门，管理者起到监督作用。管理者要充分认识运用反馈环，选择信息反馈系统中的节点及管理的关键点、聚焦点，根据实际情况，不断调节反馈的强度、频率，扩大管理范围，以此提高质量管理水平，从而保证医疗服务质量及安全，保障医院的良性运行和可持续发展。PDCA 不断循环，医院医疗质量管理不断趋于完善。利用现代化信息平台，实现自反馈式管理是现代化医院管理模式的创新。

第二节　医疗安全管理

一、医疗安全管理概述

医疗安全是指医务人员在提供医疗服务的过程中，将可能发生的损害控制在可接受水平以下的状态。这种可接受水平是指避免病人发生法律和法规允许范围以外的心理、机体结构或功能损害、障碍、缺陷或死亡。医疗安全管理则是运用管理学方法最大限度地降低医疗过程中对于病人的意外和不正当伤害，同时保障医务人员在实施医疗行为的过程中，不因医疗事故或医疗过失而导致病人死亡、残疾、生理功能或心理健康受损。

医疗安全的核心是医疗质量，同时医疗安全也是医疗质量的底线。医疗质量的高低会影响医疗效果的好坏，医疗安全与医疗效果也具有直接的因果关系。医学是一门复杂的生命科学，并具有社会科学的属性。医学发展尚未达到起死回生、医治百病的程度，医疗行为产生的结果可能会向正反两方向转化。安全的医疗行为给病人带来健康，而不安全的医疗行为则会导致病人病程延长甚至病情恶化，并有可能带来更大的身心伤害；是直接导致医疗事故，引发医疗纠纷，激化医患矛盾的重要原因。同时医疗安全也影响着医院的社会效益和经济效益，不安全的医疗不仅增加医疗成本，给病人和社会带来经济负担，更影响医院的社会信誉和品牌形象，甚至社会稳定。因此，医疗安全是医疗质量和病人安全目标的保障，也是医疗管理工作的重中之重。

二、医疗安全管理内容、方法

（一）医疗安全的影响因素

医疗安全的影响因素按照不同来源可以分为三大类，分别是医院来源、医务人员来源和病人来源。医院来源的因素主要包括医院感染因素、环境设备因素、组织管理因素；医务人员来源的因素主要包括医疗技术因素、医疗服务因素；而病人来源的因素主要有病人及家属因素和疾病自身因素。具体如下。

1. 医院感染因素

医院感染是指住院病人在医院内获得的感染。广义地讲，医院感染的对象包括住院病人、门急诊病人、医务人员和病人家属等。感染是致病微生物与宿主在一定条件下相互作用而发生的一种病理过程，医院感染也不例外。医院内聚集着前来就医的各种疾病的病人，病人所携带的病原体随时有可能被排入医院环境中。细菌、病毒、真菌等微生物在医院的空气中、设备里、器械表面等处皆可存在。病人本身患有疾病，其免疫防御功能都存在不同程度的损害和缺陷，处于抵抗力低下的状态，这种状态暴露在病原微生物集中的环境里，更容易获得感染。

2. 环境设施因素

环境和设施也能够对医疗安全产生影响，良好、安全的医院环境能够让医生和病人处于一个舒适、融洽的诊疗氛围中，缓解医务人员工作时高度紧张的神经，缓和病人及家属就诊时焦虑的心情。医疗设备和器材的质量、性能、规格、种类都会影响医疗效果，甚至有的直接危害生命健康，成为医疗不安全因素。

3. 组织管理因素

随着医疗体制改革的不断深化，市场机制对医疗事业的影响也越来越大，医院管理向着企业管理的模式发展。医院管理制度是否健全，纪律规范是否松散，管理约束是否严格，医务人员的责任意识强弱和思想觉悟高低等，都可以成为影响医疗安全的组织管理因素。

4. 医疗技术因素

医疗技术因素是指由于医务人员在医疗过程中违反诊疗规范或操作规程，而造成病人生命健康受到危害。这种因素可以是医务人员本身技术水平低或经验不足造成，也可以是医务人员责任心不强而发生的医疗过失。医疗技术因素对医疗安全的影响是直接的，它是医疗安全的最大风险因素，一旦出现往往导致医疗不良事件，引起医患纠纷。

5. 医疗服务因素

医疗服务因素指的是医务人员服务态度或医患沟通给医疗安全带来的影响。医疗服务因素对医疗安全的影响是间接的，服务态度不好和沟通能力不足会让病人产生反感和误解，造成病人的依从性不好，导致规范的医疗行为达不到预期的诊疗效果。根据对医疗投诉原因的统计情况来看，由服务态度差和沟通不畅引起的投诉量在逐渐增多，往往成为危害医疗安全、引发医疗纠纷的导火索。

6. 病人及家属因素

病人及家属对诊疗的配合性和依从性也是影响医疗安全的重要因素。现代医学起源于生物医学模式，从纯生物学角度研究宿主、环境和病因三大因素的动态平衡。随着医学科技和人类社会的不断发展，人们逐渐认识到原有的单纯生物医学模式存在不足，于是逐渐衍生出了"生物—心理—社会"医学模式，医患关系模式也从原来医生为主导转变为共同参与模式。良好的医疗效果需要医务人员和病人的共同配合来完成，随着信息时代的来临，病人获得医学知识的渠道增多，病人在医疗过程中的自主性也逐渐增强，依从性在逐渐减弱。然而病人了解的医学知识并不专业和全面，一知半解的认识加上不积极配合治疗，往往造成医疗的不安全，影响医疗效果；这就需要更好的语言、情感的沟通，加上由以"病人为中心"向以"疾病为中心"的转移，形成利益共同体，即病人和家属与医生一起战胜疾病，共同获得利益最大化，这样才能保证这方面的安全。

7. 疾病自身因素

疾病是由于人体内遗传系统存在疾病基因与自身生活喜好，加上环境刺激因素的作用所引发或诱发的生命功能发生有害改变。已知的疾病种类有上万种，新的疾病还在不断被发现，疾病的形成和发展机制十分复杂。目前医学的发展水平能够治疗的疾病仅仅是少数，疾病的严重程度和发展变化往往超出医务人员的可控范围，导致医疗效果不好，这也是部分医疗不安全事件和医疗纠纷发生的最根本原因；形成了"有时去治愈、常常去帮助、总是去安慰"的医疗能力写照。如何让病人和家属理解医疗能力，只能依靠医学知识的科普和医护人员的说服力。

（二）医疗安全管理内容

医疗安全管理的内容十分广泛，包括成立管理小组、制定管理制度、落实诊疗常规、监控医疗质量、防范医疗风险等。其中，最为核心的内容就是医疗核心制度管理。

医疗核心制度是确保医院医疗护理质量，规范诊疗行为，杜绝医疗事故发生的重点规范制度。没有规矩不成方圆，正如诊疗规范是医务人员在诊治疾病时必须遵守的指南一样，医疗核心制度也是医务人员在医疗工作中所必须遵守的规则。医疗核心制度规定了医务人员在医疗活动中应当按照哪些流程来做，应当遵守哪些医疗和护理规范，应当恪守哪些职业道德。总的来说，医疗安全管理应当全面落实医疗核心制度，始终履行医务人员首诊、值班和交接班责任；认真执行三级医师查房和会诊制度；坚持进行疑难病例讨论、术前讨论、死亡讨论等；对手术、护理和抗菌药物使用做出合理的分级管理；医疗和护理操作前要严格查对，临床用血、手术安全和新技术准入前要严格审核；有效实施危重病人抢救和危急值报告流程；认真书写病历，规范化管理病历；对医院的病人信息、医疗信息等进行确切的安全管理。总之，从接诊病人到病人出院或死亡，医疗核心制度应当贯穿在医疗行为的全过程。

（三）医疗安全管理措施

所有医院都要有社会担当，公立医院应该是表率，要把医疗安全管理当作是医院管理工作的重中之重，实行"谁主管、谁负责；谁在岗、谁负责；谁失职、谁担责"的安全管理模式。针对医疗风险，从被动应对转向主动防范，实现源头治理、超前预警的医疗安全管理机制。医院各部门协调联动，通过"六大保障"确保医疗安全。

1. 组织保障

医院自上而下重视医疗安全，成立医疗安全领导小组，院长牵头挂帅，主管副院长组织实施；设立医患关系协调办公室，配备医疗、法律和护理专职人员，负责医疗安全管理、医疗纠纷处理和医疗安全培训。

2. 制度保障

医院从管理性、预防性、应对性和处罚性四方面建立健全并不断完善各项规章制度，规范管理，促进医院运行纳入依法、依规的轨道，从制度上确保医疗安全。

3. 流程保障

坚持"关口前移，预防为主"的理念，着眼于险，立足于防，变"被动处理"为"主动防范"。坚持"以案例分析为导向优化流程问题"的医疗安全管理模式，提倡"无过失不良事件和不安全因素上报制度"，对于已经发生的医疗投诉做到"三个至少"，即"至少发现一个问题、至少优化一个流程、至少警示一个人或一个群体"，将医疗安全管理从"纠纷控制"向"风险控制"转变，彻底规避医疗风险，从根本上保障病人利益。

4. 质量保障

强化医疗质量，注重医疗细节，建立院、科两级医疗质量管理体系，制定医疗质量控制标准，坚决确保医疗行为符合诊疗规范。实现以"治疗组"为单元的质量管理模式和以"电子病历"为依托的质量监控模式。开展"医疗质量管理"和"医疗安全管理"双重量化考评，考评结果与科室绩效考核挂钩。

5. 思想保障

秉承"以病人为中心"的服务理念，持续开展院领导和行政管理部门医德查房制度，分类型开展门诊、住院病人调查问卷和出院病人电话回访制度。全院医护人员以科室为单位签署《医疗安全管理责任书》，落实医疗安全责任，强化医疗服务意识。

6. 源头保障

坚持开展医疗安全教育，按照预防性警示培训、针对性专题培训、普及性岗前培训和广泛性，实现医院培训"四个层次"培训教育对象覆盖全院员工。系列培训做到"四个结合"，集中培训与分散学习相结合、警示教育与质量监控相结合、终末管理与源头防范相结合、问题分析与隐患排查相结合。无论是新入职员工、新入科研究生到全体临床一线医务人员，还是药剂、收费、导诊等窗口服务人员到机关、后勤人员，均能够通过培训提高自身的专业技能和沟通技巧，从源头上确保医疗安全。

三、建立医疗安全量化评价体系

医疗服务的核心是医疗安全，而医疗安全的来源是医疗质量。评价医疗安全效果对于提高医疗质量和改善医疗服务行动有着重要意义。医院应建立符合医院实际情况的医疗安全量化考评体系，从而实现对医疗安全和投诉信访的量化评价。

1. 提高认识。医疗运行要坚持"安全第一，预防为主"的原则，深层次认识医疗质量和医疗安全的关系，从"一味抓质量，从不抓安全"转向"优先抓质量，兼顾抓安全"，再转向"重点抓安全，同时抓质量"，要做到"两手抓，两手都要硬"。转变观念，从被动防纠纷转向主动防风险，坚决走"预防为主，源头治理，超前预警，协调联动"的医疗安全管理路线。

2. 加强领导。医院自上而下实行"党政同责，一岗双责，失职追责"的安全责任制度。明确各级各部门主要领导作为安全责任人，临床科室主任和护士长作为医疗安全第一责任人，切实做到明责、履责、追责、问责。通过强化监管、狠抓落实、全面检查和消除隐患，落实病人安全目标。每年年终执行"一票否决"制度，推动和促进各临床科室与职能部门齐心协力，保证医疗工作安全、顺利地开展，进一步提升医疗服务质量。

3. 建立医疗安全和投诉量化考评体系。坚持实用性、有效性和可操作性相结合的原则，实行投诉分类量化管理，要求医务人员要本着"对病人负责，对医院负责，对自己负责"的原则，强化医疗安全意识，做到"处理一个投诉，解决一类问题"。量化考评体系分处罚和奖励两部分。临床科室以病房为单位；非临床科室以科室为单位。扣分按照投诉分类和完成医疗安全工作的情况执行；加分按照主动排查并消除医疗安全隐患和积极配合医院解决相关科室医疗纠纷的情况执行。考评结果直接与科室"双星评比"和绩效考核挂钩：作为科室年终评优的一票否决指标；作为当事人评优的否决指标；作为重大责任案例当事人提职晋级的否决指标。

4. 建立医疗安全和投诉量化考评体系后，各个科室对医疗安全的重视程度明显提升，医疗投诉沟通和安全隐患上报的主动性与积极性显著提高，有效地强化了医务人员的安全意识，落实了病人安全目标。

5. 在医疗安全管理的各项举措逐步实施后，要对其效果进行科学评价，运用戴明环（PDCA）的管理方法，根据评价的结果不断完善医疗安全管理措施，为病人提供更加安全、高效、优质、便捷的医疗服务，提高医院规范化和科学化管理水平，促进医院安全内涵建设。

四、信息化医疗安全管理平台

（一）医院安全管理信息化平台

信息化是以现代通信、网络、数据库技术为基础，对所研究对象、各要素汇总至数据库，供特定人群生活、工作、学习、辅助决策等和人类息息相关的各种行为相结合的一种技术。信息化是全球信息网络共享时代的新晋生产力，可以极大提高各种行为的效率，为推动人类社会进步提供极大的技术支持。

信息化管理是利用信息技术和信息资源，促进信息交流和信息共享的过程。目前，医院的信息化已经覆盖了电子病历系统、影像诊断系统、实验室检验系统等，在电子病历的基础上实现医院无纸化运行。

依托医院信息化平台，建立医院安全管理信息化平台，整合医院安全信息，以投诉为导向，用信息化固化标准流程，坚持"统一管理、方便投诉、及时解决"的原则，实现医院安全信息的"大整合"。信息化平台通过预留端口，建立与远程终端之间的信息传递通道，整合了医院安全远程拓展模块和终端，将医疗安全、护理安全、设备安全、公共安全和消防安全等信息共享到信息化平台上，具备录入、查询、办理、警示、批示、提醒、数据传输、权限授予等诸多功能，应实现"事事有着落，件件有回音"。

医院安全管理信息化平台链接电子病历系统、公共安全监控系统、人力资源管理系统，整合医疗、护理、药物、院感、医保、物价、公共安全、消防安全、设备安全、实验室安全、危化物安全、放射源安全等信息，将医院日常运行安全信息即时上传、反馈至安全管理综合平台上，实现全院安全信息共享。

医院安全管理信息化平台包含投诉管理、不良事件上报、隐患上报、医院安全培训、医院规章制度、医院应急预案等内容。拥有统计分析功能，实现事前防范、事中监控、事后分析的"一站式"管理效果。

医院安全管理信息化平台具有提示性、即时性、强制性、实时性和自反馈等特点。

1. 提示性：投诉信息录入提交或隐患信息上报，第一时间向当事人和当事科室主任通过网络和手机短信发送提示信息，做到"双提示、双保险"。

2. 即时性：以办公网为载体，通过网络传输，做到"即时发送、瞬间传播"和"一对多""多对一"的多点传输。

3. 强制性：设办理时限提醒功能，做到"事件不办理、提示不消失"。

4. 实时性：实现事件办理流程的实时监控，体现每个事件办理节点，让管理者对于事态发展全面把握。

5. 自反馈：事件处理中，处理结果、整改意见、领导批示等均以"双向自反馈"方式反馈科室、职能部门并上报院领导，达到"传得通、管得住、看得见、办得好"的效果。

（二）投诉和卫生信访管理

医疗投诉处理和卫生信访接待是医院安全管理的重要组成部分，医院应重视该项工作，专门成立医患关系协调办公室，实时跟进政府和国家卫健委等相关管理部门的政策方针，依法按政策做好投诉和信访的接待和处理。实行"二专、二公开"制度，"二专"指的是专职部门和专职人员；"二公开"指的是公开接待地点、公开投诉电话。医院采取"六大举措"保障投诉和信访管理工作的平稳进行。

1. 场所方面：应设立专门接待场所，供门诊病人和住院病人投诉与信访。在医患关系协调办公室、接待室及其周围走廊安装全景监控，对接待过程进行实时录像和录音。

2. 人员方面：医患关系协调办公室专职配备医疗专业、护理专业和法律专业人员，分工明确，负责接待、反馈、鉴定、应诉、安全管理等工作。

3. 物资方面：医院安排专项经费，满足投诉和信访工作的需要，包括配备专用摄像机、照相机、复印机、传真机及各种办公、接待等物资，全力保障接待、稳控、培训和管理工作顺利进行。

4. 程序方面：医院对于医疗投诉和卫生信访实行"专家委员会会诊反馈机制"的闭环处理流程。首先，对患方的投诉和信访进行接待并登记，明确告知于 10 个工作日之内给予反馈答复；相对复杂、涉及较多当事人和当事科室的，于 60 天之内给予答复。其次，调查核实事件，组织院内相关学科专家组成专家委员会，对投诉和信访案例进行会诊讨论。最后，拟定时间，由专家委员会给予患方面对面反馈答复或给予书面答复函。如患方对医院答复意见不认可，在耐心接待和反馈后，明确告知法定途径，建议其依法通过医疗事故技术鉴定或民事诉讼解决纠纷。

5. 安全方面：应建立医疗纠纷处理与安保协调一体化。医患关系协调办公室位置均应毗邻安全保卫部，分工负责、密切配合，保障接待和反馈时，工作人员的人身安全以及医院正常医疗秩序的稳控。建立重大医疗纠纷预警机制，制定突发纠纷事件应急处置预案。在医院内设立警务室，实行"警医联动"机制，对重点部位增加安保力量，有效加强医院内部的治安防范，保障医院运行的稳定和医务人员的平安。

6. 制度方面：建立卫生信访工作协调配合机制，健全卫生信访应急预案，落实化解稳控责任。建立疑难信访联合接访和会办机制，整合技术、行政和社会资源，积极依靠和配合各级卫生行政管理部门与相关政府部门，做好联合接待和会办信访积案，有效化解疑难信访问题。建立起医疗纠纷处理与人民调解等第三方调解机制的有效衔接，加强对医疗责任保险制度的探索和开展。

医疗安全是医院的发展之基，生存之本，稳定之源。医院安全管理工作是实现优质医疗服务的基础，没有安全就没有稳定，没有稳定就没有医院的可持续发展。

第三节　医疗质量管理

各级各类医疗机构是医疗质量管理的第一责任主体，保障医疗安全的核心工作是医疗质量控制，通过分析和掌握医疗质量控制的指标与意义，对全面加强医疗质量管理、持续改进医疗质量、保障医疗安全具有重要指导作用。

一、医疗质量管理概述

传统医疗质量管理是指在病案的基础上，通过检查或抽查纸版病历书写情况，或针对某一专项医疗监管活动，如输血专项检查、单病种专项检查等对医疗质量进行管理，具有局限性、片面性、间断性等不足。

数字化医院医疗质量管理是指在医院数字化建设理念的指导下，在医院综合信息系统计算机网络平台的基础上，通过各种信息系统应用软件，借助于现代计算机技术、数字医学技术、信息系统等手段，通过完善相关管理制度和医疗质量评价指标体系，实现涵盖医院医疗运行指标、诊断治疗质量、医技工作、药品管理、医院感染、卫生经济管理质量，以及对医疗服务的效率与效益、可及性与连续性、病人满意度等在内的全程医疗质量的监督与控制。

二、门急诊医疗质量管理

（一）门急诊医疗质量考核指标

包括病历书写率、病历合格率、不合格病历份数、不合格处方张数、诊断书缺页数、预约挂号率、医生出诊情况、临床路径开展情况、会诊及时率等指标。考核的方式是电脑自动质控与人工质控相结合，管理部门每月以科室为单位定期考核汇总、统计反馈，每季度形成门诊科室医疗质量量化评价表。考核标准是动态的，随着管理目标的变化适时调整。另外，对于指标反映出的质量缺陷，将根据质量缺陷的级别和分布，进行分周期、分级别、分范围、分形式反馈。指标的含义及计算公式如下。

1. 病历书写率=（病历总数－空白病历数）/病历总数×100%，反映医生接诊病人是否书写电子病历。

2. 病历合格率＝（病历总数−不合格病历数）/病历总数×100%，反映医生电子病历书写是否完整等情况。

以上两指标属于电脑自动质控。

3. 不合格病历份数和不合格处方张数，属于人工抽查项目，反映医生病历书写的真正质量。

4. 诊断书缺页反映科室诊断书管理情况，判断是否存在假证明，杜绝开出人情假。

5. 预约挂号率＝预约挂号总数/挂号总数×100%。医院鼓励医生接受网络预约，倡导病人改变传统的挂号方式，提前预约挂号缓解挂号难。

6. 医生出诊情况：医院采集医生接诊第一位病人的时间为其出诊时点，将其与规定的正常出诊时点及当日首位病人的挂号时间进行双重比较，得出该医生的出诊评价。出诊纪律评价按迟到时间分为六级，即按时出诊、出诊缺陷、一级出诊事故、二级出诊事故、三级出诊事故及未请假不出诊，医生出诊分值是根据这六级分类经加权后相加得出。

7. 临床路径开展情况：其具体分值是根据入路径病人数、完成路径病人数、开展路径病种数经加权后综合得来。通过临床路径来规范门急诊常见病的诊疗，降低病人门诊费用，指导下级医生规范接诊。

8. 会诊及时率：包括急会诊和常规会诊。急会诊要求 10 分钟内到达，普通会诊不超过 48 小时。

（二）门急诊医疗质量管理的意义

医疗质量是医院的生命线，是决定医院成败的关键因素，是医院参与市场竞争的核心竞争力，关系病人的生命安全。做好门急诊医疗质量管理对提高医院的竞争力和管理水平，维护医院良好的形象和信誉，提高医务人员的工作效率，达到病人满意的效果，具有重要的意义和作用。

1. 提高门诊医疗文书质量和诊断水平：门急诊病历、知情同意书、诊断书等医疗文书的书写质量，反映医生和医院的诊疗水平，不仅直接影响病人下一步的诊疗和诊断，而且也是重要的法律依据。提高门急诊医疗文书的书写质量，有利于提升医院的核心竞争力，同时也反映出医院的管理水平。

2. 树立良好的医务人员形象：医生准时出诊是保证门诊医疗秩序的重要前提，可减少病人非医疗等待时间，有助于维护医务人员在病人心目中的形象，影响病人对医院的忠诚度。

3. 减轻病人负担，缓解看病难看病贵：医院鼓励出诊医生接受预约，提高预约挂号率，方便病人挂号，使专家号不再一号难求。另外，处方检查有利于规范医生处方开具，减少甚至杜绝大处方的出现，减轻病人的经济和精神负担。

4. 提高医务人员工作效率：门急诊临床路径的考核管理，便于规范出诊医生，尤其是下级医生，按诊疗常规对病患进行处置。临床路径模板含有非收费性医嘱，有利于提醒医生交代病人注意事项及复诊要求等，提高医务人员工作效率，更容易得到病人的信任。

（三）门急诊医疗质量管理实践

信息化是实现医疗质量网络控制的基础条件。门急诊质量控制模块包括门诊电子病历书写率监控程序、门诊电子病历查询程序、门诊电子病历手工质控查询程序、门诊电子病历缺陷汇总查询程序、门诊电子病历合格率统计程序、门诊处方查询程序、医生出诊纪律查询统计程序、临床路径查询统计程序等。开启网络质控管理的新模式后，医院门急诊医疗质量管理效率和水平显著提升，实现医疗质量由粗放式管理向专业化、精细化、科学化全程管理的转变。

以门诊电子病历缺陷汇总查询程序为例，在程序设计时给出缺陷判断条件，根据时间、科室等条件查询，随时导出缺陷病历，医生本人也可以在电子病历系统内查询到。但自动质控在内容质量监控方面，是通过"有"或"无"及字数控制、内容是否重复等来实现，计算机系统无法完成深度内容质量控制。

三、住院医疗质量管理

（一）住院医疗质量考核指标

通过检查核心制度执行、诊治常规、围术期安全、病历书写、合理用药等常见的病历质量缺陷，以及各项住院病人医疗质量数据查询，包括住院病人抗菌药物使用率、抗菌药物使用强度、一类切口手术预防用药率、会诊制度执行及记录、交接班缺陷查询、三级医师查房记录、死亡病例讨论记录查询、疑难危重病例讨论、重症抢救记录等医疗质量管理指标，制定考核标准，进行病房医疗质量量化评价。

（二）住院医疗质量管理方法和意义

1. 信息化的电子病历系统：可以有效解决目前大部分电子病历存在的数据共享和系统集成等制约性的问题，可以为临床提供完整、实时、跨部门的信息传输和信息共享。

2. 建立标准化、结构化的信息平台：①可为临床、教学、科研、管理、绩效考核等提供数据深度挖掘和应用。②可以更好地提高工作效率和工作质量。③可以实现智能预警、校验、判断、纠正、监管等。④可以有效地杜绝医疗差错，降低医疗风险，保障医疗安全和医疗质量。⑤实现以病人为中心的电子信息化服务理念，进而提高病人满意度。

（三）住院医疗质量管理实践

1. 危急值管理：通过危急值自动预警及响应机制（手机短信、电脑反馈）、危急值启动处置评价体系、管理部门在质控监管后台可进行实时、全面的动态监督。

2. 智能医嘱：从医嘱下达到病人用药，实现全流程化、闭环管理。所有医嘱可实现实时查询、质控监管，必要医嘱存在提醒和预警。

3. 全结构化电子病历：基于国家卫生健康委关于电子病历书写规范的要求，提供智能输入电子病历板块，既保证病历书写要求的标准化，又可以提供检验及检查结果、医嘱、会诊等实时引用、引用片段、智能引用，可实现病危、病重、疑难、死亡等重点病历的实时监控，合理监管病历内涵质量。

4. 智能手麻系统：从病人术前核查、术前准备、麻醉管理到手术风险预警与风险评估，智能生成手术预约、手术资格审核、手术记录单、告知单、麻醉单，自动评估病人手术风险并进行质控统计分析。

四、自反馈式医疗质量管理

（一）自反馈式管理的定义

系统内运行的责任人通过系统反馈信息，来控制和管理自己的行为；管理者通过监督与调整改变反馈时点与反馈力度，达到管理目的。

（二）自反馈式医疗质量管理的意义

1. 利用电子病历中的基础数据和医疗行为过程形成反馈的节点。

2. 利用现代化网络技术反馈到责任人——医务人员，形成自我约束和管理。

3. 管理人员在可控制和选择的节点监控，调节反馈力度，形成良性循环。

4. 利用自反馈式管理机制，最大限度地使治疗的实施者管理自己的行为，最大限度地保障医疗安全和医疗质量。

（三）自反馈式医疗质量管理建立

1. 建立的基础——网络、软件系统、三网合一。

2. 建立的手段——短信平台、PDA。

3. 人文化平台——和谐环境的制造者、优质服务的提供者。

4. 电子病历与相关联信息形成底层数据，物联网终端形成信息触角，管理思维形成相关触发点，三网合一与短信平台完成反馈链，不断调整的机制形成螺旋式上升的发展轨迹，最终实现自反馈式管理系统。

（四）自反馈式医疗质量管理实践

通过设立电子病历自动质控项目，每天凌晨开始对全部在院病历自动运行质量检查，包括基础病历书写质量和核心制度执行情况，形成缺陷报表，以短信和消息的形式，发送到各级经治医师手机，提醒和督促及时改进与纠正缺陷，达到基础医疗质量持续改进的目的。

第四节　医疗技术部门管理

一、医疗技术部门管理概述

在综合性医院，医疗技术部门随着医学及科学技术的不断发展，其对临床发挥的作用越来越大。医疗技术部门的特点是技术专业化和相对独立性；为临床诊疗提供客观依据，同时也指导临床工作，临床指导性日趋增强；投入成本较高；对仪器设备的依赖性日趋增多；技术发展既高度综合又高度分化，伴随新兴边缘科学不断出现；服务方式从辅助检查职能逐渐转向具备一定的治疗职能；多学科人才优化组合及质量控制技术日趋完善。

在具有一定规模的综合性医院中，通常设置的医疗技术部门是：医学影像（放射科、超声科、核医学科）、检验科、药剂科、病理科、手术室、输血科、供应室等；药剂科设有门诊药局、住院药局、配液中心、药库、制剂室等。

医疗技术部门的管理包括支撑部门设备管理、质量控制、卫生防护及职业防护等。

二、检验科管理

（一）检验科的任务和特点

检验医学是为了进行医学诊断、预防、治疗人体疾病或评估人体健康，运用生物学、微生物学、免疫学、化学、血液免疫学、血液学、生物物理学、细胞学等方法或手段对来自人体的材料进行检测的一门学科。检验医学通过实验室技术、医疗仪器设备为临床诊断、治疗提供依据。随着医学及自然科学的发展，该领域产生了诸多汇集多学科理论和技术的新方法、新技术，拓宽了检验医学的发展空间，有力推动检验医学的迅猛发展。

（二）检验科的管理要点

检验科的管理是一项复杂的系统工作，主要包括人员素质管理、质量管理、信息管理和经济管理四方面，其中质量管理是实验室管理的核心，检验科各项管理的出发点和落脚点都是为了确保检验质量，质量对于检验科而言就是检验结果的准确性，检验科检验结果的可靠性直接影响到临床医生对病人疾病的诊断。在卫生检验过程中，影响检验质量的因素有很多，围绕这些因素形成检验科的管理要素。

1. 树立服务临床一线、服务病人的意识

培养检验技术人员具有良好的职业道德和敬业精神，对工作有高度的责任感，这是保证检验质量的前提，做到尊重科学、实事求是，全心全意为病人服务。检验科各项工作流程、质量管理上体现满足病人和临床需求的原则，与服务对象建立良好的沟通机制，定期搜集听取临床需求，适时引进新设备，开展新业务，采用新技术，拓展检验技术。

2. 提高检验人员素质，使检验队伍具备较好的专业知识

卫生检验工作专业性、知识性、技术性很强，要求检验人员必须熟练掌握业务知识和技能，并且伴随着社会的进步不断学习积累新知识，了解临床特点及进展，培养精通专业技术和科学管理的人才，提高业务水平，只有这样才能提供更准确的检测数据。

3. 严格建立实验室的各项规章制度

制度包括实验室物品存放，各种仪器的保管、维修、校对和使用记录，各种器具的清洗，原始记录及检验报告等具体规定。检验科技术人员应熟悉医疗仪器设备的性能和技术操作规范，做到职责明确，通过对这些制度的执行，使分析过程有章可循，避免试剂过期及交叉感染等问题，这是保证检验质量的先决条件。

4. 加强质量控制和管理

医学检验结果对临床疾病的诊治方向具有决定性作用，这就要求选择可靠的测定方法对其进行检验，这是检验分析工作质量控制的重要保障，通过自我控制、逐级质控、横向质控等方法保障检验结果的精准。一般情况下应首选国家标准方法，如无标准方法，通常要对所选方法做以下检测：准确度测定、精密度测定、检出限测定、线性范围确定、共存物质干扰试验。通过这些测定可以发现测定方法的关键步骤，得到可靠数据，为检验工作可靠性提供强有力的依据。

（三）检验科的质量控制与评价

从临床医师提出检验申请到标本检测，最终根据检测结果进行临床诊治的过程称为检验的总测试过程。全过程质量管理是全面质量管理中最为重要的部分，就是检验前质量、检验中质量和检验后质量。随着检验学科的发展，要建立一整套完善的质量管理体系，并实行科主任领导下各专业组长分工负责制管理。

质量控制是保证检验工作质量的前提。检验科为加强实验前、实验中、实验后的质量管理，控制常规工作的精密度、准确度，保证项目批间和日间检测的一致性。

1. 分析前质量控制

（1）检验科通过"联络员反馈"及发放《检验科标本采集手册》等途径，与临床沟通，规范检测项目标本的正确采集方式及时间。

（2）检验者严格执行检验标本采集、运送、前处理和储存规定，对于影响检测结果的不合格标本（标本溶血、乳糜、标本量不足、空管、标本采集管使用错误、抗凝标本凝固、条码使用重复、医嘱组套错误、标本类型与医嘱不符、非本室检测项目等）予以拒收。

2. 分析中质量控制

（1）操作者上岗前须接受包括科室和各组的规章制度及仪器和检验项目标准操作规程等的培训，经过严格岗前培训并考核合格后方可上岗。

（2）所有用于临床检验的试剂必须具备相关资质，并通过严格统一招标方可应用。

（3）仪器的使用、维护、维修、校验严格按照《检验科大型仪器设备的使用、维护、维修及校验制度》执行。①室内质量控制：常规定性、定量检验项目检测前质控品、校准品由技术主管保存、配制。每天室内质控品须与病人标本同时测定，只有当质控结果达到实验室设定的接受范围，才能签发当天的检验报告，必要时可在样本检测中穿插质控品的检测，以确保检验项目测定在控。检验人员、各技术主管每天应及时监控质控图的变化，当室内质控结果出现失控时，须仔细分析、查明原因，填写失控报告。若是真失控，应该在重做的质控结果在控后，对相应的所有失控的病人标本进行重新测定，方可发出报告；若是假失控，可以按原测定结果报告。出现严重的质量问题应上报科主任。②仪器间比对：为了保证各仪器检测结果的一致性，对不同仪器相同项目的检测要定期进行比对实验，并对结果进行分析和总结，组长将分析结果上报主任。③室间质量评价：医院检验科应按期参加国家卫生健康委员会、省室间质评，有条件的参加国际室间质评，针对国家卫生健康委员会、省室间质评不能覆盖的检验项目，应实行实验室间比对或校准验证等替代方法，以保证每一项结果的准确性。

3. 分析后质量控制

（1）检验结果的确认

当日室内质控在控的情况下，审核者应对检验项目和检验结果及与病人临床资料的符合情况进行核准确认。若不符合时应重新审核和复检标本并及时与临床医生沟通，排除实验前因素的影响，同时保存好标本以备查询。

（2）危急值的处理

①当项目出现危急值结果时，检验者应严格按检验科危急值管理制度和处理程序处理，并进行危急值登记。

②对与病人病情不符的情况，如可能的原因主要是标本采集问题（包括输液中抽血、陈旧标本、标本张冠李戴等），建议临床医生重新采集标本并给予复检。

4. 检验科标本接收、登记、保存与处理

（1）标本的运送：标本送检必须使用贴有生物安全标志的密闭盒，将病房标本统一送到检验科接收点，再下送到检验科各专业组。

（2）标本的接收及登记：标本进行扫码接收，核对标本条码信息与电脑显示信息是否一致，检查标本是否合格，接收后的标本由前处理工作人员分到指定检验仪器上，经过仪器扫描条码，对标本进行核收登记。

（3）标本的保存与处理

标本的保存：①检测后的标本，检测者必须按照检测顺序置于样本架上，并保存在标本库的指定位置上，保存时间一周；②在标本保存期间，检验科工作人员如果需要使用标本进行复检，可将标本从标本库中取出，检测后立即放回原定位置。

标本的处理：保存期满的标本采用高压蒸汽灭菌消毒处理后按规定包装，送到医院指定的医用垃圾堆放点统一处理。

三、医学影像管理

(一) 医学影像的任务和特点

医学影像学及影像科已经由原来的放射科逐步发展成为包括普通 X 线、CT、MRI、核医学、PET-CT、PET-MR、超声以及介入治疗在内的集诊断与治疗为一体综合的现代医学影像学科。国外和国内（三级医院）分别于 20 世纪八九十年代中期逐步形成了现代医学影像学体系，开创了学科新时代。

医学影像科发展需要更新设备、改善环境，需要与医院的发展规划相统一，获得医院及管理部门的支持，所以应注重与临床科室、同行科室定期沟通，了解临床的发展需求，同时处理好大影像科科室内部各亚专业的协作，为病人提供高质量的医疗服务。

(二) 医学影像科的管理要点

医学的发展使得临床与影像学科之间的关系越来越密切，相互配合得越好，医疗工作效率就会越高。医学影像科与其他临床科室相比有自身的特点，除了要为病人服务好外，还要面向临床其他科室，尽力满足临床医生合理的要求，使医疗工作真正成为一个整体；内部亚专业需要协作，协调处理好各亚专业组之间的关系，做好各亚专业之间相互交流和配合，打破亚专业原有壁垒，在人员、工作量和绩效上进行全科统一调配，做到真正的大影像。

1. 登记室管理制度

(1) 发放检查报告、胶片和光盘前，应仔细核对病人信息。

(2) 对申请增强和造影检查的病人，详细交代检查前、后的准备事项，并将知情同意书交给病人。

2. 设备操作与检查制度

(1) 建立不同设备、不同检查要求的检查规范。

(2) 建立设备日常保养、维护、维修制度。

(3) 建立设备运行、检查操作的质量控制体系。

(4) 建立技师考核、轮转培训制度。

3. 影像报告复核制度

提高影像诊断的准确性，减少漏诊，提高影像诊断的临床符合率，在影像诊断中严格执行三级负责制。

4. 报告时限暂行规定

放射科对报告时限进行限定，将影像检查信息快速反馈给临床医生，辅助做出诊治方案。

5. 图像保存及使用制度

（1）所有数字化设备所采集的用于影像诊断的图像一律采取无胶片存储方式保存到PACS服务器。

（2）在影像检查前通过自动分诊或经过登记员将分诊信息录入系统，登记组认真核实病人姓名及检查信息，保证影像号准确。

（3）技师检查前应认真核对影像号、姓名等信息，检查后及时上传图像。

（4）图像资料仅作为医疗科研资料保存，病人隐私受法律保护，任何人不得私自挪作他用。

6. 早会诊制度

工作日的固定时间进行疑难病例分析、常见病例总结、临床经验教训、病例综述等。

7. 疑难病例讨论制度

每月举行一次疑难病例讨论会，由科主任组织，开展科室内讨论。

8. 疑难病例随访制度

（1）PACS系统中嵌入随访模块，在书写诊断报告的同时，对疑难病例随时建立随访。

（2）登记疑难病例，定期安排医师进行手术或临床随访。

9. 临床会诊制度

放射科重视与临床科室的沟通与交流，主动与有意向科室建立定期会诊制度，每周安排相应专业组副高职以上或高年资主治医参加临床会诊工作，共同提高疾病的诊治水平。

10. 导管室消毒隔离管理

建立导管室消毒隔离管理领导小组，明确各级人员职责，有效地落实各项消毒隔离措施。

11. 放射防护管理

（1）放射工作单位必须取得《放射装置工作许可证》后方可从事许可范围内的工作，接受上级卫生行政部门的监督与指导。

（2）采取有效措施提高影像质量，减少重拍率、误诊率及漏诊率。

（3）注意受检者的屏蔽防护，减少和控制受检者的受照剂量。

（三）医学影像科的质量控制与评价

质量管理是医学影像科室管理的重要组成部分，以最小辐射等影响，得到最优图像质量，为临床诊治提供可靠依据。着重从以下方面进行管理，即不断提高医学影像人员的专业技术水平；加强专业内各类人员质量的沟通联系，是质量管理的前提；建立设备、检查标准化体系供学科发展客观依据；将代价—危害—收益三者之间的平衡分析作为学科运行发展的着眼点。

医学影像科质量管理是一项系统、复杂的综合性工作，应涵盖医疗活动的各个环节，包括影像检查分诊、登记；影像检查操作、实施，影像检查报告书写、胶片排版，影像检查结果发放，完成医生、技师、护士和登记分诊人员全方位的监督和管理。

1. 质量控制指标

质控指标由影像检查图像质量、影像检查报告质量等部分组成，采取医院主管部门检查、科室质控小组自检、科内不同岗位自评、互评等方式开展多方面、多角度的质量控制。

（1）科室质控小组依次每月进行质控评价、总结。

（2）大型设备检查阳性率≥50%，CT、MRI设备检查阳性率≥60%。

（3）影像诊断与术后病理符合率≥90%。

2. 质量控制方法

（1）科室工作质量管理第一责任者为科主任（负责人）。

（2）影像诊断工作质量管理：①诊断人员应通晓本专业质量控制的理论和方法，明确岗位责任。诊断质量管理应由中级以上高年资人员负责。②诊断人员应密切配合临床。③诊断报告书写格式正规化、字迹清楚、描写确切、结论明确。④诊断、造影检查按操作规程进行，注意放射防护，无菌消毒，严防意外事故发生。⑤影像诊断报告书写实行三级负责制，影像诊断与手术病理对照应符合质控要求。⑥定期组织疑难和随访病例诊断对照讨论会，及时总结经验。

（3）技术操作工作质量管理：①技术人员应通晓本专业质量控制的理论和方法，明确岗位责任。技术质量管理由主管技师负责。②各检查室及岗位实行岗位责任制，严格遵守技术操作规程，为保证落实各项技术标准措施，必须接受技师、主管技师的检查指导。

③每周技术读片应切实认真地按影像质量评定记录并落实到岗位责任者，每月技术读片考评。优质片率、废片率应符合质控规定。④定期组织废片分析讨论会，总结经验，落实改进、防范的技术（责任）措施。⑤各项技术岗位的技术标准和操作规程按相关规定执行。

四、病理科管理

（一）病理科的任务和特点

医疗机构病理科是疾病诊断的重要科室，负责对取自人体的各种器官、组织、细胞、体液及分泌物等标本，通过大体和显微镜观察，运用免疫组织化学、分子生物学、特殊染色及电子显微镜等技术进行分析，结合病人的临床资料，做出疾病的病理诊断，具备条件的病理科还应开展尸体病理检查。

病理学诊断是病理医师应用病理学知识、相关技术及个人专业实践经验，对送检的病人标本进行病理学检查，结合有关临床资料，通过分析、综合后，做出关于该标本病理改变的性质判断和具体疾病的诊断，是公认的疾病诊断的"金标准"。病理学诊断为临床医师确定疾病诊断、制订治疗方案、评估疾病预后和总结诊治疾病经验等提供重要的和决定性的依据。

病理科须按照安全、准确、及时、经济、便民和保护病人隐私的原则，开展病理诊断工作。

（二）病理科的管理要点

1. 病理科设置、布局、设备设施符合《病理科建设与管理指南（试行）》的要求，服务项目满足临床诊疗需要。

2. 病理科应当建立健全各项规章制度、岗位职责和相关技术规范、操作规程，并严格遵守执行，保证病理诊断质量。

3. 建立科主任领导的质量与安全管理团队，能够用质量与安全管理核心制度、岗位职责与质量安全指标，落实全面质量管理与改进制度，按规定开展质量控制活动，并有记录。

4. 病理科应该建立病理工作站和图文报告系统，包括标本接收、取材、大体图像采集、镜下图像采集、病理诊断、报告审核、档案管理等全方位电脑程序化管理，并将病理报告系统与临床电子病例系统、影像检查系统、超声内镜系统进行无缝对接，保证病理医生在诊断时有全面、完整的临床信息参考。

（三）病理科的质量控制与评价

病理科应当注重流程管理，建立质量管理记录，包括标本接收、储存、处理、病理诊断、报告发放、危急值报告及试剂、耗材、仪器使用和校准，室内质控、室间质评结果等内容。质量管理记录保存期限至少为两年。

1. 建立病理工作站，使病理诊断流程的全程数字化管理。①临床医生在获取组织活检标本（手术、小标本活检、脱落细胞等）后，通过临床电子病例系统申请病理检查，送检标本采用二维码标签进行标记。②专职送检员送至病理科后，取材医生通过接收工作站进行标本的核对，确认接收后，在取材工作站进行大体图像采集、标本描述、组织包埋盒标号打印。所有组织包埋盒经二维码扫描确认后移至脱水机进行组织处理。处理后的标本经技术员包埋切片染色，所有操作在制片工作站均有记录，最后交由诊断医生进行诊断。③病理医生可以通过链接实时查询病人的其他辅助诊断的图像和结果、临床电子病例记录、手术记录等，采集典型病变图像，并最终做出正确的病理诊断。如需免疫组化等特殊染色，可以利用诊断工作站开立特殊医嘱，由专门技术员执行相关操作。④最终报告经高级诊断医生审核后发出。所有环节无需纸质申请单，均通过工作站完成，并可以随时监测诊断进行的过程。病理工作站会记录每次操作及报告修改，无专门权限人员无法进行程序的修改。另外，工作站可以进行工作量统计、质量分析、病案管理等多功能操作。合理完善的病理工作站的应用是保证病理工作有效进行的根本。

2. 制定临床病理检查病理诊断"危急值"报告制度，达到规范医疗行为，保障病人安全，提高医疗质量，提高临床诊疗水平，减少医疗纠纷。出现以下情况应按危急值报告处理：①临床诊断未怀疑恶性肿瘤而病理诊断可直接明确诊断恶性、原位癌的病例。②术后石蜡切片诊断与术中冰冻诊断不一致。③恶性肿瘤出现切缘阳性。

在首次病理诊断报告发出后，经重新取材、免疫组化、科内病理讨论后须重新修改病理报告和上级医院会诊与原诊断不符，需临床及时处理的病例。

确认"危急值"后，病理科诊断医师应及时用电话报告相关科室医师，双方必须复核病人信息和病理诊断结果，同时双方均应及时正确填写《病理报告危急值报告记录本》，防止差错的发生。

3. 认真开展室内质控，指定专人负责病理诊断质量控制，按规定参加室间质控。

4. 病理技术的质量取决于病理实验室的管理水平。只有认真科学的实验室管理，才能保证病理技术质量。特别是随着分子病理诊断项目的不断开展，使临床病理工作不仅限于单纯的疾病诊断，还涉及预后评估、靶向治疗及耐药分析等多方面。因此，必须认真做好实验室的室内和室间质控，确保分子检测的正确流程和结果的可信度。

五、药学部门管理

（一）药学部门的任务和特点

1. 药学部门任务

医院药学部是为病人提供全程药学服务的主体。随着我国医院药学事业的不断进步和学科建设的发展，药学部的工作范围已不仅仅是简单的药品收发和调配，而是包含了药品供应、药剂调配、制剂配制、药物信息、临床药学和临床药理等多个领域。同时，也是为医院药品管理的职能部门依法做好医院药品管理和使用的任务。

（1）药学部依托医院药事管理委员会来做工作，是负责药事管理委员会日常工作的部门，制定本院药事管理的规章制度，依靠委员会充分发挥其专业作用，对医院各临床科室、各用药环节进行监督，做好全院的药品管理工作。

（2）坚持质量管理制度，督促检查药政法规的执行。目前，各医院大多建立了质量管理体系及制度，对全院各个科室都有量化考核指标，定期进行检查考评，考评结果与科室绩效挂钩。药学部可以参与考核指标的制定，在考核指标中列入科室执行《药品管理法》等政策法规的情况，将各个管理项目作为质量考评的重要内容。通过这一方式督促检查全院药物的合理规范使用。

（3）加强与临床科室联系，深入广泛开展药学服务。在临床广泛地开展药学服务，加强和临床科室的联系与合作。除开展临床药师的日常工作外，还可通过共同举办合理用药讲座、药物不良反应病例的申报等，促进医院药物治疗水平的提高。

2. 药学部门特点

药学部门属于医疗技术科室，具有专业技术性强、服务范围广等特点，并兼具部分药事管理职能。

（1）专业技术性强：药学部门是药品供应和使用的重要环节，必须提供符合伦理和职业标准的药事服务，下设调剂、制剂和临床药学等专业技术部门。药学部门应组织药师参与临床药物治疗，提供药学专业技术服务。医疗机构应建立由医师、临床药师和护士组成的临床治疗团队，开展临床合理用药工作，提升药师的社会价值。

（2）服务范围广：药学服务既要面对病人，也要服务于临床医护人员；既要提供药品从采购、供应到使用全流程的药学服务，又要负责药学信息及提供药学相关咨询服务。药师通过与病人和其他专业人员的合作，参与病人治疗计划的制订。

（3）管理职能：药学部门既是药品管理和使用相关政策法规的宣传者、执行者，又是对临床科室贯彻执行法规情况的监督检查者和医院相关管理制度制定的参与者，具有职能科室的部分管理职能。

（二）药学部门的管理要点

1. 强化药品质量管理

药品质量管理即指为了保证药品的质量和病人的用药安全，对药品的采购、储存、调配和使用过程中质量的管理。在药事管理与药物治疗学委员会的领导下，药学部门主任全面负责药品质量管理工作。为了强化药品质量管理，药学部设置药品质量管理组，负责医疗机构药品从采购到病人使用全过程中药品的质量，确保病人用药安全。

（1）药品质量与安全管理组组成

在医疗机构药事管理与药物治疗学委员会下设药品质量和安全管理组，按照医疗机构药品质量管理相关的制度和管理规范，定期对药库、调剂部门和各临床科室的药品进行质量监督检查。

（2）药品质量与安全管理组职责

①药学部药品质量与安全管理组

调剂部门和药库均设立专职的质量管理人员，建立完善的药品管理和储存相关制度，各工作岗位分工合理、职责明确，各项规章制度完备并高效执行。各部门专职质量管理人员，定期对药品和相关设备进行养护和质量检查，有记录和整改措施。

药学部药品质量与安全管理组定期对临床科室的备用药品进行检查，包括药品外观质量、效期、储存条件、标志及使用登记等。检查中，如发现有质量问题药品或有效期短于三个月的药品，药学部应时给予更换。

②临床和护理药品质量组

临床备用药品是指存放于各病房、诊疗科室、急诊科和麻醉科等部门的急救车（箱）中供临床急救或特殊情况临时使用的药品。备用药品以抢救药和常用药为主，品种数量不宜过多。原则上，贵重药不允许临床科室备用。医务管理部门负责制定备用药品管理制度和领用、补充流程；品种和数量由护理部、门诊部等主管部门与各临床科室共同拟定；药学部负责配备药品。

临床备用药品应严格按照药品说明书要求，依据药品储存、保管的相关规定进行统一储存、规范保管，确保病人抢救时能及时准确、方便获取。病房不能储存高浓度的电解质药品。如果临床科室需要使用时，应确保病房储存条件满足相应的安全措施，以避免给药差错。由于某些具有高风险的药品（放射性药品）或存在滥用或误用可能性的药品（临床试验用药及急救用药），病房应建立制度明确该类药品的储存、使用好质量保障措施。对于高危药品、看似药品、听似药品、多规格和多剂型药品的存放处，病房应设有相应的警示标志。这些药品在储存期间，应保留原包装完整可识别。在使用时应双人复核签字。

2. 提升药学服务水平

（1）优质高效的药房调剂服务

医院药房应以药学专业知识为基础，以对病人用药负责为核心，开展药学职业素养教育，提升药学服务内涵、强化药师的服务意识。医院药房不仅为病人提供质量安全、合格的药品，更需要为临床医护人员和病人提供"一切以病人为中心"的优质高效的药学服务。

①处方/医嘱审核：《处方管理办法》中明确规定，药师审核处方时必须严格执行"四查十对"。当发现用药不适宜问题时，应及时主动将问题告知处方医师。

②药物咨询服务：药房是展示医院药学服务的重要窗口，药物咨询是沟通药师与病人、医师之间的桥梁，是提高临床用药水平不可缺少的有效途径。

（2）临床药师保障病人合理用药

①临床药师下临床：临床药师通过参与查房、会诊和治疗方案的制订，对药物治疗提出合理化建议，为病人提供经济、适宜的用药建议，同时采取与病人面对面交流沟通的方式进行药学监护，使病人更易于接受用药指导，提高药学服务水平。

②加强用药安全监测：临床药师积极开展用药安全监测的相关工作，包括对药品不良事件的上报、处理，用药纠纷的协调、解决等。

③用药教育和药学信息服务：药师利用自身的药学专业知识指导病人用药，提高病人药物治疗依从性，可显著改善其疾病治疗效果。临床药师定期编辑出版《药学通信》，提供药学情报咨询与合理用药等有关方面的药学技术服务，能够让医师及时、全面地了解药品信息。

（3）开展个体化用药服务

①治疗药物监测：临床药师根据病人的生理病理状况、遗传因素，结合治疗药物监测结果，为临床医生提出合理化用药建议。

②药物基因检测：国内基因导向个体化药物治疗正处于快速发展的阶段，通过临床诊断和药物基因组学为依据进行个体化用药将逐渐成为新的医疗模式。

3. 提高药学人员素质

（1）药师培养与药学教育

医院药房以提升药师药学专业知识为基础，通过多重途径加强药师专业技能培养，提升药学服务水平。药师不仅要熟悉药品，还要不断提高审核处方的能力，对病人药物治疗方案的合理性和安全性负责。

（2）临床药学人才培养

临床药学服务把医疗、药学、护理有机地结合在一起，建立规范化、多层次临床药学人才的选拔、培养和再教育模式，在现有人员中充分挖掘人才，选择专业基础好、有上进心的药学业务骨干，通过专业教育、专科培训和专项技能培养相结合等多种形式，定向培养满足临床对药师、临床药师和专科临床药师的多层次需求。

（3）执业药师资格制度

医疗机构应积极鼓励药师参加国家承认学历的各种教育及全国执业药师考试等，使药师在加强业务学习的同时，其自身价值能更好地被社会承认。

（三）药学部门质量控制与评价

医疗机构应依据有关法律法规及药品质量管理规范的要求，应用现代化的信息技术，对药品供应、调剂和药品临床使用等环节实行全员、全过程的质量控制，建立系统的药事质量管理体系，确保病人获得质量可靠的药品并能够合理使用药品。根据《三级综合医院评审标准实施细则》规定，医疗机构应建立明确的药事质量管理控制指标，定期对其完成情况进行评估、检查，对监测结果进行总结分析和通报，并有相应的整改措施、建议和对整改措施、建议的执行和采纳结果等。

1. 质量管理体系构成

（1）药品调剂

药房质量管理日常管理包括药品质量、药品有效期、卫生及药品摆放、药品盘点、麻精药品管理和破损药品管理，以及药房卫生环境秩序、医患满意度、制度执行落实情况等，以处方调配差错率、药品账物相符率、药品供应情况、药品规范储存、药品效期管理、特殊药品管理、药品库存管理、库存药品周转率、药品报损率和医患满意度等作为重点。

（2）药库质量管理

涵盖规范采购、制度执行落实、库存药品金额管理、药品储存、药品效期管理和库存药品破损情况等。

（3）静脉用药配置质量管理

包括物料管理、配置管理、配置时间、配置准确率；配置中心（室）卫生环境秩序、临床满意度、制度执行落实和药品破损控制等。以静脉用药差错率和静脉药物配置管理等为重点。

2. 药品临床使用

通过临床用药医嘱审核系统、药品不良反应监测系统、临床用药决策和评价系统、临床用药信息化工作平台等信息化建设，促进实现病人合理用药目标，将处方和医嘱合理性评价分析、合理用药咨询、药品不良事件报告、治疗药物监测及基因检测、临床药师工作考评体系等作为重点。

3. 质量评估与持续改进

（1）质量评估要点

①建立与质量相关的年度培训计划和记录等，采用质量管理工具对质量进行管理。积极开展各项与质量有关的培训工作，并设专人负责。

②制定及定期更新标准操作规程，包括药学部各部门、各岗位操作规程，包括药品采购—验收入库—仓储保管—药房发放供应—临床使用等各环节。

③质量管理组定期组织开展质量控制与评价，对药品效期、贮存、特殊管理药品、账物相符率、人员管理、医师处方和用药医嘱的适宜性、ADR 报告等情况进行检查，对存在的问题提出质量改进意见和建议，对改进意见的实施情况进行追踪检查，以提高药事管理质量，降低风险发生。

④质量管理组织对重大质量事件应立即启动调查和评估，查找环节、流程等是否存在系统问题，分析系统、环境及个人因素，制定系统改进措施，跟踪评估改进效果，防范类似事件重复发生。

⑤采用统计数据、问卷调查、病人满意度等方法对药学部的质量控制指标进行评估和分析总结，找出问题并制定改进措施，将相关内容进行详细的记录。

（2）质量持续改进

质量持续改进目标一般可通过两种途径实现。一方面，当实施新过程、发生重要修改项目时，应由领导者自上而下实施和管理质量持续改进项目；另一方面，在日常工作中发现问题，利用现有条件进行渐进的质量持续改进活动，则鼓励员工自下而上地组织开展，如药学部门各班组开展的"品管圈"活动等。

尽管组织者不同，但质量持续改进工作都基本遵循相同的流程：发现问题和关键点—分析查找主要原因—确定拟改进的项目—制订改进方案并经审批—实施改进方案—实施效果评价—处置和标准化。

（3）质量管理工具和改进方法的应用

医疗质量的持续提升应该全面应用医疗质量改进管理工具，包括戴明循环（PDCA）、追踪方法学（TM）、品管圈活动（QCC）、根本原因分析（RCA）、基准杠杆原理（BMK）和失效模式效果分析（FMEA）等。上述管理工具之间具有密切的关联性，在医疗质量持续提升过程中应选择综合运用，促进医院形成医疗质量持续改进和强化医疗安全的长效机制，其中戴明循环（PDCA）和品管圈活动（QCC）在医院药学领域应用比较多。

戴明循环（PDCA）：将 PDCA 循环运用于药学管理实践中，建立药事管理长效机制，提高医院药品采购、药品调剂及使用、麻精类药品及急救药品、抗菌药物临床应用和药物安全性监测等管理工作绩效，加强药学部门与医务、护理、感染控制和临床等多部门间的协作。

品管圈（QCC）：药学管理实践证明，品管圈活动适合在医院药学各部门开展，通过其自下而上的执行过程，实现药学人员的自我管理，充分调动药师工作积极性，对于药学部门和参与药师具有双赢的作用，可以全面降低科室的运营成本，培养药师的问题意识和解决问题的能力，增加成就感，提升团队精神。

4. 质量管理信息系统建设

药学部门质量管理信息系统的建设要按照以药品为中心，过渡到以病人为中心的发展方向。面对临床，体现合理用药特色；面对药品，体现现代物流特色；面对病人，体现用药体验特色。医院信息化建设是医院发展的重点，充分利用信息系统，实施信息化质控管理，是药学部门质量控制的发展趋势。

信息系统要能对主要质控指标进行实时限定、监控、统计、分析、处理。主要包括：

（1）现代物流平台：现代仓储物流管理系统、温湿度监控管理系统、药品供应链系统、全程用药溯源管理体系和自动化药房等。

（2）合理用药平台：临床用药监控预警系统、协议处方和智能医嘱模板、医嘱审核系统和网络平台、智能化分级药学监护系统、药物不良反应触发器系统、临床用药决策和评价系统及临床药学信息化工作平台等。

（3）临床药学平台：药师服务系统、电子药历系统，包括住院病人用药评估登记表、住院病人医嘱重整表、住院病人药学监护日志、住院病人用药指导单和住院病人转科药学监护小结等。

（4）用药体验平台：特需药学服务系统、慢病病人药学服务系统、用药咨询服务网络系统、慢特药病人朋友圈模式和互联网处方药销售模式等。

第五节　医疗服务与改善

一、医疗服务概念与内涵

（一）医疗服务概念

服务是指为他人做事，并使他人从中受益的一种有偿或无偿的活动，不以实物形式而以提供劳动的形式满足他人某种特殊需要。

医疗属于服务行业，医疗服务是医院以病人和一定社会人群为主要服务对象，以医学技术为基本服务手段，向社会提供能满足人们医疗保健需要，为人们带来实际利益的医疗产出和非物质形态的服务。医疗产出主要包括医疗及其质量，它们能满足人们对医疗服务使用价值的需要；非物质形态的服务主要包括服务态度、承诺、医院形象、公共声誉等，可以给病人带来附加利益和心理上的满足及信任感，具有象征价值，能满足人们精神上的需要。服务水准的高低是医院形象的重要标志之一。

（二）医疗服务的理念

医疗服务理念是从医院文化高度规范医务人员的服务行为，形成一种发自内心、形于外表的自然过程。它有利于恒久保持服务质量，不至于热一阵、冷一阵，甚至滑坡。随着人民生活质量、文化修养、健康素质的不断提高，对医疗服务的要求和期望值也不断提高，医院医疗服务理念也随之需要转变。如果以英文"SERVICE"（服务）中的七个字母所代表的七层含义来解读医院服务理念，分别是"S"——Sympathy（同情、同情心），其含义是医务人员要有高度的同情心；"E"——Excellent（出色的，卓越的，极好的），其含义是医院要为病人提供卓越的或一般人所讲的"星级"服务；"R"——Rapid（迅速的），其含义是对病人的处置，尤其是急救、抢救要尽可能地快捷，不推诿，不拖延；"V"——Virtue（美德、高尚的道德），其含义是医务人员要有高尚的职业道德；"I"——Information（信息、知识），其含义是医务人员必须不断接受新的信息，积极参与继续教育，进行知识更新，不断提高技术水平；Communication（沟通、交往），其含义是医务人员必须加强与病人或病人家属的沟通，尊重病人的知情权与同意权，建立起相互信任、相互配合、相互尊重的医患关系；"E"——Equivalent（等值的，相当的），其含义是医院及医务人员所提供的服务要与病人所付的费用等值或使病人感到超值。

建设国际化、标准化、现代化的综合型大型医院，需要以创新服务理念为前提。创建现代化综合型医院，就是要在为病人提供医疗技术保障的前提下，强化人文化服务理念，关心关爱每一位病人，帮助每一位病人，指导每一位病人；要充分了解病人的心理，理解病人的心情，尊重病人的合法权益，给予病人更多的体贴和关爱，用心去感动每一位病人。现代医院医疗服务有四大理念。

1. 主动性服务

所谓主动性服务，就是在病人没有提出要求的时候，医护人员主动为病人提供方便他们的服务。医护人员从病人的需求角度出发，设身处地地为病人着想，为病人提供满意的医疗服务。如开展出院病人健康教育和病人随访，利用电话、电子邮件、信函和必要的面谈等多种形式开展随访，主动为病人提供出院后服务的同时，了解病人对医院的意见与建议。通过主动性服务，医务人员为病人考虑得更多，服务得更好、更细。

2. 预见性服务

所谓预见性服务，就是对病人的医疗、生活需求具有预见性判断，提前予以考虑并进行解决。在医疗上，这种预见性主要表现为针对病人的具体情况进行综合分析判断，运用所掌握的医学知识，找出目前存在和潜在的医疗问题，并采取相应的医疗干预措施，有效地防范医疗风险。在医疗护理的每一个环节中，以疾病的病理生理变化及疾病的发生发展规律和临床表现为依据，主动对病人进行全面评估，有预见性地采取防范措施和应对方法，从而有效地降低医疗风险。如医护专家对术前病人进行预见性判断，并对病人及家属进行指导，包括传授病人及家属术前知情学习及医疗护理指导，同时针对病人的其他疾病，如高血压、糖尿病等制订相应的健康教育计划。

3. 个性化服务

所谓个性化服务，就是根据病人的个性化需求，将"人文化服务"融入医疗服务理念中，根据病人的疾病种类区别、性别与年龄不同、诊疗与需求不同，有针对性地提供医疗、护理、饮食等服务，以满足不同类型的病人需求。随着人民生活水平的不断提高、健康意识的增强，社会对医疗个性化服务的要求也日益增加。如医院可以基于智能手机的微信、App 和短信功能，使病人轻松掌握检查预约时间，病人可通过手机或短信推送查看个人化验检查结果，也可通过自助设备打印门诊病历和化验检查结果。通过个性化服务，为广大的病人提供更优质、更便捷、更人性化的服务。

4. 超值性服务

所谓超值性服务，就是医院为病人提供的服务除了满足病人正常的需求外，还提供了超出病人正常医疗需求和心理期望的服务。这些超值性服务包括精湛的医疗技术、良好的就医流程、合理的收费、医务人员的亲切态度、温馨的就医环境、满意的疗效等，使病人对医疗服务的满意度提高。如应用床头提示卡代替传统的床头卡，隐去病人的诊断，取而代之的是病人住院号对应的二维码及该病人应该注意的事项，在保护病人隐私的同时起到提醒病人及家属必要事项的作用。再如医护人员根据自己科室的病人的疾病特性，定期召开有针对性的健康宣教讲堂或专题讲座，增加病人及家属对疾病的认识，缓解病人紧张的心理。通过这些超值性服务，为病人提供的是融先进医疗技术、优美环境、人文服务为一体的医疗服务。

二、人文化服务模式转型与特征

1. 遵循生物—心理—社会医学模式为服务对象提供人性化、个性化的服务。以现代生物—心理—社会医学模式为指导，世界各国的医疗政策、医学教育与科研，以及医学临床工作都发生着深刻的变化。临床医生应该从以往的以生理学的观点来解释疾病的发生发展，着重于疾病的诊断与治疗转变为重视病人的整体，包括心理、人际关系等因素与疾病的相互影响。医院应兼顾病人的心身进行临床心理咨询、心理治疗和病人健康教育。结合病人的疾病、心理、社会关系等综合因素全面考量，为服务对象提供人性化、个性化的服务。

2. 医疗服务向医疗、预防、保健一体化转型。医疗、预防、保健一体化是新型的现代医学模式，代替了以往单纯的医疗的局限服务方式。随着现代社会疾病种类以慢性退行性病变为主，要求医疗保障系统要更新观念，从单纯的医疗服务向融医疗、预防、保健、康复、咨询、健康教育等为一体的新模式转变。医院在做好医疗服务的同时，也要充分利用医疗资源，积极开展疾病的预防及对病人的健康宣教等工作。例如对具有某种疾病危险因素的病人，进行健康宣教或通过体检筛查，做到早期预防或早发现早治疗，使病人的健康收益增加。

3. 从以院内服务为主向全程全方位医疗服务模式转型。传统的医疗服务模式主要注重院内服务，对院前及院后服务并未采取足够的措施。随着人们对医疗服务的需求不断增加，要求医院提供院前、院内、院后全过程和医疗、预防、保健、康复、健康教育等全方位的服务。院前服务包括院前急救、健康宣教、义诊、社区医疗卫生服务、预约挂号、短信推送提醒等；院内服务包括门诊、急诊、住院的医疗及与医疗相关的服务等；院后服务包括出院时康复指导、出院后随访和复诊等。

4. 从以疾病为中心向以病人为中心的医疗服务模式转型。早在20世纪70年代，学者就提出了"以病人为中心"的医疗服务模式（patient centered medicine），与"以疾病为中心"（illness-orientated medicine）的传统医疗服务模式相比，以病人为中心的医疗服务模式具有明显的时代与人文特点。"以疾病为中心"的传统医疗服务模式只注重疾病的诊治，而忽视了病人及家属在就医过程中的其他需求；而"以病人为中心"的现代医疗服务模式，在治疗疾病的同时，也尽量考虑到病人就医过程中的其他需求。这种服务模式，要求医院在提供优质的医疗技术服务之外，还要注意病人及家属的心理感受及就医的满意度。

"以病人为中心"的医疗服务模式的基本原则是既关注病人也关注疾病，在尊重病人权利的基础上以病人需求为导向提供个性化服务，构建与发展稳定的病人参与式医患关系。医患双方共同的目标是消灭疾病，在保持平等的伙伴式医患关系中，医生要与病人实现信息共享，及时互通有关诊治疾病和预防疾病的信息，并加强对病人有关的健康知识和行为干预的教育，使他们积极、主动地参与到预防和治疗疾病的行列中来，从而共同面对疾病，建立和谐的医患关系。

三、改善医疗服务流程

（一）优质医疗服务的内涵

"以病人为中心"的现代医疗服务模式要求我们在了解病人需求的前提下，提供相对应的服务。优质医疗服务的基本内容包括树立良好的职业形象；认真对待病人的需求和利益；提供主动的个性化的服务；不断提高医疗技术水平和服务质量；正确对待病人的意见等。

随着社会的发展、人们健康意识的提高，医疗市场也在发生着变革，病人对医疗服务的期望和要求越来越高，病人在选择医生的同时，还会对医院做出选择，因此只有提供优质服务和温馨的环境才能提高医院的竞争力，吸引病人来院就医。影响优质医疗服务的因素有很多，如医院的管理、医院形象、社会声誉、医疗技术、后勤保障、就医环境、服务流程、服务态度、候诊和就诊时间、价格和费用等。

我国医疗体系践行的优质服务理念是围绕着病人的健康这一绝对中心而展开的。从当前的实践经验来看，医院试行的优质服务的基本措施主要有：服务时间上实现全天优质服务；服务内容上做到精益求精；服务态度上充满人文关怀。也可以说精湛的技术、先进的设施、良好的态度是构成优质医疗服务的基本要素。

（二）改进医疗服务的措施

改善医疗服务行为，提高医疗服务质量，提升人民群众看病就医体验是医疗机构发展和生存的根本。近年来，随着医药卫生体制的改革，以及《进一步改善医疗服务行动计划》的落实，通过各项改善医疗服务措施的实施，切实提高了人民群众就医满意度。

改进医疗服务的措施包括：合理布局诊疗区域、优化就医流程、加强信息化建设方便病人就医、畅通绿色通道、加强医疗质量管理规范诊疗行为、注重人文化服务、合理调节医疗纠纷等。

以盛京医院为例，通过合理布局诊疗区域，提高医疗服务的具体措施，加强优质医疗服务：急诊科作为区域急重症诊治中心，其布局和就诊流程非常重要，除了注重科学救治、快速便捷以外，还应强调人文关怀，以及对生命的尊重。对急诊的布局进行了改造。具体如下。

1. 以分诊台为中心，至各部门辐射半径最小，急诊科设医疗区和支持区，医疗区包括分诊台、综合急诊大厅、抢救室、急诊手术室、缝合室及急诊重症监护室等；支持区包括急诊收费处、急诊药局、急诊超声科、急诊放射科、急诊超声碎石等各类辅助检查部门，以急诊分诊台为圆心，这些部门均分布在半径 20 m 的范围内。

2. 以护士站为中心，至各处置单元辐射半径。最小急诊护士站设在综合急诊大厅和抢救室交界处，处置室设在毗邻的抢救室内，护士站距离综合急诊大厅和急诊抢救室内的观察床，以及妇产科急诊、日间病房、缝合室等距离不超过 15 m，便于护士及时了解病人病情变化和需求，第一时间做出相应处置。

3. 按症状划分专业，集中接诊集中观察。急诊科包括急诊内科、急诊外科、急诊妇产科、急诊小儿外科、急诊耳鼻喉科、急诊口腔科、急诊眼科等亚专业。急诊妇产科由于隐私需要，急诊眼科由于暗室需要，单独房间接诊，其余科室均在综合急诊大厅的工作岛内，呈环形分布。为了方便病人就诊，急诊内科更改标志为症状发热、咳嗽、胸痛，急诊外科更改标志为创伤、腹痛等症状；内外妇儿五官急诊专业集中出诊，形成环岛，病人的观察床位全部分布在环岛外围，保证会诊及时快速，方便了病人，保障了医疗安全。

4. 多通道汇集的交通核设计。医院有急诊专用车道和大门，急救车可直接停靠在急诊大厅入口，出入方便。急诊需手术和住院的病人可使用专用手术电梯直达手术间和病房。急诊和门诊之间通道直观便捷，方便了门诊和急诊之间的会诊，以及门诊病人突发状况的紧急救治。综合急诊大厅门前，便是这些通道会集的"交通核"。此外，死亡病人也有专用的"后门"进行转运。

5. 核心区域设置保安室，确保"安全医院"。为保证急诊急救工作安全有序，医院在急诊抢救室对面设置了警务室，便于安保人员第一时间出警，为医务人员救治病人提供安全保障，对不法分子起到了极大的威慑作用。

6. 取消急诊检验科，方便病人，节约资源。医院取消急诊检验科，通过气动物流系统来传输各种检验标本，不需要病人和医务人员取送标本，检查结果出来后，将通过短信提示给病人，病人可通过 App 查询，或通过自助服务机打印。这样，既方便了病人和医护人员，又节约了急诊空间，节约了检验科设备资源，大大提高了医疗效率。

7. 建立社会服务区域，实现公立大医院社会担当。急诊科设有单独的涉外医疗诊室、涉外医疗留观室、隔离间和突发应急物资储备库，承担着涉外人员和干部的急诊救治、大型赛事的医疗保障，以及特殊传染病和突发公共卫生事件的急救医疗服务。

8. 设立零号间，尊重生命，对死亡病人科学管理。医院布局设计注重人文化关怀服务，将邻近后门安全出口的房间设置为"零号间"，专门供死亡病人停放，便于家属瞻仰遗容、处理后事、办理相关医学手续。房间内设置"灵性关怀"图片，以缓解家属哀痛。转运遗体车辆停靠在安全出口外，从零号间通过安全出口到达转运车辆不足 10 m，同时避免了死者转运通道与急诊病人通道的交叉。

9. 启用急诊电子病历，持续简化就诊流程。医生病历书写、医嘱开立更快速，且病历资料全部保存入系统，资料完整不丢失。同时，医院推出了手机 APP、自助服务机、诊间缴费、短信提示程序，病人在来院前即可完成挂号，看诊时即可完成诊间缴费，检查、检验结果出来后系统自动推送短信提示，医生可以通过病历系统直接看到病人检查结果，减少病人就诊流程中非医疗环节的等待时间，大大提高了就诊效率，优化了就诊流程。

10. 医院急诊科接诊量及急诊重症病人数量连年增加，有力保障了病人得到及时有效全面的救治。医院聘请了专业机构进行了第三方社会满意度调查，门急诊综合满意度逐年提升。涵盖了合理的布局、温馨的环境、先进的信息化建设、社会担当、规范的诊疗、高度的人文化等的多项措施，通过各个方面共同改善医疗服务，提高病人及家属就医的满意度。

四、改善人文化服务给医院发展带来的变化

医院是以技术为支撑，以服务理念作为指导的特殊部门。随着人们医疗意识的提高，医院之间的竞争不仅仅是医疗设备、诊治环境的竞争，更是服务意识与理念的竞争和文化的竞争。因此，医院应适应环境变化，自觉地开展医院文化建设，这对提升医院核心竞争力和适应市场竞争具有重大而现实的意义。而医院的人文化服务，更是医院文化的重要体现。

医学既是自然科学，又是社会科学，医学更是人文科学。20 世纪 70 年代后医学模式发展为生物—心理—社会的现代医学模式，这就要求医院要注意提高医院的人文化服务，

努力创造适应病人及家属需求的人文环境，提供尊重人、理解人的优质服务来满足病人的医疗需求。如实施医患沟通人文立项，评价机制突出人文化服务，建立人文医学执业技能培训基地，主办医患沟通大赛等，切实提高医护人员对人文化服务的认识，从根本上建立人文化服务的意识。

以盛京医院为例，医院始终坚持践行"做和谐环境的制造者、做优质服务的提供者"这一核心价值观，把科学与人文相结合的"全人医疗"服务理念贯穿到工作中的每一个细节，通过开展系统化的人文服务，体现对病人的人文关怀。同时，医院将文化建设作为建设"人文型"医院的有效途径，在增强硬实力的基础上发展软实力，积淀厚重的文化底蕴，挖掘员工潜力，开展全员培训，让全体医务人员真正做到以病人为中心，做值得托付生命的人。

（一）完善星级科室评比体系

为了在全院形成提供优质服务、加强科室管理、争当"服务之星"、争创"星级科室"的良好氛围，在全院临床科室和职能科室中以医院统一规范的星级科室评比标准为依据，建立一套完整反映门急诊及住院医疗服务质量的科学管理体系，并开展评比活动。该评比体系注重医德医风建设、满意度调查、表扬加分、批评投诉和整改反馈等人文服务。每月汇总、每月整改反馈、每季评比，对表现优秀的科室和个人授予荣誉，并计入季度绩效。

（二）实施医患沟通人文立项

为了让医务工作者从每天重复性的劳动中总结出规范、系统的操作方法，并在工作中不断实践—修正—提高，医院开展了医患沟通人文立项。即把医患沟通作为一种临床技能，让医生、护士、技师等不同角色的医务人员在不同场景下，掌握如何与病人沟通，并使各科室建立起有各自特色的医患沟通的规范模式，以高尚的医德和良好的沟通构建出具有医院特色的医学人文关怀，倡导和谐医患关系的建立。

（三）推进志愿服务多元化

为构建更温馨的医疗服务氛围，同时也为社会人士搭建献爱心的平台，专门开发了"志愿者服务信息管理平台"，施行"订单式"的管理模式，志愿者可以通过网络了解到服务的岗位需求，并应答需求。医院成立了志愿服务管理委员会和志愿者服务管理中心、志愿者服务 V 站，精心编写、制定了《志愿者医院服务培训教材》《志愿者管理制度与工作流程》等相关管理文件，制作了不同培训内容的课件。为该项工作的长期、深入开展，打下了良好基础。

（四）加强对病人的人文关怀

医院始终坚持以病人为中心，不断创新服务举措、优化服务流程、传播健康理念和知识。如在慢性病病房建立起长期的"医患联谊会"，让病人更懂得珍惜生命的意义；深入开展"一专科一特色"护理服务，为病人提供个性化的专科护理，将专科护理与基础护理有机结合；借助信息化管理，利用医院网站、自助服务机、手机短信、微信等多种方式为病人提供网上预约、检查结果告知及开展健康宣教等服务。

（五）开展全员培训活动

为了提高员工人文素养，为病人提供优质服务，医院连续四年进行分层级、分岗位、有针对性的全员培训。培训内容贴近社会发展实际和员工工作岗位的实际需求，重点围绕员工理想信念教育、医院价值理念体系、医院行为规范体系、人文沟通技能、专业理论知识及岗位技能、心理疏导、个人修养等方面，合理制订培训计划，实施培训活动，评价培训效果。

（六）对员工进行多种形式的医德教育

为了传播医院正能量，让病人感受到医护人员有温度的服务，医院始终坚持正面引导，带动更多的员工争优秀、当先进。利用医院内部媒体和网站等媒体宣传身边爱岗敬业、医德高尚、乐于服务奉献的典型人物事迹。同时，组织开展院内网上各种评比活动，组织不同年龄、不同层次的医务人员畅谈对于职业素养的理解，了解医院职工的思想动向和心态，引导广大员工树立正确的人生观、价值观。

通过以上各项措施，提高了全体员工的人文服务意识，医院的志愿服务运行常态化，推动了医院的文化内涵建设。在医院内营造出了优质、高效的工作氛围，也得到了广大病人的充分认可。

第五章 医院护理管理

第一节 护理组织管理体系

护理的一切活动都要靠护理组织来推行，有效的护理组织管理来自合理、高效的护理组织管理体系。因此，护理组织管理体系是医院护理管理的基础，是完成各项任务、实现医院及护理目标的组织保证。

一、护理组织管理系统

（一）三/二级护理管理体系

护理部实行院长（或副院长）领导下的护理部主任负责制，有条件的医院应设护理副院长。护理部在分管院长领导下，对医院护理工作进行管理，并定期召开专题会议研究护理管理工作，全面承担护理学科发展的职责。各层级护理管理岗位和人员按照标准配置，岗位任职条件、工作职责明确，并按工作标准对各层级护理管理者进行考核，做到责、权、利相匹配。

特级医院、三级医院床位在 800 张及以上，实行三级护理管理：即护理部主任—片区（或科）护士长—护士长。二级医院、三级医院床位在 800 张以下者，可实行二级护理管理，即护理部（总护士长）—护士长管理。逐步建立护理垂直管理体系，建立与相关科室及职能部门的联席会议或其他协调机制。

1. 护理部主任配备

800 张床及以上的医院，设护理部主任 1 人，副主任 1~2 人，科护士长 3~6 人；300 张床及以上的医院，设护理部主任 1 人，副主任 1 人，三级医院设科护士长 2~3 人，二级医院设管理护士长或干事；300 张床以下的医院，设护理部主任（总护士长）1 人，管理护士长或干事 1 人，其中，三级医院设科护士长 2~3 人。护理部主任在院长领导下，全面负责医院护理行政和业务管理。

2. 科护士长配备

临床科室床位在 100～150 张床以上、3 个护理单元以上或任务繁重科室（手术室、门急诊、重症监护病房等）应设科护士长 1 人。科护士长在护理部主任领导和科室主任业务指导下，全面负责本片区的护理行政和业务管理。

3. 病房护士长配备

医院每个护理单元应设护士长 1 人，在护理部主任（总护士长）、科护士长的领导和科室主任的业务指导下，全面负责该护理单元的护理行政和业务管理。

4. 护理单元

每个护理单元一般应设置 30～50 张床位，护理单元有护士 5 人以上应设护士长 1 人。40 张床位以上，医疗、教学、护理任务繁重、人员多的护理单元，可设教学副护士长 1 人。

（二）护理部职能

护理部是医院行政管理的一个职能部门，其工作职能主要有两方面，即管理职能和服务职能。

1. 管理职能

（1）负责全院护理人员的业务和行政管理工作。根据医院的总任务和总目标制订全院护理工作规划、计划，明确护理工作长期、中期、短期目标和具体实施方案。要求年度有计划、季度有安排、每月有重点，工作目标分解到科室或个人，并组织实施。计划和目标完成后进行总结和评价。

（2）制定全院护理规章制度、职业道德规范、疾病护理常规、各类管理标准（如护理质量评价标准、护理技术操作规范和护理文件书写标准等）和各级护理人员职责、各班工作程序及工作标准。根据护理学科的发展特点及医院建设发展的需求，不断改进和完善，定期进行检查、监控，针对存在的问题，及时提出持续改进措施。

（3）负责全院护理人力资源管理，合理调配和使用护理人员。提出护理人员考核、奖惩、晋职、晋级意见；对聘任片区（或科）护士长和护士长提出意见；对新护士院内分配提出意见；负责招聘、管理编制外合同护士等。

（4）健全质量控制组织，设立质控委员会（或小组）。对全院护理工作质量进行定期检查、评价、分析，对存在的问题及时反馈并提出整改建议；对护理不良事件进行调查、原因分析和讨论，制定防范措施，对护理人员进行安全警示教育。

（5）负责护士的在职继续教育培训与考核，定期组织全院各层级护士业务学习和技术操作培训，每年对全体护理人员进行理论、操作考核 1~2 次；加强对护士长的领导和培养，不断提高他们的业务水平和管理能力。

（6）负责组织护理科研活动，注意护理业务、管理、教学、科研等信息的获取、存贮、开发和利用，组织护理业务、新技术论证与开展。

（7）定期召开各级护士长会议，讲评护理质量，布置工作任务，收集意见，提出持续改进措施。

（8）建立护士技术档案，包含护士学历教育、继续教育、进修学习及护士业务考核内容，为护士的晋升提供依据。

（9）组织各类护士活动，营造积极向上、弘扬正气的协作氛围。

（10）协调与处理护理与医疗、医技、后勤等部门的关系。

2. 服务职能

（1）护士执业证书的注册与再注册。

（2）护理学会会员的申请、注册和管理。

（3）进修护士或实习护士的登记、安排和管理。

（4）外院护理专家的接待、安排和登记。

二、护理目标管理

世界卫生组织指出："护理管理是系统地利用护理人员的潜能，并系统地安排及应用其他人员、设备、环境及护理活动的各个环节，以提高人们的健康水平的过程。"要实现护理管理的目的就必须有全院护理管理目标及各项护理标准，且相关人员知晓目标及标准内容并履行职责。病房护士长负责落实本科护理管理目标并按标准实施护理管理。主管部门对科室护理管理目标、护理质量的执行情况定期检查、分析、评价、反馈、整改，对护理管理目标及各项护理标准落实情况有跟踪、成效评价和持续改进。

（一）护理目标管理定义

护理目标管理是护理管理人员与管理对象根据护理的使命和任务，共同协商制定具体的工作目标，签订书面目标责任书（协议），将整体目标分解为各科室和成员的目标，定期以目标责任书为依据来检查和评价目标完成情况的一种管理方法。

（二）护理目标管理特征

1. 目标统一，方向一致

护理目标管理最大的特征就是方向明确，非常有利于把整个护理团队的思想、行动统一到同一个目标、同一个方向上来，是科室或病房提高工作效率、保证护理质量持续改进和提高的有效手段之一。科室或病房管理目标的制定必须基于护理部总体目标的基础，包括实现目标的措施及目标的评价方法也必须与上级规定的相一致。

2. 全员参与，自我管理

目标管理是一种民主的、强调员工自我管理的管理制度，即"自我控制"。科室和病房可以采取适合自己科室特色的措施进行自我管理和自我控制，这样可以提高科室护理人员的工作热情、工作积极性和创新性。

3. 关注结果，强调反馈

目标管理关注结果，关注目标是否能达到。在实施目标管理的过程中，各层级管理人员要定期评价。通过检查、考核反馈信息，在反馈中强调护理人员自我检查，并制定绩效考核制度和措施，促进护理人员更好地发挥自身作用。

4. 逐级分解，整体协调

目标管理是将总目标逐级分解，各分解目标要以总目标为依据，方向要一致，每个科室、每个成员需要相互合作、共同努力、协调一致，才能完成总体目标。

（三）目标管理原则

1. 目标制定必须科学合理

目标管理能不能产生理想的效果、取得预期的成效，首先就取决于目标的制定。制定科学合理的目标是目标管理的前提和基础，脱离了实际的工作目标，轻则影响工作进程和成效，重则使目标管理失去实际意义，影响医院或科室发展大局。

2. 督促检查必须贯穿始终

目标管理——关键在管理。在目标管理的过程中，丝毫的懈怠和放任自流都可能导致目标管理措施不落实或未见成效。作为管理者，必须随时跟踪每一个目标的进展，发现问题及时分析、协商、处理，及时采取正确的补救措施，确保目标运行方向正确、进展顺利。

3. 考核评估必须实施绩效

任何一个目标的达成和实现，都必须有一个严格的考核评估计划和方案，并严格按照目标管理方案，逐项进行考核并做出总结，对完成目标管理成效显著、成绩突出的科室或个人按章奖励，对未达到目标、失误多、影响整体工作的团队或个人按章处罚，真正达到表彰先进、鞭策后进、奖优罚劣的目的。

(四) 目标管理的实施

1. 目标设置

目标的设置是目标管理过程中最重要的阶段，这个阶段可以细分为四个步骤。

(1) 护理部设定工作目标。这是一个暂时的、可以改变的目标预案，由护理部提出，再同片区（或科）护士长、病房护士长共同讨论，以统一认识，达成共识。通过讨论使每个科室护士长之间达到相互合作、协调一致、共同努力的目的。管理者必须根据医院的工作规划和长远战略，估计客观环境带来的机会和挑战，对医院或部门的优劣有清醒的认识，对整个护理团队应该完成和能够完成的目标做到心中有数。

(2) 各层级管理者职责、分工明确。目标管理要求每一个分目标都有确定的责任主体。因此预定目标之后，需要重新审查现有组织结构，根据新的目标分解要求进行调整，明确目标责任者和协调关系。

(3) 设定科室或病房目标。护士长带领本科室的护理人员对护理工作的总目标进行学习，在护理部和片区的总体目标指导下，完善科室的工作目标并制订符合科室特点的目标实施计划，并制定出明确的实现目标的时间期限。将总目标转化为每个护理人员的明确目标，使大家加深认识，方向一致，以保证护理工作总目标的实现。制定目标时应注意目标的可考核性（即目标的内容是用数量指标或质量指标具体描述的，可以通过一定的方法进行考核）和目标的合理性（即执行者通过努力可以达到）。

(4) 护理部和科室就实现各项目标所需的条件及实现目标后的绩效考核达成共识，并签署协议。科室分目标制定后，要授予科室相应的资源配置的权利，实现责权利的统一。

2. 实现目标过程的管理

(1) 应建立护理部、片区、病房自上而下的三级目标管理组织体系。

①成立护理部目标责任制管理领导小组，负责与科室签订目标责任书，组织定期考评、自评、检查，讨论确定评分并公布反馈，按目标责任书实施奖惩。护理部的管理重点是指导协助、督促检查、提出问题、提供信息及创造良好的工作环境。因此，第一要进行

定期检查、评价,检查要有统一的工作标准;第二要向科室通报并明确检查考核进度,便于相互沟通协调;第三要帮助科室解决工作中出现的困难和问题。当出现不良事件、意外事件严重影响科室或护理团队的目标实现时,也可以通过一定的方法,修改原定的目标。

②科护士长作为中间衔接层级,一方面要按照考核目标监督病房各项工作的落实和完成情况;另一方面也要及时向护理部反馈病房存在的问题,协助护理部和病房制定持续改进的方案和措施。

③作为病房护士长,实现目标过程的管理也要按照目标考核的细则内容进行定期和不定期的检查督导,以保证目标顺利实施。要制定月计划和周安排,看实现目标的措施是否落实,有何经验教训,须做哪方面的改进。发现问题及时提醒大家修正、分析原因并制定改进措施,总结经验,提出对策。

(2)建立良好的护士长与护士的工作关系。护士长与护士建立良好的工作关系,是保证目标尽可能实现的第一步。为取得护士的信任,护士长可以采取以下措施:重要决策一定遵循民主集中制原则,积极采纳有建设性的意见;护士发生的任何错误,应主动寻找自身管理方面的问题,使护士增强对护士长的信任感;护士长在管理上出现的任何问题都要勇于面对,敢于担当。

(3)护士长要善于采用激励机制。应用激励的机制,充分调动每位护士的工作积极性、创造性,真正做到人尽其才、才尽其用,确保目标的顺利实施。

(4)目标管理的要点。①制定护理工作制度:重点是病房护理人员的各岗位职责、病房管理制度、危重病人抢救制度、交接班制度、查对制度、输血安全制度、消毒隔离制度等。②目标分解、落实到人。护理工作总目标是以最佳结果为目的,自上而下展开,落实到每位护理人员身上,把总目标变成各科室或病房每位护理人员的具体工作计划和工作内容,使每个人都明确干什么,干到什么程度,达到什么效果,明确自己的责任。③建立健全质控组织:完善护理部—科室—病房护理质控评价组织,该组织由护理部一位副主任主要负责,护理部质控人员和各科室的护士长参加,定期对各病区的护理质量进行检查、考核和客观评价。④护理质量标准化:护理质量标准化是做好质量控制的目标和手段,是质量控制的依据。根据护理质控标准,结合医院的实际情况,制定护理质量标准,并建立护士长检查考核手册,每月有计划,每周有考核,记录详细具体。⑤定期检查:每位护理人员按目标要求,对自己的工作质量负责,病房护士长对每日、每周的工作进行环节质控;片区(或科)护士长切实负责,对各目标每月进行检查,发现病房存在不足部分要采取有效措施,限期改进。

3. 总结和评价

目标管理进行一定时间和期限后，要及时检查和评价目标的完成情况。按照签订的目标责任书实施奖惩，依据考核结果，确定奖惩，体现多劳多得、优绩优酬，并与护士职务、职称晋升及进修学习结合。护理部定期进行全院性讲评，总结考评结果，分析目标差异的主要原因，并采取改进措施，同时讨论下一阶段目标，开始新的循环，形成管理闭环。如果目标没有完成，要及时分析原因、总结教训、制定改进措施，及时整改，实现护理质量持续改进。

总之，目标管理是手段，关键是需要各科护士长带领护理人员自我管理、自我加压，充分发挥每一位护理人员的积极性与创造性，使护理人员感到达到目标有自己的一份责任，从而达到改进护理质量、提高护理水平的目的。

三、护理工作规划、计划和总结

为更好地履行护理工作职责，对医院和科室的护理工作进行全盘把控，对护理人员进行统筹安排，工作计划就显得尤为重要。医院要有对护理工作的中长期规划，护理部、片区和科室根据医院的总任务，制订全院、片区和科室层面的护理工作规划与计划，做到年度有计划、季度有重点、每月有安排，且相关人员知晓规划、计划的主要内容。医院须出台相关措施保障护理工作中长期规划的有效落实，护理主管部门应组织实施，并对其落实情况进行追踪分析和年度总结，持续改进护理工作。

（一）制订护理工作计划的原则

1. 领会政策的原则。制订计划前，一定要充分领会上级的政策和方针，在充分理解的基础上，制订出来的计划才不会偏离政策和目标。

2. 切实可行的原则。要从本地区、本医院、片区、病房的实际情况出发，定目标，定任务，定标准，其目标要明确，其措施要可行，其标准通过努力是可以达到的，切记不要夸大事实或只做表面的事情。

3. 集思广益的原则。在做计划前后要征求临床一线护士的意见，这样制订出来的计划，实施起来才能更见成效。

4. 突出重点的原则。制订计划时，要分清轻重缓急，突出重点，以点带面。

5. 防患于未然的原则。要预先想到实施过程中可能出现的各种风险，制定必要的防范措施及补救方法。同时还要制定出监督的标准，边实施边检查，使计划得以顺利进行。

（二）制订护理工作计划的流程

1. 工作内容的确定。确定医院或科室年度或季度重点目标、人员培训和考核、科研工作、日常护理工作及监督考核等。

2. 工作内容的分类。根据工作的重要及紧急程度，将工作分级。

3. 工作责任人、协助责任及监督人的落实。

（三）制订工作计划的要素

1. 工作内容

做什么（what）——护理工作目标、任务。护士长制定的工作目标，一定要在规定的时间内完成，并且要保证质量，切勿好高骛远。

2. 工作方法

怎么做（how）——护理工作采取的措施、策略。护士长制定的措施要目标相一致，要以事实为依据、切实可行，同时要注意全程进行督导及反馈，随时发现问题，随时进行修改，以保证任务的完成。

3. 工作分工

谁来做（who）——谁负责的护理工作。护士长首先要选用人才，因为选人是提高执行力的重要源头，其次要学会用人，再有就是要注意培养人才，这样才能使工作有条不紊地进行。

4. 工作进度

什么时间做（when）——护理工作完成时间。护士长在制订计划时不要忽视任务完成的期限，否则就会出现今天推明天、明天推后天的现象。

四、护理质量管理体系的运行

根据医院规模及功能任务，在医院质量与安全管理委员会下设护理质量管理组织，在护理部主任、副主任领导下认真做好护理质量管理工作。护理质量管理组织可下设：护理管理质量评价组、护理服务质量评价组、护理安全管理质量评价组、基础护理和级别护理质量评价组、护理文书质量评价组、特殊单元护理质量评价组、护理培训及考核组。

（一）护理质量管理组职责及任务

1. 护理管理质量评价组工作任务

（1）负责对科室组织管理、人力资源管理、业务管理、环境和设备管理等方面进行督促检查。

（2）负责对病区内外布局、标志、卫生、物品摆放、床单元配备等情况的督促检查。

（3）负责对科室急救药品物品、抢救设备性能、应急状态及护理人员掌握熟练程度进行督导检查。

（4）按照质量标准，严格对各科护士长各项管理工作及记录进行检查，质控小组每周对科室的自查情况，并认真记录检查结果，现场反馈给被查科室。

（5）负责对护理安全项目的检查，包括病区药品、毒麻药品、急救车管理、护理应急预案等方面的督促检查，做到认真、仔细并有记录、有反馈。

（6）对检查中存在的问题、薄弱环节进行分析，提出整改措施。

（7）按照护理部要求，按时完成检查的督导任务，并于每次查后一周内将结果书面报护理部。

2. 护理服务质量评价组工作任务

（1）负责对护士行为规范（仪表仪容、服务态度）、入住院及转诊服务、应急服务、病人合法权益、投诉管理、满意度、健康教育落实效果等方面进行督促检查。通过评估病人的满意度，找出改进的关键点，从而提高病人的满意度及医院的形象。

（2）对检查中存在的问题、薄弱环节进行分析，提出整改措施。

（3）每季度按时完成护理部要求的检查次数与督导任务，并于每次检查后一周内将检查结果书面报护理部。

3. 护理安全管理质量评价组工作任务

（1）按照安全管理质量标准对科室安全组织管理、病人身份识别、有效沟通、安全用药、跌倒/坠床、压疮、手卫生、护理不良事件等方面进行检查。

（2）通过每月护理不良事件呈报，动态监控各护理单元护理不良事件和安全隐患，提升并落实整改措施，保障病人住院期间安全。

（3）对发生护理不良事件进行原因分析，提出并落实整改措施，实行持续质量改进，以减少护理不良事件的发生。

（4）监控院内压疮及跌倒/坠床的发生率，压疮及跌倒/坠床危险因素的评估及高危风险病人的措施落实情况。通过高危压疮、高危跌倒/坠床发生率的监控，实现对住院病人压疮及跌倒/坠床的持续管理，减少压疮及跌倒/坠床的发生。

（5）每季度按时完成护理部要求的检查次数与督导任务，并于每次检查后一周内将检查结果书面报护理部。

4. 基础护理和级别护理质量评价组工作任务

（1）负责对病人分级护理与基础护理的督促检查。着重对病人生活护理、管道护理、床单位管理、入院及出院护理等方面进行检查。强化基础护理的落实，满足病人的基本需求，对存在的问题实行持续质量改进。

（2）按级别护理及基础护理质量标准，严格检查护理措施的落实情况。如病人的生活护理、皮肤护理、专科护理等。包括护士对病情了解程度，是否做到了"十知道"，病床单位的质量，晨晚间护理质量，病人体位是否舒适、安全，有无发生压疮，各种导管、引流管及输液病人的护理、观察、记录是否及时、准确，生活护理情况，并做到有指导、有反馈。

（3）对检查中存在的问题、薄弱环节进行分析，提出整改措施。

（4）每季度按时完成护理部要求的检查次数与督导任务，并于每次检查后一周内将检查结果书面报护理部。

5. 护理文书质量评价组工作任务

（1）负责对全院各科室的护理文书环节进行质量控制。

（2）按护理文书书写要求严格检查住院病历中的护理文书书写情况，如体温单、医嘱单、护理记录单、各种护理评估单、交接记录单、静脉输液单、输血单、护理病历、病区动态表等执行情况，各种执行单与医嘱单是否相符等，并做到有反馈、有指导。

（3）对检查中存在的问题、薄弱环节进行分析，提出整改措施。

（4）按护理部要求，每季度按时完成检查次数和督导任务，并于每次查后一周内将结果书面报护理部。

6. 特殊单元护理质量评价组工作任务

（1）负责督促检查各特殊护理单元的护理质量管理工作。

（2）按特殊护理单元质量标准检查各护理单元各项工作的落实情况，包括组织管理、功能布局、业务管理、安全管理等。做到有检查、有记录、有反馈。

（3）对检查中存在的问题、薄弱环节进行分析，提出整改措施。

（4）按护理部要求，每季度按时完成检查次数与督导任务，并于查后 5 日内将检查结果书面报护理部。

7. 护理培训及考核组工作任务

（1）熟练掌握护理技术操作规程，熟悉专科技术操作要点。

（2）按标准对各病区的护理操作、专科技术操作进行督察，对存在的问题进行技术指导改进。

（3）每年度末商讨、制订下一年度的培训、考核计划，并按计划实施。

（4）根据医院或科室的实际情况对各级人员组织针对性培训。

（5）每月在业务学习中组织护士学习岗位职责、规章制度、工作流程及应急预案，每月不定期抽查 3~5 名护士对核心制度的知晓情况。

（6）每年规范护理技术操作 3~4 项，统一培训并考核。

（7）关注护理新技术发展动态，对经过论证开展的护理新技术进行检查、评价、收集反馈意见，有记录。

（8）考核小组每月对护理人员进行护理技术的抽查考试，对考核中存在的问题、薄弱环节进行指正；对检查结果进行总结、分析，针对不足提出整改意见并在护士长会上进行讲评，改进措施提出后予以实施；对实施情况进行追踪监测，观察改进效果，将切实有效的改进方法上升为操作标准和工作规范，逐步达到改进工作流程的目的。

（二）护理质量管理组织体系评价要点

1. 护理质量管理组织体系人员构成合理、成员相对稳定、职责明确，设专职人员负责护理质量管理，且有年度护理质量工作计划。

2. 各质量评价组履行职责，做好检查、咨询、指导、协调等工作。

3. 各质量评价组应按护理工作程序、护理规章制度、常规、技术操作规程、质量管理的持续改进方案，定期和不定期的检查，分析存在的问题，对有重大护理质量问题应及时汇报。

4. 质量评价组应发挥团队精神、集思广益、相互补充，做到公平、公正、公开地评估与督查。

5. 质量评价组切实落实护理质量工作计划，每季有对病人满意度调查及综合质量评价，半年有小结，年终有总结。

6. 护理质量与安全管理委员会定期召开会议，对科室护理工作中的质量问题进行分析、反馈并提出整改建议。

第二节　护理质量管理

一、概述

（一）护理质量的基本概念

1. 质量

质量（Quality）又称为品质。在管理学中指产品或服务的优质程度。国际标准化组织（ISO）对质量的定义："反映实体满足明确和隐含需要的能力的特性总和。"质量一般包括三层含义：规定质量（Conformance Quality）、要求质量（Requirements Quality）和魅力质量（Qualityof Kinds）。规定质量是指产品或服务达到预定标准；要求质量是指满足顾客的要求；魅力质量是指产品或服务的特性超出顾客的期望。

2. 护理质量

护理质量（Nursing Quality）是指护理工作及服务效果满足护理服务对象需要的优劣程度。护理质量是通过护理服务的实际过程在结果中表现出来的，对护理质量的评价可用下面的公式表示：①规定护理质量=实际服务质量-护理质量标准；②要求护理质量=实际服务质量-服务对象的要求；③魅力护理质量=实际服务质量-服务对象的期望值。差值为零，表示刚达到相应的护理质量要求；差值为正，表示超过了护理质量要求；差值为负，表示服务对象不满意。

（二）护理质量管理的基本原则

质量管理过程中，应该遵循的原则有以下七个。

1. 以病人为关注焦点的原则

组织依存于顾客。因此，组织应当调查、识别并理解顾客当前和未来的需要及期望，确保组织制定的目标与顾客的需要和期望相结合，满足顾客要求并争取超越顾客的期望。病人是医院赖以生存和发展的基础，医院的医疗和护理的中心就是病人，服务于病人满足其需要，并提供超出病人期望的服务，是医院存在的前提和决策的基础。护理质量管理的目的就是保证以最佳的护理服务，满足护理服务对象的健康需求。因此，临床护理工作必须以病人为中心，为其提供基础和专业的护理服务，正确实施各项治疗和护理措施，为病人提供健康指导，并保证病人安全。

2. 发挥领导作用的原则

领导者确立组织统一的宗旨和方向，他们应当考虑所有相关方的需求和期望，为本组织的未来描绘清晰的远景，确定富有挑战性的目标。创造并保持使员工能充分参与实现组织目标的内部环境，为员工提供所需的资源和培训，并赋予其职责范围内的自主权。医院护理工作的领导者应使护士理解组织的目标和目的，并激发护士的工作热情和积极性。要让全体护理人员认识到为病人提供安全、优质、高效、经济的护理服务是医院的根本目标，在组织的所有层次上建立价值共享、公平公正和道德伦理观念，创造良好的内部环境，确保护理质量管理体系得以有效运行。

3. 全员参与的原则

组织内的各级人员都是组织之本，只有所有成员都充分参与到目标的实现过程中，才能充分发挥他们的价值，为组织带来效益。各级护理管理者和临床一线护理人员的态度和行为直接影响护理质量。因此，护理管理者必须重视人的作用，让每个护士了解自身贡献的重要性及其在组织中的角色，使护理工作者能以主人翁的责任感去解决各种护理问题，增强护理人员的质量意识，使他们对自身的表现负责，并积极参与和为持续改进护理质量做出贡献。

4. 过程方法的原则

"过程方法"即将活动和相关资源作为过程进行管理，可以更有效地得到期望的结果。因为所有的工作都是通过过程来完成的，通常一个过程的输入是上一个过程的输出。为了取得预期的结果，管理者应系统地识别和管理组织内的所有活动，一个组织的质量管理就是对各种活动过程进行管理。管理者识别组织职能之间和职能内部活动的接口，明确管理活动的职责和权限，使工作协调一致并获得可预测的结果。护理管理者不仅要识别病人就诊、住院和出院的全部服务过程，而且要对护理服务质量形成过程的全部影响因素进行管理及控制。

5. 系统方法的原则

管理的系统方法是将相互关联的过程作为系统加以识别、理解和管理，有助于组织提高实现目标的有效性和效率。医院是一个系统，由不同部门和诸多过程组成，它们是相互关联、相互影响的。理解医院体系内各过程和诸要素之间的相互依赖关系，以及在实现组织目标过程中各自的作用和责任，并尽力关注关键过程，可以提高组织的协调性和有效性。将护理质量管理体系作为一个大系统，对组成管理体系中的各个要素加以识别、理解和管理，才能实现护理质量管理的目标要求。

6. 持续改进的原则

持续改进是指在原有的基础上不断提高产品和服务质量、过程和效果及管理体系的效率的循环活动。有效地持续改进，须在整个组织范围内使用一致的方法持续改进组织的业绩，将持续改进作为组织内每位成员的目标，并为员工提供有关持续改进的方法和手段的培训。如 PDCA 循环模式，调查分析原因，采取纠正措施，并检验措施效果，总结经验并形成规范，杜绝类似问题再次出现，以实现持续质量改进。

7. 基于事实的决策方法

有效的决策是建立在数据和信息分析的基础上。确保数据和信息的精确性和可靠性，并使用正确的方法分析数据，使做出的决策是基于充分的数据和事实分析的基础上，减少决策不当和避免决策失误。因此，护理质量管理要求管理者对护理服务过程进行监控和测量，从得到的数据和信息中分析病人要求的符合性，以及护理服务过程的进展情况和变化趋势，增强对各种意见、决定的评审和改变的能力。

（三）护理质量管理的基本任务

1. 建立质量管理体系

护理质量管理体系是医院质量管理的重要组成部分，完善的质量管理体系是开展质量管理，实现质量目标的重要保证。护理质量是在护理服务活动过程中逐渐形成的，要使影响护理活动过程的诸要素都处于管理控制中，必须建立完善的护理质量管理体系，使各部门、各级护理人员、各项工作活动等各种质量要素组合起来，形成一个目标明确、权责明确、协调一致的质量管理体系，才能保证护理服务质量的不断提高。

2. 进行质量教育

质量教育就是为提高护理人员的质量意识，传授质量管理的思想、理论、方法和手段等科学知识，获得保证服务质量的技能，而对护理人员所进行的培训活动。通过质量教育，可以提高全体护理人员的质量意识，使护理人员认识到自身在提高护理质量中的责任和价值，唤起他们自觉参与质量管理的积极性、主动性和创造性，从而提高整体护理质量，满足病人对护理服务的要求。

3. 制定护理质量标准

护理质量标准是进行科学护理质量管理的基础，是进行质量管理和规范护理人员行为的依据，是保证护理工作正常运行和提高护理质量水平的重要手段。护理活动过程的各个环节若没有科学的质量标准，没有标准化的质量管理，护理工作将不能连续而有秩序地进行。因此，只有建立科学的护理质量标准体系，才能保证为病人提供的护理服务质量。

4. 进行全面质量控制

全面质量管理关键在一个"全"字，把单位质量管理看成一个完整的系统，要求对构成质量系统的诸要素进行全方位管理。涉及范围包括护理人员素质、护理技术管理、专科护理质量、护理服务质量、环境质量、各项护理指标的管理、设备管理、护理信息管理等。全面质量管理的基点是"全"，但必须"有重点"，管理的重点是护理质量体系的确立，如临床护理质量管理、人员素质质量管理等。不抓临床质量、培养高素质的医护人才，全面质量管理就不可能成功。

5. 持续改进护理质量

持续质量改进是现代质量管理的重要观点之一，是质量管理的原动力，质量改进的关键是持续性。在医院就是要按病人的健康需求不断改进护理服务质量，树立追求卓越、不断改进的护理服务意识，不能安于现状。若没有持续质量改进，医院的护理质量控制则是僵硬的、落后的。持续质量改进观点符合现代病人健康需求。

（四）护理质量标准化管理

1. 质量管理标准相关概念

（1）标准

我国国家标准的定义是，标准（Standard）是对重复性事物和概念所做的统一规定，是衡量事物的准则、榜样和规范。标准是现代化管理的必备条件，只有标准才能规范人们的行为。制定标准的目的就是建立最佳工作程序，取得最佳工作效果。

（2）标准化

标准化（Standardization）是指标准的制定、贯彻和修订中有组织的活动过程。标准化就是对标准全部活动的过程，包括制定标准、执行标准、改进和修订标准的全过程。这是一种循环，而且每循环一次，标准的质量要提高一次。

（3）标准化管理

标准化管理（Standardization Management）是指在管理过程中，以标准化的形式来进行计划、组织、协调和控制。标准化管理突出把标准化贯穿于管理的全过程，要始于标准，终于标准。在管理中全面、系统地应用标准化方法进行各项职能管理。

2. 护理质量标准

（1）定义

护理质量标准（Nursing Quality Standard）是依据护理工作内容、特点、流程、管理要求、护理人员及服务对象特点、需求而制定的护理人员应遵守的准则、规定、程序和方法。如护理人员服务质量标准、病房管理质量标准、基本技术操作质量标准、基础护理质量标准、护理文书书写质量标准、护理质量检查标准等。

（2）护理质量标准体系的结构

我国学者把医疗质量管理划分为基础质量、环节质量和终末质量，称之为三级结构理论。该理论也适用于护理质量管理。

①基础质量标准

基础质量是指提供护理工作的基础条件质量，是开展护理服务的基本要素。基础质量管理的重点是对构成护理工作的各基本要素进行质量管理，主要内容包括人员、技术、物资、环境、时限和信息等。对基础质量管理要求建立健全护理工作制度、护士的岗位职责和工作标准、各科疾病的护理常规和技术操作规程。同时制定并落实护理质量考核标准、考核办法和持续改进方案。如基础护理质量评价标准、护理文书规范，有定期的质量评价，应急预案与处理程序。

②环节质量标准

环节质量又称为过程质量，是各种要素通过组织管理所形成的各项工作能力、服务项目及其工作程序或工序质量。在过程质量管理中强调医疗服务体系的连贯性和衔接性。连贯的护理服务主要指病人从就诊到入院、诊断、治疗、护理及出院等各个护理环节的衔接。

③终末质量标准

终末质量是指病人所得到的护理效果的综合质量。是由各种质量评价方法形成的质量指标体系，如技术操作合格率、差错发生率、压疮发生率、病人对护理服务的满意度等。

基础质量、环节质量和终末质量三者是不可分割的整体，它们相互影响、相互制约，最终目标是提高护理质量。

（3）常用的护理质量标准

护理技术操作质量标准（包括基础护理技术操作和专科护理技术操作）；临床护理质量标准；护理病历书写质量标准；护理管理质量标准，包括护理人员管理标准、各项工作标准、物资及设备管理等。

3. 护理质量标准化管理的内容

护理质量标准化管理，就是制定、修订护理质量标准，执行护理质量标准，并不断进行护理标准化建设的工作过程。

（1）制定护理质量标准的原则

制定护理质量标准要遵循的原则有以下五个。

①目的性原则：是指针对制定标准的不同目的，制定不同种类的标准。制定标准必须有明确的目的，要考虑制定目的是什么，什么时间达到什么目的，需要注意的是：目的要适宜，既不能太高，也不能太低。

②科学性原则：护理质量标准化管理涉及理论科学和应用科学，护理质量标准必须是科学的，应符合护理质量管理的规律。护理质量标准不仅能够满足护理服务对象的需求，而且有利于规范护士行为，提高护理服务质量，有利于护理人才队伍的培养和护理学科的发展。

③可衡量和操作性原则：指各类指标一定要能测量和控制，实施后能达到标准规定要求。在制定护理质量标准时，要尽量用数据来表达，对一些定性标准也尽量将其转化为可计量的指标。实践证明，护理质量指标太烦琐，不仅浪费人力、物资和时间，而且难以发挥标准化管理的作用。护理质量指标应具有客观性，符合实际工作，这类指标才具有可操作性。

④不断改进原则：不断改进是质量管理的精华，护理质量标准和质量标准化管理都要有坚持不断改进的原则。要使护理质量标准适应护理质量管理发展，满足护理服务对象的需要，就需要不断修订标准。

⑤严肃性和相对稳定性：指各项护理质量标准一经审定，必须严肃认真地执行。强制性、指令性标准应真正成为护理质量管理法规；其他规范性标准，也应发挥其规范指导性作用。只有保持各项护理质量标准的相对稳定性，才能发挥标准化管理作用，不能朝令夕改。

（2）护理质量标准的制定与修改

制定和修订质量标准的总原则是要注意标准的目标性、科学性、先进性、合理性、现实性、可操作性和效益性。

确定目标：①根据上级的要求和目标；②根据医院对护理工作的发展规划，确定质量标准目标；③根据近期护理质量的完成情况。④根据科室、医院内外环境的动态因素变化情况。质量目标可分为长期目标和短期目标，也可以根据实际情况分为年度质量目标、半年质量目标、季度质量目标、月质量目标或周质量目标。

调查研究，搜集资料：制定质量标准前要进行广泛调查研究，包括国内外有关标准资料、以往指标完成的情况、相关方面的研究成果、实践经验和数据统计资料、本院和同级医院质量指标资料。搜集资料是非常重要的阶段，原则上是有用的资料越多越好。调查研究工作完成后，要进行认真的分析、归纳和总结。

拟定提纲，撰写标准并验证：在资料丰富的情况下，拟定质量标准提纲。一个好的质量标准提纲，往往需要一个详细的提纲，最好拟定出五级提纲。五级提纲是标题套大标题，大标题套中标题，中标题套小标题，层层套。在详细的质量标准提纲的基础上，撰写有关标准的初稿。初稿完成后要发给有关单位和人员征求意见，并组织讨论，经过修改形成文件。较大的质量标准要有试行稿，要通过试验进行验证，确保质量标准的质量。

审定标准，发布实施：对拟定的标准进行审批，根据不同标准的类别经有关机构审查通过后公布，在一定范围内发布实施。

评价修订标准：质量标准的评价一般是一个标准目标实施完后的评价，也可以随时评价。评价的主要内容包括质量标准完成情况、指标的适度情况、指标的分配情况等。修订标准是在对标准进行评价的基础上，总结标准的执行情况，并根据工作中的新经验、现代管理的理论和方法、客观事物的发展，对标准进行修订。

二、护理质量评价与持续改进

护理质量评价是质量管理的重要环节，贯穿于护理工作的全过程。所谓评价是指有组织、有计划地通过对活动的调查，就活动中的客观事物的核实对事物性质的分析，判定被评价对象是否符合事先规定标准或要求的活动，而对质量做出客观的定论。护理质量评价的目的是根据提供服务的数量、质量、效益来评价服务对象对护理需求的满足程度、未满足的原因及其影响因素，对照护理标准找出差距，改进质量。

（一）护理质量评价指标

护理质量评价指标一般分为护理工作效率指标和护理工作质量指标两大类。

1. 护理工作效率指标

护理工作效率指标主要反映护理工作数量。是标明负荷程度的，如护士人数、护士床位比、出入院病人数、门急诊人数、手术台次、床位使用率、床位周转率、平均住院日、重症护理率、抢救成功率、卫生宣教人次和健康教育覆盖率等。

2. 护理工作质量指标

护理工作质量指标主要反映护理工作质量。如护理技术操作合格率、基础护理合格率、特护和一级护理合格率、护理文书合格率、护理缺陷发生率、医院感染发生率、病房管理合格率、陪护率、护士培训率、考核及格率、病人满意度等。

（二）护理质量评价的方式

根据评价主体不同分为医院外部评价、自我评价、服务对象评价和第三者评审。

1. 医院外部评价

主要是由卫生行政部门对各级医院的功能、任务、水平、质量和管理进行的综合评价。

2. 自我评价

由服务机构提供主体对自己的服务质量进行评价的方式。如由护理部、科护士长、护士长三级质控构成医院护理质量监控网络，此外还有护理质量控制小组等对本机构的护理质量所进行的定期或不定期的评价。根据组织者的不同，自我评价又分为垂直评价和横向评价。垂直评价是上级对下级进行的评价。横向评价是部门和部门之间，或者同级人员之间的评价。

3. 服务对象评价

即护理服务对象对服务质量进行的评价。病人是服务结果的直接受益者，对服务质量最有评价权。如病人对护理服务满意度评价。

4. 第三者评审

由医疗机构之外与医疗机构和消费者无利害关系的第三者机构进行。评审者既不是服务提供者，也不是消费者。因此，该类型的评审具有中立性、学术性、公正性、透明性等特征。

（三）护理质量评价内容与方法

护理质量评价的内容包括基础质量评价、过程质量评价和终末质量评价三部分。基础质量评价是对构成护理服务所需的基本内容的各个方面进行的评价。过程质量评价是对护理服务各个环节的质量进行评价。终末质量评价是对护理服务的最终结果的评价。

（四）护理质量评价结果分析

护理质量评价的结果主要表现形式是各种数据，必须对这些数据进行统计分析，才能对护理质量进行判断。护理质量评价结果分析方法很多，常用的方法有定性分析法和定量分析法两种。定性分析法包括调查表法、分层法、水平对比法、流程图法、头脑风暴法、因果分析图法等。定量分析法包括排列图法、直方图法、散点图等的相关分析。

1. 统计表

统计表是原始数据的一种整理结果，应用最广，用途最大。统计表通常采用表格形式，清晰、对比强烈，便于阅读，是一种非常适用的质量管理工具。统计表的构成通常包括标题、标目、格式、线条、数字、备注等。

2. 因果图

因果图是20世纪50年代日本东京大学石川馨教授提出的管理方法，又名鱼骨图。一个质量问题的发生往往是多种因素综合作用的结果，因果分析图就是从这些错综复杂的因素中抓住关键因素，将影响质量的因素按大、中、小、细小分类，依次用大小箭头标出；判断真正影响护理质量的主要原因。

3. 排列图

又称主次因素分析图，是意大利经济学家巴雷托发明的，又称巴雷托图，是一种找出影响工作质量关键因素的统计图。排列图的特点：按问题大小进行排列，找出关键因素；强调分层分析，明确问题，有利于确定问题的次序；强调用数据说话，每一次都有频数和累积百分比。

排列图的作用：确定影响质量的关键因素。在排列图上通常把累计百分比分三类：A类因素是在80%以内的因素，即主要因素；B类因素是在80%～90%的因素，即次要因素；C类因素是在90%～100%的因素，即一般因素。排列图可用来确定采取措施的顺序，注重措施效果的鉴别。对照采取措施前后的排列图，可以对措施的效果进行鉴别。

4. 控制图

首先将高等数学列入管理科学的是美国数理统计学家休哈特，他于1924年创立控制图，又称休哈特控制图。休哈特控制图是最基本的、应用最广的控制图，也称常规控制图。控制图可以明确质量究竟是由偶然原因还是系统原因引起的，从而判断质量是否处于控制状态。

控制图的结构：纵坐标表示质量要求，横坐标表示时间发生的事件。一般与横坐标平行画3～5条线，即中心线（以均值表示）、上下控制线（$X \pm 2S$）、上下警戒线（$X \pm S$）。

5. 条形图

用条形的长短表示数量的多少，显示它们的对比关系。主要用途：①表示医院不同年限、月份、条件下同类指标前后的变化；②表明总体的结构在时间上的变化。分为单式、复式和结构式三种。

6. 相关图

用来研究判断两个变量之间相关关系的。它由一个横坐标、一个纵坐标和散点组成。

（五）护理质量的持续改进

1. 质量改进

质量改进是对现有的质量水平在控制和维持的基础上加以突破和提高，将质量提高到一个新水平的过程。质量改进的宗旨就是永远追求更好，因此质量改进活动是永无止境的。从方法论的角度，质量改进活动的过程可用 PDCA 循环来表达和指导。PDCA 循环是开展质量改进活动的科学工作程序，可应用于任何实体组织的质量改进活动。

2. 护理质量改进

当护理质量没有发现问题时，改进活动主要是指主动寻求改进机会，识别护理服务对象的新期望和新需求，寻求改进方向。当护理质量出现问题时，应及时对护理服务过程审查。在质量改进小组的领导下，鼓励全员参与，要有科学的态度和严谨的作风，开展多种形式的质量改进活动。

第三节　护理质量管理方法

一、标准化管理

（一）标准和标准化的概念

1. 标准（Standard）

标准是对重复性事物和概念所做的统一规定。它以科学技术和实践经验的综合成果为基础，经有关方面协商一致，由主管机构批准，以特定形式发布，作为共同遵守的准则和依据。我国的标准分国家标准、行业标准、地方标准和企业标准四级。

2. 标准化（Standardization）

在经济、技术、科学及管理等社会实践中，对重复性事物和概念通过制定、发布和实施标准，达到统一，以获得最佳秩序和社会效益，对实际或潜在的问题制订共同和重复使用规则的活动。这种活动包括制定、发布、实施和改进标准的过程。这种过程不是一次完结，而是不断循环螺旋式上升的。每完成一次循环，标准水平就提高一步。标准化的基本方法包括：简化、统一化、系列化、通用化、组合化和模块化。

（二）护理质量标准概念及分类

1. 护理质量标准（Nursing Quality Standard）

护理质量标准是依据护理工作内容、特点、流程、管理要求、护理人员及服务对象的特点、需求而制定的护理人员应遵守的行为准则、规定、程序、方法。护理质量标准由一些具体标准组成，如在医院工作中的各种规章制度、操作规程、岗位职责等，均属于广义的标准。《中华人民共和国护士管理办法》《综合医院分级护理指导原则》《基础护理服务工作规范》与《常用临床护理技术服务规范》等，均为正式颁布的国家标准。

2. 护理质量标准分类

护理质量标准目前没有固定的分类方法。根据使用范围分为护理业务质量标准、护理管理质量标准；根据使用目的分为方法性标准和衡量性标准；根据管理过程结构分为要素质量标准、过程质量标准和终末质量标准，这三者是不可分割的标准体系。

（1）要素质量标准。要素质量是指构成护理工作质量的基本要素。要素质量标准既可以包括护理技术操作的要素质量标准，同时也可以指管理的要素质量标准。

（2）过程质量标准。过程质量是各种要素通过组织管理所形成的各项工作能力、服务项目及其工作程序或工序质量，它们是一环套一环的，所以又称为环节质量。在过程质量中，强调医疗服务体系各环节的协调性，从而为连贯的医疗服务提供保障。连贯医疗服务主要指急诊与入院的衔接，诊断与治疗的衔接，诊疗程序的衔接，相关科室的衔接，以及上级医院与地方医院、社区医院的衔接等。

（3）终末质量标准。护理工作的终末质量是指病人所得到的护理效果的综合质量。它是通过某种质量评价方法形成的质量指标体系。这类指标包括技术操作合格率、差错发生率、病人及社会对医疗护理工作满意率等，其中住院病人以重返率（再次住院和再次手术）、死亡率（在院死亡和术后死亡）、安全指标（并发症与病人安全）这三个指标为重点。

二、PDCA 循环

(一) PDCA 循环的概念

PDCA 循环 (PDCA Cycle) 是美国著名的质量管理专家爱德华·戴明于 20 世纪 50 年代提出的,又称"戴明环" (Deming Cycle),其中 PDCA 分别代表计划 (Plan)、执行 (Do)、检查 (Check)、处理 (Action) 四个阶段循环往复的过程,是一种程序化、标准化、科学化的管理方式。从过程来看,这是一个从发现问题到解决问题的过程,该方法作为质量管理的基本方法,被广泛应用于护理领域的各项工作中。

(二) PDCA 循环的步骤

PDCA 循环的实施过程分为四个阶段,八个步骤。

1. Plan 计划阶段

该阶段分为四个步骤:第一步分析现状,找出存在的质量问题,确定需要质量改进的项目;第二步逐项分析产生质量问题的各类原因或影响因素;第三步找出影响质量的主要因素,确定改进目标;第四步针对主要因素研究对策,制定相应的管理或者技术措施,提出改进的行动计划,并预测实际效果。解决问题的措施应具体而明确。

2. Do 实施阶段

即第五步,按照预定的质量计划、目标、措施及分工,付诸行动。

3. Check 检查阶段

即第六步,根据计划要求、实际执行情况,将实际效果与预期目标进行对比检查,衡量和考查所取得的效果,发现计划执行中的问题进行改进,制定下一步措施。

4. Action 处置阶段

对检查结果进行分析、评价和总结,具体分为两个步骤进行。第七步把成果和经验纳入有关标准和规范(技术标准或者管理工作标准)之中,巩固已取得的成绩,让取得的成果进入定性状态。第八步把没有解决的问题或者新发现的问题转入下一个 PDCA 循环,并制订新一轮循环计划。

现存原有的问题解决了,新的问题又出现了,问题不断出现又不断被解决的过程就是 PDCA 循环不停运转的过程,也是临床护理管理方法和质量不断前进与改进的过程。

（三）PDCA 循环的特点

1. 系统性 PDCA

作为一种科学的管理工具，其四个阶段必须是完整的，缺少任何一个环节都不可能取得预期的效果。例如，查找问题不全不准，就会给分析原因带来困难。制订计划是为了实施，检查是为了确认分析实施的效果，是处理的前提，而处理是检查的目的。每一个环节都是环环相扣的，是一个不可分割的系统的整体。

2. 关联性

大循环是小循环的依据，小循环是大循环的基础，从循环过程来看，各个循环之间相互协调，相互促进，彼此关联，相互作用。各个护理单元是护理质量管理体系中的子循环，而护理质量管理是医院质量管理的一个子循环，与医院各部门之间构成质量管理的大循环，从而让 PDCA 循环运转起来，整个医院的质量，取决于各个部门、各环节的质量，而各部门的质量依托于医院管理规章制度的制定。因此，大循环是小循环的理论依据，小循环是大循环的行动基础，达到彼此促进、推动、提高的目的。

3. 递进性 PDCA

循环的四个阶段周而复始地运转，每循环一次都有新的目的和内容，产品质量、过程质量或工作质量就提高一步。PDCA 循环是一个持续滚动的过程，从结果上看是呈阶梯式上升的，该循环不是在同一水平上周而复始地循环，它的每次循环，都是站在以往的经验所搭建起来的基础上，有新的任务和目标，都能发现、解决一些新的问题，这样质量才能进一步提高，从而推进管理工作上升到一个新的台阶。

（四）PDCA 循环对护理质量管理的意义

1. 促进护理质量的持续改进

PDCA 循环既强调以现状为基础的科学调查，又注重以问题为核心的具体改进措施，并强化追踪效果评价，持续改进，使护理质量控制更有系统性、规律性和可持续性，有利于形成护理质量管理的和谐的循环体系，提高管理效能，促进护理质量的持续改进。

2. 有利于提高病人满意度

动态循环的 PDCA 循环可有效强化"以病人为中心"护理质量管理理念，强调优质护理的重要性，逐步完善各项规章制度，优化护理工作流程，提高病人满意度。

3. 有利于激发护士的积极性

PDCA 循环强调全员参与，注重构建透明的质量管理网络，让每位从一线的临床护士到高层的护理管理者共同参与，人人有目标、有压力、有动力，从而有利于激发护士的工作积极性。

三、临床路径

(一) 临床路径的概念

临床路径（Clinical Pathway，CP）是指针对某一疾病建立一套标准化治疗模式与治疗程序，是一个有关临床治疗的综合模式，以循证医学的证据和指南为指导来促进治疗和疾病管理的方法，最终起到规范医疗行为、减少变异、降低成本、提高质量的作用。

临床路径最早起源于美国 20 世纪 80 年代。在传统的医疗模式下，医师根据自己的临床经验开展临床工作，因为工作经验和各自的工作习惯不同，最终产生的医疗效果也不同，由于没有统一的评价和衡量标准，医疗服务质量改进比较困难。临床路径在这样的情况下应运而生，它是综合了多数医学专家的意见，制定出一个行业内认可通用的标准化路径，要求大家依此路径来开展医疗工作，这在很大程度上控制了医疗环节中的差异和不确定因素，保证了医疗服务质量的稳定。

我国学者曾以系统理论为基础提出临床路径流程的框架，临床路径把诊疗、护理常规合理化、流程化，使病程的进展按流程进行有效控制，其最终结果就是依据最佳的治疗护理方案，降低医患双方的成本，提高诊疗护理效果。

(二) 传统医学临床路径的制定

1. 前期准备

成立临床路径实施小组；收集基础信息；分析和确定实施临床路径的病种或手术，选入原则为常见病、多发病和费用多、手术或处置方式差异小、诊断明确且需要住院治疗的病种。

2. 制定临床路径

制定临床路径的方法主要为专家咨询法、循证法和数据分析法。制定过程中需要确定流程图、纳入排除标准、临床监控指标与评估指标、变异分析等相关标准，最终形成临床路径医师、护士和病人版本。各版本内容基本相同，但各有侧重点和针对性，详略程度和使用范围有所不同，这也可以增进医护人员与病人的沟通，有利于病人参与监控、保证临床路径措施的落实。

3. 实施临床路径

按照既定路径在临床医疗护理实践中落实相关措施。

4. 测评与持续改进

评估指标可以分为以下几种，年度评估指标（平均住院天数及费用）、质量评估指标（合并症、并发症和不良事件发生率等）、差异度评估指标（医疗资源运用情况等）、临床成果评估指标（平均住院天数，每人次的住院费用，资源利用率等）及病人满意度评估指标（对医师护士的诊疗技术、等待时间、诊疗环境、态度等）。根据 PDCA 循环的原理，定期对实施过程中遇到的问题及国内外最新进展，结合本医院的实际情况，及时对临床路径加以修改、补充和完善。

（三）临床路径的变异及处理

临床路径变异是指临床实际过程在既定的标准临床路径上发生了偏移，与任何预期的决定相比有所变化的称为变异。实施临床路径时有时会产生变异，即任何不同于临床路径的偏差。根据不同标准可将变异分为不同类别。按照造成变异的原因，可分为疾病转归造成的变异、医护人员造成的变异、医院系统造成的变异及病人需求造成的变异四种类型。按照变异管理的难易程度，可将变异分为可控变异和不可控变异两类。按照变异发生的性质，可分为正变异和负变异。正变异是指计划好的活动或结果提前进行或完成，如提前出院、CT 检查提前等，负变异是指计划好的活动没有进行（或结果没有产生），或推迟完成，如延退出院、CT 检查延迟。

变异的处理应当遵循以下步骤。第一，记录。经治医师应当及时将变异情况记录在医师版临床路径表单中，记录应当真实、准确、简明。第二，分析。经治医师应当与科室项目负责人交换意见，共同分析变异原因并制定处理措施。第三，报告。经治医师应当及时向实施小组报告变异原因和处理措施，并与科室相关人员交换意见，并提出解决或修正变异的方法。第四，讨论。对于较普通的变异，可以组织科内讨论，找出变异原因，提出处理意见；也可以通过讨论、查阅相关文献资料探索解决或修正变异的方法。对于临床路径中出现的复杂而特殊的变异，应当组织相关的专家进行重点讨论。

（四）临床路径在护理中的应用

护理临床路径是针对特定的病人群体，以时间为横轴，以各理想护理措施为纵轴的日程计划表，也就是临床所制订的护理计划单，是有预见性地开展各项护理工作的依据。护理临床路径是由临床路径发展小组（CPDT）内的一组成员，根据某种诊断或者某类疾病或手术而制定的一种护理模式，按照临床路径表的标准化治疗护理流程，让病人从住院到出院都按照此模式来接受治疗护理。在整个过程中，护士是临床护理路径的制定者，同时也是执行临床路径团队的核心成员之一，在临床路径管理的模式下，医护关系发生了根本的变化，由从属配合关系变为平等合作关系；护士所开展的护理活动也是临床路径活动的重要内容，在执行临床路径的过程中，护理活动可归纳为监测、评估、给药、治疗、检验、活动、饮食、排泄护理、护理指导、出院宣教、评价等项目，规划在每日的护理行动中。

第四节　护理信息与科研管理

一、护理信息管理

（一）护理信息的特点

1. 生物、心理、社会医学属性

护理信息大多与病人健康有关，因此具有生物、心理、社会医学属性的特点，在人的生命过程中，始终变换着健康和疾病的状态，对护理而言，其信息不仅包括护理对象的生物学信息（生理、病理），亦包括其心理、生活信息，并具有动态和延续性。

2. 准确性

准确的信息是合理护理反应的保障。可以用客观数据来表达的信息，如病人的血压、脉搏等可测量指标，信息准确性高；而主观感受如病人的病态、语言表述、生活状态的信息，需要护理人员观察、判断和分析，以此表达的信息带有表述者的主观意识，会影响对病人的病情判断，特别是在病人意识不清或缺乏表达能力时对信息判断失误，会造成医护判断不当，而酿成事故。

3. 相关性

医疗部门的护理信息的形成是建立在完善的信息系统的基础上，信息系统的完善须科学技术及各部门的协调与配合，才能保障信息的及时、准确和完整。护理信息与多方面有关，涉及多部门和人员。有护理系统内部信息，如护理工作信息、病人病情信息、护理技术信息等；有护理系统外部信息，如医护共同治疗活动、各医技部门及科室护理配合、参与等信息。这些信息往往是相互交错、相互影响的。

4. 大量性和分散性

护理部门工作既有平行协作，又有上下级的行政管理与业务指导，因此涉及的部门多，信息量大，信息面广，种类繁多、分散。护理是医疗活动的重要组成部分，工作范围几乎涵盖整个医疗过程，因此护理信息系统是医院信息系统的重要一环。对信息系统的建设及正确使用，直接关系到医院的护理质量和管理效率。

（二）护理信息的分类与收集方法

1. 护理信息的分类

医院的护理信息种类繁多，主要分为护理科技信息、护理业务信息、护理教育信息和护理管理信息。也可将护理信息按系统分五大模块，具体如下。

（1）护理病例系统

协助护理人员对病人进行健康评估；针对病人的生理、心理、社会及家庭进行评估；协助护理计划、照顾活动计划、病人出院评估、追踪记录、转介记录等；亦可用于护理指导。

（2）医嘱操作系统（护理业务）

主要针对医嘱进行记录，如用药、给药时间及临时给药进行记录；检验医嘱：记录病人检查检验项目，如病人姓名、病历号码、收集资料时间、完成护理措施时间等内容；输血记录：记录备血信息及输血记录；病人病情动态资料、护理文件书写资料、工作报表等。

（3）护理管理系统

包括护理部人事管理系统：护理人员个人档案、考勤、工作考核资料、人事成本资料等；护理管理系统：员工排班系统、规章制度、岗位职责、质量标准的信息。

（4）护理教育系统

护理人员的培训：实习、见习、进修、业务学习、会议、继续教育、各类考核成绩资料等；护理教育：教学大纲、教学计划、带教计划、实习安排、带教教师的培训等信息。

（5）护理科研系统

护理人员的科研项目、成果、论文、著作等资料；学术交流、活动情报、科技研发、专利项目、新技术等信息。

2. 护理信息收集的方法

（1）观察法

信息收集人员亲自到活动现场或借助一定的仪器对信息收集对象的状况进行观察和如实记录的收集方法。应用包括：①了解病情，可能带有个人的主观情绪，有时会影响观察的客观性。②了解病人需求。③了解治疗情况。④治疗环境的观察。

观察法的特点：①直观性。观察法所得到的信息往往能够直接利用，并可借助语言文字来传达，因此信息提供者的表达能力和使用者的理解能力都可能使信息被放大、扭曲或损耗。②广泛性。通过观察可以得到其他渠道难以获取的一些信息，如环境信息、病人治疗的信息、护理服务水平等信息。这些信息可以作为护理信息的重要补充。

观察法的缺点：①信息表面化；②信息难以量化；③收集信息的范围有限；④费用高，因为需要较多的人员和仪器投入，所以观察法的成本通常比较高。

比较适合观察法收集的信息主要是：对准确性要求比较高的信息；不需要深入分析的信息；收集对象不愿意透露的信息；不需要大量数据就能进行分析的信息；等等。

（2）调查法

通过与信息收集对象进行直接交流来获取信息的方法被称为调查法。属于口头交流或文字交流。常用两种方法如下。

①访谈调查

访谈调查是通过信息人员与调查对象进行口头交流来获取信息。用于确定被调查者的身份；有助于问题的深入；根据对方语气表情可判断回答的真实性；可互动；反馈及时。

访谈调查存在的缺点：一般是一对一沟通，需大量人员投入；调查敏感问题比较困难，被调查者容易紧张和产生较多顾虑，对个人隐私或敏感问题拒答或回答不真实的可能性比较大。同时调查人员的主观因素亦有影响，提问技巧和理解能力存在差异，调查人员的提问方式、语气、表情都可能产生诱导或失和，从而影响回答的客观性。访谈调查主要用于收集需要深入了解的信息。

②问卷调查

通过被调查者填写问卷的方式来收集信息。这种方法程序简单，其主要的优点包括：第一，成本低。问卷调查是一种文字交流的方式，设计一份问卷可供无数调查对象填写，不需一对一访谈，节省人力，调查对象多、范围广。第二，后期资料分析方便。问卷设计一般是标准化，信息收集的针对性强，调查结果容易统计处理，适合于量化研究，特别是封闭式问卷可借助计算机进行资料处理。

问卷调查的主要缺点：回答的真实性相对较差，与被调查者的合作程度、能力有关，拒答率较高。问卷调查适合于了解对问题的看法、态度、行为，尤其适合用大量数据进行比较分析的定量研究。

（3）实验法

实验法是医学研究中常用的方法，使健康的影响因素得以重视，从而能对结果进行检验，有助于提高信息的稳定性，减少片面性。主要用于因果关系的判断。

（4）计算机处理

护理信息的容量大，其信息的储存、加工、分析过程结束了手工时代，建立以计算机为主体的信息系统。如临床护理信息系统、护理管理信息系统、护士注册处理系统、护理知识库信息系统等，进一步提高、完善了护理服务的质量和能力。特别对护理科研的促进，使其有了快速高质量的发展。

（三）护理信息系统及信息管理类别

现代护理管理建立了科学化管理系统，运用现代化管理手段，将信息管理融入护理管理中，形成护理信息系统，加以科学管理，对提高护理质量，促进护理的科学化、标准化、现代化、国际化起到至关重要的作用。

护理信息系统是在护理活动过程中对相关护理信息进行收集、储存、加工整理、分析处理，可以迅速检索、显示所需动态资料，是医院信息系统的重要组成部分。应用计算机信息管理系统进行护理信息管理。

1. 护理信息系统

（1）住院病人信息管理系统

住院病人管理是医院管理的重要组成部分。该系统在病人办理住院手续后，相应护士电脑终端显示该病人相关信息，提示护理人员做好病人住院准备：打印病人资料一览卡、床头卡，并与药房、收费处、病案室、统计室等相应部门共享，对住院病人进行规范化管理。

（2）住院病人医嘱处理系统

医师将医嘱录入计算机，在护士电脑终端显示，经核实无误执行，产生当日医嘱单、医嘱变更单和医嘱明细表；确认领取所需药物，自动产生请领总表及单个病人明细表（药费、住院费和治疗项目费）。方便查询并有相应的法律效应。

（3）住院病人药物管理系统

病区电脑终端上设有借药及退药功能，在病人需要时可及时退药，同时设退药控制程序，避免造成误退药、滥退药现象。

（4）住院病人费用管理系统

在病人住院的整个过程中随时统计发生项目的费用信息，使各项费用明细一目了然。目前采取对住院病人一日报费制度、特殊费用清单制度，并可调整费用的结构，使之趋于合理。

（5）手术病人信息管理系统

主要针对手术治疗的管理，如外科将手术病人的信息输入电脑：手术方案、所需人员、器械、用药、手术时间等。通过管理系统使病区与手术室及时沟通。也为手术过程及费用发生提供科学管理信息与依据。

（6）护理排班信息系统

该系统设有护士长排班系统。将手工操作转变成电子管理，提高了工作效率。通过办公系统使信息沟通便捷，也便于监督与查询。

2. 护理信息管理的类别

（1）护理行政信息管理

护理部或病区护士长对日常护理工作管理的信息，利用网络办公系统将排班、考勤、考核、质量监督等进行系统记录。并可将相应的会议报告、管理文件、通报、简讯、活动安排等相关信息储存、展示和交流。

（2）护理业务信息管理

护理业务信息系统的内容包括护理评估、诊断和护理计划；病人信息如病人的病情、医嘱、生活习惯、饮食等；各类护理活动信息，项目繁多，内容复杂，使用计算机管理时，信息的录入应有专人负责，对信息分类并定期对各系统进行整理，保证其信息正确及质量合格。

（3）护理质量信息管理

应用相应软件建立数据库，设计质量考核评分标准，将护理部门各种考核与检查项目的结果录入计算机系统，完成信息的储存、整理、统计分析和结果报告，及时、准确地对护理工作质量进行反馈，以及护理管理监控。

（4）护理科研信息管理

护理人员通过计算机建立各种信息库，如将特殊病例、科研数据、科研成果、新业务技术等输入计算机并储存，应设立密码，防止他人窃取或删除。利用计算机管理护理人员的科研档案，如对个人学习经历、学习成绩、论文及著作、发明、专利、科研成果等进行记录和统计，了解护理的科研状态和护理人员的科研能力，为晋升、深造、选派科研人才提供有力的依据。

（5）供应室信息管理

供应室是医院无菌器材的供应中心，主要承担清洁、消毒、保管和发放工作。利用计算机进行信息管理，可将物品的种类、数目、价格、发放情况、回收情况、使用后损坏情况进行记录，为管理提供有效的、可靠的数据信息。

（6）重症监护病房信息管理

监护病室收住手术后或严重创伤的病人，病情变化复杂，需要建立一个能对人体重要的生理生化指标有选择性、连续性地进行监护的系统，系统必须具备信息储存、显示和分析和控制功能。通过以计算机为核心的监护系统，将主要的生化指标信息自动储存、显示和分析，及时发现病情变化并做出应急处理，同时也降低了护士的疲劳性观察，减少手工操作及主观判断造成的误差。

（四）护理信息管理方法

信息管理是指在整个管理过程中，信息收集、加工和输入、输出的总称。信息管理的过程包括信息收集、信息传输、信息加工和信息储存。

1. 信息管理的含义

信息成为真正资源的必要条件是对信息整理的有序化过程。信息管理是对信息进行整理，使其满足组织要求并合理应用的过程。由于存在对信息管理对象或范畴的不同看法，因而对信息管理也就有不同的解释。

（1）狭义的信息管理

认为是对信息进行收集、组织、整理、加工、储存、控制、引导、传递、利用的过程。

（2）广义的信息管理

认为不仅是对信息的管理，还是对信息活动的各种要素进行合理的组织和控制，以实现信息及有关资源的合理配置、合理利用、交流渠道通畅，将信息作为资源得到利用的最大效益而满足需求。前者强调信息自身的管理，后者强调信息及活动的相关因素的全方位管理。

2. 信息管理的发展阶段

信息管理的发展可分为信息管理的技术时期和信息管理的资源时期。

（1）信息管理的技术时期

该时期信息管理观念是狭义的，主要运用计算机技术，建立计算机信息系统，对信息进行储存、处理和机械交流。随后快速发展形成了各种信息系统。包括 ES–专家系统、DSS–决策支持系统、OSA–办公自动化系统、IRS–情报检索系统、MIS–传输加工系统、TPS–数据传输加工系统和 CBIS–计算机信息系统等。

（2）信息资源管理时期

对信息的认知不断深化，其管理的概念跳出狭义的范围，强调对信息的综合管理，即对信息活动中的信息、人、设备、技术、资金等各种资源的管理；同时强调管理手段和方式的综合化，不仅应用信息技术方法，包括采用经济、人文的管理方法，还对信息活动诸要素进行管理，20 世纪 80 年代后提出了"信息资源管理"的新概念。

3. 信息资源管理系统方法

（1）信息资源管理的组织系统

作为信息组织系统，信息传递和沟通涉及组织的每个成员。组织的每个成员既是信息的发送者，也是信息的接受者，有效的沟通和传递信息，涉及组织的每一个成员，在组织中建立信息组织系统进行信息交流，是组织活动的保障、信息资源的组织来源。

正式组织系统：按组织结构和管理层次来传递信息进行沟通的系统。社会组织系统即为信息组织系统。是社会组织内部信息沟通的基本渠道。如各部门之间的信息传递，各管理层次之间的指令下达和落实反馈等。

非正式组织系统：由不受正式的组织机构约束的团体成员组成，是非正规渠道的私人间的信息沟通系统，而大多数的信息沟通是通过非正式系统完成的，是正式组织系统的一种补充。

（2）信息资源管理的技术系统

主要指相关数据的信息化处理技术，包括以下四方面。①录入：即数据采集，建立相应的数据库，将数据分类录入。②统计处理：使用计算机应用软件对录入的数据进行统计分析，并可绘制相应的统计图表，丰富数据的表达形式。③存储：进行资料的档案管理，方便对处理的数据资料进行查阅、传递、交流、报告、修改等活动。④检索：建立科学快捷的检索系统，是引导信息查阅、交流的重要工具。

二、护理科研的管理

（一）护理科研

科学研究就是为了系统地解决问题，揭示所研究事物的客观本质与规律，将其上升为理论，进而指导实践活动；并探索理论与实践间的规律、作用方式、相互关系。护理科研，亦属于生命科学研究的范畴，其科学性、技术性、服务性、社会性很强，对本学科需用科学的方法来进行研究探索，提高这一学科的整体水平。因此，护理研究就是通过科学的方法，有系统地研究或评价护理问题，并通过研究改进护理工作和提高对病人的护理能力与质量。

（二）护理研究的范畴

护理研究可分为基础性研究和应用性研究两大类，目前国内大部分护理研究着重于应用研究。因此，凡与护理相关的问题，其调查和研究都属护理研究的范畴。根据研究内容可将护理研究分为以下五方面。

1. 护理教育方面

这是护理研究进行最早的课题，主要进行护理教学的教育目标、培养目标、学制、培养方式及教学课程安排、教学方法与手段、教学评估及方法等研究；之后开展护士在职教育、学历教育、继续教育等问题的研究。

2. 护理理论研究

护理理论是一种以描述、解释和预测人类生命中有益与健康的方式与活动。研究结果具有深度和实际意义。相关的护理理论研究包括如下几方面。

（1）自理理论和护理系统理论：认为一个人的生活自理是有一定形式并连续的、有意识的行为。一个人的自理能力，可反映健康状况。所以护理工作应以如何更好地去恢复和满足病人的自理能力为目的。护理系统理论包括：①完全补偿护理系统；②部分补偿护理系统；③支持和健康教育护理系统。

（2）强调生长、发育、成熟和社会化的理论：指出护士与病人之间的关系是治疗过程的一个重要影响因素，和谐的护患关系有利于解决病人的疾痛。

（3）适应理论：指出人是一个适应系统，人的适应行为即是人对环境应激原进行恰当反应的过程，护理工作就是针对作用于人的各种刺激，加以控制，以促进人的适应性。

还有一些理论，如认识人体的整体性；互动系统和达标理论等，着重研究相关的护理哲理和各种护理理论方面内容。目前护理理论发展很多，各家理论都有其可取的优点和特点，也各有不足，有待发展和完善。

3. 护理管理方面

探讨有关护理的组织、人力资源、质量控制、相关法律、行政管理制度、领导方式、业绩考核、信息管理等问题。

4. 各专科临床护理研究

研究其护理技术、急救护理、新技术和新仪器应用；对提高护理工作效率具有实际意义。如评价或比较几种护理方法，探讨护理措施的优缺点和临床效应等，都是护理研究的课题。

5. 护理学历史的研究

主要研究护理学的起源、发展、变革及各国家的护理模式，以及医学与护理学的关系，用历史的事实启发我们应该如何做护士，构建和谐的医疗环境，以历史为鉴探讨护理实践中不断出现的新问题的解决方法。

三、护理研究的步骤和基本方法

护理研究的步骤：一是提出问题和确立研究问题；二是查阅文献；三是陈述理论框架；四是确认研究变量；五是研究假设形成；六是研究设计（确定研究对象和选择研究方法）；七是预实验；八是收集资料，原始数据的积累和处理；九是统计学分析；十是撰写论文。以上步骤之间界限分得不是很清楚，有些步骤常是同时或是交错进行的。

（一）提出问题和形成假设

护理领域研究课题主要来自护理实践。护士从护理实践和日常工作中发现问题，经过长期的观察和思考，逐步形成新的想法，继而提出研究问题。选题应充分做好基础调查、查阅相关资料、了解待选课题同行研究现况、背景、进展等，选题在一定程度上反映了科学研究的能力、水平及研究成果的效益，同时也决定了研究论文的价值。所以，选题是进行科研的基础。

1. 问题的来源

（1）护理理论

理论来源于实践，并经得起实践的检验，最终用于指导实践。问题的提出，就是研究者在实践中发现问题，提出某种假设，研究其规律与共性，揭示本质，探讨因果关系，并验证假设是否成立。问题可以是护理专业本身的，也可以来自所有与护理专业有关的学科的理论，如护理教育、护理伦理、护理心理、人际沟通、护理法律等。可以是成熟的理论，也可为尚有争议的学说。

（2）临床护理

护理实践提供了丰富的研究问题。各类护理人员，可对自己工作实践中遇到的各类问题进行研究。特别是护理实践的新问题及护患关系、服务对象的需求等都可以成为护理研究的课题。日常护理工作中，只要细心、勤思考就可以发现值得研究的有价值的问题。如静脉输液并发症静脉炎的研究，研究结果发现留置静脉导管与静脉炎的发生有关，留置静脉导管时间越长，静脉炎发生率越高。研究结果提示确定静脉留置针保留的具体时间，可以减少静脉炎的发生，从而改进了护理工作，提高了护理质量。

（3）护理文献

文献一般是确立研究方向，提出问题的重要来源。特别是研究结果的文献作为许多研究的基础，使研究者可借鉴、分析和综合，对后人的研究有指引、指导和参考意义，对同类研究构成体系产生理论有贡献价值。

2. 选题的原则

（1）实用性

要选择护理工作中普遍关心的问题和亟待解决的问题。确定问题是否有意义首先要考虑：①问题的重要性。②问题的实用价值。③问题的研究结果。其理论参考价值，推理或假设是否能被证实？④研究的成果对实践是否有益？对制定护理措施、护理政策有否帮助？是否有社会效益与经济效益？

（2）可行性

从研究的人力、技术、时间、经费、空间等方面考虑，其研究可行性的问题。同时护理研究的对象大多是以人为主体，所以要考虑其研究本身对人无害，维护被研究者的权益；研究对象是否愿意合作；有关部门能否协调、支持；研究者的知识、经验和能力、经费、仪器、技术、信息是否有保证；政策和制度方面有否限制；特别是对被研究者采取的干预措施是否安全、可靠，都须进行可行性的论证。

（3）科学性

从选题、计划设计、实施方案、资料的搜集、整理、分析其均有科学性，例如对研究对象选择使用的随机方法有严格的要求，特别是临床使用的技术一定是有科学的依据，在科学上被证实是有效的。不能随意用人做研究实验。

（4）创新性

对护理实践有指导意义的问题进行研究，要立足于创新；印证别人的研究是基础研究，在此基础上创新才有发展。科学研究是为了推动事物的发展与认识，并转换成效益才有意义。

3. 假设形成

（1）查阅文献

科研工作是连续的，选题、立题过程是需要查阅有关文献的。阅读与课题有关的论文及国内外与研究内容有关的理论，启发其研究思路，形成理论框架，建立研究假设。

（2）陈述假设

假设是研究者提出的本研究的理论依据，研究问题的背景和主要思路是立题的依据、课题的研究核心。在研究中假设理论的运用是很重要的，它影响着研究设计和结果分析，根据理论引导进行研究所得结果必然纳入理论框架中，主要是验证其假设是否成立。所有研究的内容都是为假设寻求科学依据，假设成立是建立理论的基础，是解释观察事物现象的依据，也起着指导研究方向的作用，能使研究结果更具深度。若假设不成立，从反面佐证，研究同样有意义。

（3）确定变量

变量是指研究对象（人或现象）所具备的特性或属性，是研究所要解释、探讨、描述或检验的因素，也称为研究因素。变量是研究工作中所遇到的各种变化的因素，选择变量是研究的关键，变量分类如下：①数字变量：可测量并用一定单位来表示的某一研究对象的特征，如年龄、体重、身高、血压等。这一类变量代表的资料称计量资料。②类别变量：以分类而清点个数得到的变量，如性别、疾病的发病严重程度、食物的种类等。其代表的资料称计数资料。

（4）形成假设

形成的假设是指对确立的研究问题提出一个预期的结果，根据假设确定研究对象、方法和观察指标等，获得研究结果，对提出的问题进行解释和回答。假设的形成，是体现研究者思维的过程。假设不是凭空想象，但有假定性。尽管假设具有科学性，可仍是根据对某种现象的观察推测出来的，在没有被证实前，带有假定性。不是所有的研究都需要提出假设，在探讨因果关系时可有假设形成；如描述性研究就不必假设。

（二）科研设计

科学研究过程的关键部分是研究总体方案的设计，一个好的研究题目如果没有合理科学的研究设计方案，很难达到预期的目的。在研究问题确立后，研究者按研究目的而选择研究对象、确定变量、研究方法、技术路线、费用预算、研究时间和地点，对资料的搜集、整理、统计方法、论文撰写、课题鉴定等整个过程进行计划安排，即科研设计。

1. 研究设计的主要内容

（1）研究对象（受试者）

也称为样本，它是研究对象的总体，是总体中对研究问题有代表性的部分，一般研究都是用样本的结果推断总体。作为一项研究，同时还要考虑研究对象的数量，也称样本量，样本量过大会造成不必要的浪费，样本量过少对总体的代表性差，研究结果推断总体会产生误差，可根据研究方法选择样本量。

（2）研究方法

研究方法常用的有：现况调查、描述性研究和实验性研究，病例对照研究、队列研究等，根据研究问题的性质及适用条件确定研究方法。

（3）设对照组

临床科研的结果大多是在比较的基础上产生的。因此，必须设立与研究对象相匹配的对照，使结果具有可比性，研究结果才有意义。除实验因素外，控制对照和研究对象的条件要尽可能地齐同。

（4）随机抽样

按随机的原则选择研究对象。使总体中每一个个体都有作为研究对象的可能，目的是减少或避免对研究因素干扰的混杂因素，使混杂因素均分到试验组和对照组内，避免研究结果产生偏倚。

（5）选择测量指标

测量指标的选择直接反映了研究的结果，因此具有决定性的意义，选择测量指标要求如下。①关联性：选择指标的首要条件是指标必须同所研究的问题和目的有本质的联系。②客观性：客观指标是指通过仪器或设备测量到的数据资料而非主观判断所得。③灵敏性：指指标的本身和测量手段（仪器或量表）的灵敏性。④精确性：包括指标的准确性和精密性。准确程度是指观察的平均指标接近实际值的程度。精密度是指观察结果的深度。选择研究的指标应在准确的前提下力求精，避免只求观察的深度而失去其准确度。⑤稳定性：指标的稳定性是指标在研究中的变异程度小。⑥特异性：是临床研究中对疾病的诊断有决定意义的指标，如病理、影像检查等。

2. 样本选择的方法

样本选择常用的方法是随机抽样的方法，也就是研究对象（包括数量）的选择方法。在研究中常关系到总体和样本两个基本的概念。总体是根据研究目的确定的具有相同性质的研究对象的全体。如研究某病病人的自我护理能力，那么所有该病病人就是本研究的总体。一般研究不对总体，常按照随机的方法从总体中抽取一部分病人作为研究对象，则为样本。这种研究为抽样研究。就是从总体中随机抽取一部分有代表性的样本（个体）作为研究对象的方法。目的是通过对样本的研究来推断总体。

样本的选择方法可分为两大类。

（1）概率抽样

①单纯随机抽样：将有限总体中的每一个体统一编号，再按照随机数字表或抽签等方法抽取一部分样本。

②系统抽样：按照一定的顺序，有规律地每隔若干个单位抽取一个单位的方法。

③分层抽样：当研究的变量在总体中有不同层次水平时，则采取分层抽样。如年龄，可分成不同的年龄段，每一年龄段为一层。

④整群抽样：需要某种特质的人，则可选择具有其特质的群体作为研究对象。

（2）非概率抽样

在抽样的正确性和样本的代表性方面都不如概率抽样。可分为以下两种。

①便利抽样：其优点是方便、易行，缺点是样本代表性不好，偏差大。严格地讲，不够科学严谨。

②主观抽样：也称目标抽样或目的抽样。研究者可以选择符合该研究标准的对象。护理研究经常应用这种方法，虽然没有用随机抽样的方法，但是仍有很强的实用性，适合于检验某种新的技术、措施，在探索性和前瞻性的研究中比较常用。其缺点是对样本是否真正具有代表性缺乏客观的判断指标。

（三）预试验

不论是实验研究，还是调查研究，在研究实施前需要做预试验（预调查）。一般先选择少量研究对象进行，目的是熟悉掌握研究方法，并检查研究设计中存在的问题，也可检验研究方法是否可行、被研究者配合的程度等。

（四）原始资料的收集与处理

护理研究中常用的资料收集方法有观察法、问卷调查法和测量法等，通过此得到的记录数据，称为原始资料，必须如实记录，要完整可靠，妥善保管，不可随意更改。

原始资料又可分为计量资料：如血压、血糖、脉搏等；计数资料：如阳性（+）、阴性（−）等，等级分组资料（半计量资料）：是介于计数和计量资料之间的一种半计量资料，也具有计数资料特性，即将观察单位按某种属性的不同程度分组，如治疗效果用治愈、好转、稳定、恶化来表达。资料处理，就是将原始资料进行科学分类和归纳，计算机处理资料时，首先建立数据库，将原始资料按分析意图录入计算机内并储存。

（五）科研数据的统计分析

科学研究的目的在于认识客观事物，揭示客观规律。如前所述，研究一般在样本中进行，研究结论是为了推断总体。人作为研究对象，其研究因素存在个体差异，所以对原始资料进行统计学处理，才能找出共性与规律性的答案，结论才有意义。医学统计学方法是医学科学研究的必要工具，其来源于概率统计学。概率论是数理统计的基础，统计分析的许多结论都是建立在概率大小的基础上。根据不同的资料类型选择不同的数据统计方法。如用计算机分析，目前常用 SPSS 版本的统计软件对数据进行统计处理，根据分析结果结合实际得出相应结论。值得提示的是统计结论不是实际结论，只是数据分析后有统计学意义，不见得有实际意义。而研究结论是在统计学有意义的基础上产生的，所以，必须结合研究的问题建立结论，只有一次研究的结果，结论时要慎重。

（六）结题报告和论文撰写

课题研究结果一般是通过发表论文和结题报告体现的，也是研究的总结，是研究的重要部分。任何一项研究都是以论文的形式报告，并交流和推广。论文是研究过程和结果的表达形式，因此，医学专业论文的撰写有规范化要求。论文撰写的内容主要包括题目、研究目的、资料收集、研究方法、数据分析、统计图表、研究结论等。没有论文，研究不能算完成，论文要求新颖、表达准确、对实践有指导意义。

第六章 医院人力资源管理

第一节 医院人才招聘管理

一、医院人才招聘的对策

(一) 树立人才招聘的正确原则

1. 坚持计划原则

必须制订招聘计划来指导整个招聘工作，程序要科学而实用，使招聘有条不紊地进行。

2. 坚持宁缺毋滥原则

一个岗位宁可暂时空缺，也不要让不适合的人占据，全面考查应聘者的政治思想素养、科学知识素养、发展潜力、身体素质等，保证为医院挑选出高质量的合格人选。

3. 坚持公平公正原则

只有通过公平竞争、择优录用，才能使人才脱颖而出，才能吸引真正的人才，才能起到激励作用。

4. 坚持少而精原则

可招可不招时尽量不招，可少招可多招时尽量少招，招聘来的人一定要充分发挥其作用。

(二) 掌握招聘的技术方法

为了确保招聘工作的效率、公正性、科学性，招聘人员应掌握和遵循一定的技术方法。

1. 要掌握获取和比较人力资源信息的方法

要了解符合录用条件的人力资源的主要来源（如学校或人才市场），以及通过何种方式（如媒体或渠道）可有效而低成本地接触这些来源。

2. 要掌握各种招聘所需的人事测量技术

应熟悉招聘中的各种人事测量手段及其技术特点和要求，如面试要注意评价的客观性和一致性等。

3. 要掌握招聘各环节的技术标准

每一个招聘环节往往都涉及一些特殊的技术标准，如标准条件（环境、场地），必须清楚这些技术要求，才能有效而可靠地实施招聘。

（三）重视招聘的每一个步骤

1. 合理制定招聘决策

对用人部门提出的申请进行深入调研、复核，准确地把握医院对各类人员的需求信息，制订招聘计划，确定人员招聘的岗位、数量、要求及其他事项。

2. 广泛发布信息

发布招聘信息面越广，接受到信息的人越多，招聘到合适人选的概率越大。但如果应聘人员太多，也应进行一下筛选。

3. 组织好招聘测试

按计划实施测试程序，尽量避免招聘测试中的误区。如招聘一般的护理人员，可能程序比较简单，但招聘高级专业技术人才或学科带头人，则须经过简历评估、能力测试、面试、情景模拟、多方面了解情况等复杂程序，逐步考查，还要写出评价报告。

4. 正确进行人事决策

综合评价与分析测试过程中产生的信息，确定每一位应聘者的素质和能力特点，根据预先确定的人员录用标准与录用计划进行录用决策。

（四）建立和完善合理的人才流动机制

首先，完善聘用协议，充分考虑双方的责、权、利。对用人单位而言，要有明确的试用期和考核制度及培训制度等。其次，逐步实行人事代理制度，把人才单位所有变为社会所有，实行人事关系管理与人员使用分离，以保证用人单位自主权能落到实处，疏通人才流动渠道，为人才流动创造条件。最后，积极参加社会养老与失业保险，使待岗、下岗人员的基本生活得到落实，为人才流动提供基本保障。

二、医院人才招聘管理系统的优化

（一）招聘管理系统的优化设计

招聘管理系统结构上主要分为招聘信息管理、招聘考核管理及招聘考核评估三大平台。

1. 招聘信息管理平台

招聘信息管理平台主要为应聘者提供应聘工作的相关功能，包括用户管理和单位管理两个模块。

用户管理由账号管理、简历管理、查看招聘进度及打印准考证三个单元组成。在保留账号管理和简历管理两大传统模块的基础上，增加了查看招聘进度及打印准考证。应聘者登录个人账户后能及时查看招聘进度，通过简历筛选者可自行打印准考证。

单位管理由招聘信息发布、岗位信息管理及招聘考核通知三个单元组成。招聘信息发布后，招聘专员根据岗位要求在岗位信息管理模块中进行简历搜索和简历状态设定。完成简历筛选后，招聘专员可将简历状态设定为审核通过和审核不通过。通过简历筛选的，以短信或邮件的方式告知应聘者自行登录系统打印准考证参加招聘考核；未能通过简历筛选的，则作为人才储备。

招聘信息管理平台的实施使医院与应聘者在招聘过程中始终保持顺畅的沟通状态，在一定程度上弥补了招聘信息不对称的问题，让招聘工作更加快捷、高效。

2. 招聘考核管理平台

招聘考核管理平台主要协助用人科室顺利完成招聘考核工作，包括制订招聘考核计划、招聘考核评价及招聘考核成绩管理三个模块。招聘专员根据各用人科室的应聘情况制订总体的招聘考核计划，包括面试、理论和技能考核时间安排，再以短信、邮件形式发送给科室负责人。负责人打开邮件进入考核管理平台后可查看考核时间安排及应聘人员简历信息。待负责人反馈时间安排后，招聘专员按照计划启动招聘考核程序，招聘考核评价在面试考评单元基础上增加技能考核考评单元。招聘专员设计好技能考核评分表后发送至各科室负责人账号，由科室自行组织技能考核。招聘考核成绩管理单元主要实现考评分数汇总、计算功能。系统支持 Excel 格式的数据导入，招聘专员将理论考核成绩导入管理单元，自定义各项招聘考核环节分数系统会自动进行分数匹配、汇总、计算及排名，考核结果可以 Excel 表格呈现出来。

招聘考核管理平台的实施使人事部门和用人科室在考核过程中降低了内部沟通成本，全自动化的业务流程处理不仅有效缩短了招聘考核周期，更提高了考核结果的准确性。

3. 招聘考核评估平台

招聘考核评估平台主要通过分析招聘数据为医院提供招聘决策，包括报表分析和招聘效果评估两个模块。招聘专员可灵活制定不同类型的分析报表，如用数量指标分析应聘生源、应聘人数、初试人数、复试人数与录用人数；用效率指标分析招聘周期、初试通过率、复试通过率；用招聘成本指标分析招聘有效成本、人均招聘成本，即时生成自定义报表，开展招聘效果评估。利用分析报表的数据，对各项指标进行横向和纵向的对比分析，总结出同一年度不同岗位的招聘效果及不同年度同一岗位的招聘效果，检验招聘工作的有效性。招聘考核平台的实施有利于医院找出各招聘环节中的薄弱之处，有助于改善与优化后续招聘工作。

（二）招聘流程再造与优化

1. 细化工作分析

工作分析是对组织中某个特定工作职务的目的、任务或者职责、权力、隶属关系、工作条件、任职资格等相关信息进行收集与分析，以便对该职务的工作做出明确的规定，并确定完成该工作所需要的行为、条件、人员的过程。各医院在具体操作时可结合岗位内容、技能要求、综合素质等方面进行分析，编写岗位说明书。

2. 制订招聘计划

招聘计划的好坏直接影响医院招聘工作的成效，清晰明确的招聘计划是招聘工作有章可循、有序可行的前提。完整的招聘计划应包括招聘人数、招聘渠道、招聘时间、考核方案、专家组成员、费用预算、招聘宣传等方面。招聘计划应以医院人才发展规划为指导，以科室需求为参考。

3. 成立招聘专家组

专家组成员由院领导、医院专家评委、科室专家评委三方组成，这样可避免科主任"一言堂"，同时利于对应聘者进行横向比较。各场次面试专家成员应从该学科群的核心组成员中随机抽取，尽量避免人情关系，确保招聘工作的公平、公正。

4. 设计表格

科学设计应聘人员登记表、面试评价表和面试结果汇总表。应聘人员登记表主要反映求职者的基本情况，可补充简历中个人信息的不足。面试评价表主要对照岗位要求，对应聘者仪容仪表、教育背景、工作经历、人际沟通能力等方面进行百分制比重设置，以便面试专家进行结构化面试。面试结果汇总表用于面试评价信息记录汇总，方便人事部门对所有的应聘者进行总体评价，决定最终录用。

5. 信息发布与接收

发布招聘信息除利用好医院官网外，还应选择一些知名度高、影响力大、关注群体多的网站。此外，可充分利用新兴宣传工具如微博、微信等平台进行招聘信息发布，获得更多优秀人才的关注。招聘信息发布后就进入简历接收与筛选阶段。招聘系统的研发使用可节约时间，提升效率。

6. 招聘考核分笔试、面试和实操三个环节

随着招聘工作的专业化发展，在笔试前可增加心理测评环节。心理测评是一种比较先进的测试方法，是指通过一系列手段，将人的某些心理特征数量化，衡量个体心理因素水平和个体心理差异的一种科学测量方法，包含能力测试、人格测试和兴趣测试等。通过对应聘者的性格及职业兴趣测试，可将其作为能否胜任工作岗位的参考因素。

笔试试题的质量直接决定笔试环节的成败，笔试内容应经各科室专家撰写，教育处评估，专家建议修正调整等程序后予以确定。此外还须注意笔试题库的知识更新，每年组织科室专家撰写学科最新理论、技术相关题目。

根据结构化程度，可将面试分为混合式面试、结构化面试和非结构化面试三种。不同人员招聘，应采取不同的面试方式，从而达到事半功倍的效果。例如，对医师、护士和医技等专业人才的考评，可采取半结构化面试方式，既可通过结构化问题了解应聘者的基本情况，又可以通过开放性问答考查其综合能力。

临床医技人员还应进行实操考核，实操考核可反映应聘者的临床操作能力。由于每个应聘者实习医院或毕业学校要求的差异，导致实操水平各有高低。

7. 背景调查

"用人德为先"。对于肩负救死扶伤职责的医务人员，良好的职业品德比医疗技术更为重要，因此在医院招聘工作中应重视背景调查。背景调查是指通过从外部求职者提供的证明人或以前工作的单位搜集资料，核实求职者个人资料的行为，是一种能直接证明求职者情况的有效方法。应届毕业生通过加盖学校公章的就业推荐表，即可完成调查。对于有工

作经历的应聘者，可从人事档案中进行核实。

8. 体检

体检的目的是确定应聘者的身体是否健康，是否适合所应聘岗位及工作环境的要求，是人才招聘中的最后一个测评。新职工入职体检除常规检查外，还应对不同岗位人员进行有区别性的检查，如从事影像放射工作人员，由于影像工作环境必然会受放射性的影响，就须进行特殊的检查。

9. 培训

新员工入职培训的内容应包含医院组织结构、规章制度、远景规划、福利报酬、学科专业发展等各方面，培训方式除讲座、授课、观看影片外，还可融合拓展训练等先进培训方式。通过拓展训练，可增进新职工间的相互了解，增强团队合作意识，产生医院文化认同感。

10. 信息储备库

人才信息储备库资料包含通过招聘系统接收的简历、招聘候选人的各项考核记录，以及由于各方原因导致未能成功应聘的优秀人才备案。构建人才信息储备库应把握三点：一是加强与医院高层的沟通，了解医院战略发展方向；二是加强与科主任的联系，及时获知科室人员需求；三是对医院当年的人员离职情况进行汇总分析，包括离职原因、离职时间、离职科室等。

11. 评估总结

招聘工作结束后，应对招聘工作的全过程进行活动评估、经验总结。招聘评估包括针对招聘费用的成本效益评估、针对录用人员质量的录用人员评估及针对招聘合格率和新职工满意度的招聘工作评估。通过评估，总结经验和教训，可促进招聘工作日臻完善。

三、医院人才的选拔

（一）转变传统招聘观念，理顺招聘工作思路

1. 积极沟通，保证人才引进工作的针对性和实效性

招聘工作作为人力资源系统的一部分，其作用在于选人，如何选择正确合适的人对医院的影响是十分大的。结合医院实际和各大招聘专场的举行时间，人事科提前将《人才引进计划表》下发各科室，及时了解及汇总各科室的人才需求情况，包括需求人员类别、人数、学历、专业、工作经验要求等。汇总科室的需求后，人事科还根据医院的实际情况和

发展趋势进行初步分析，并结合科室的编制情况和人才队伍梯队配置情况与各科室进行积极沟通，最后编制成详细的年度人才引进计划提交医院讨论。招聘工作不是人力资源部单个部门的工作，需要各个部门的通力协作才能顺利进行，人事科在工作中始终与各科室保持紧密的沟通，认真做好人事招聘与配置工作，保证了人才引进的针对性和实效性。

2. 工作细致，树立"为求职者服务"的思想

医院是提供医疗服务的场所，每一位应聘者不论能否成为医院的一员，都可以通过努力使他们成为医院的认同者或者宣传者。因此，必须在工作中树立"为求职者服务"的思想。对收到的每份求职简历，无论是电子邮件、信件或其他方式的简历，招聘单位均应第一时间进行分类整理并登记，在进行资料筛选与确定初试时间后，提前通知应聘者，便于其做好相应的准备。医院招聘的初试一般是面试，由于种种客观原因，大部分应聘者都有在面试等候区长时间等待的可能。因此，我们尽可能在应聘者到达等候区时告知其面试的具体事项和时间安排，给应聘者简单介绍医院的情况、发展趋势，加深应聘者对医院的了解与印象。同时，对等待时间长的应聘者耐心地加以解释和关心，比如交流互动、提供茶水等。通过细致的工作、贴心的服务感染每一位应聘者，使他们感受到充分的尊重，从而接受、认同医院的理念和文化。

（二）扩展招聘渠道，提高招聘效率

1. 针对性选择招聘渠道，吸引各层次人才

近年来，医院的招聘渠道主要是常规的网络招聘和现场招聘，并且逐步形成了"网络招聘宣传先行，现场招聘为主，人才推荐为辅"的招聘模式。将相关岗位的招聘信息适时地发布在专业的医学论坛上，尽量做到多渠道宣传。另外，根据年度的人才引进计划积极参加各大院校的医学专场和综合专场的招聘会、不定期大型人才中心组织的校园招聘会等，现场收集应聘简历，并与应聘者进行沟通交流，扩大对医院的宣传。对于一些急缺人才，医院主动联系专业对口的院校，请导师推荐，同时也接受本院或外院的专家或同学推荐，做到多渠道吸引人才。

2. 联系对口专业学校，建立长期合作关系

学校有培养学生并推荐就业的义务，医院因发展需要逐步扩大员工队伍，和学校保持长期合作关系是招聘工作的长远目标之一。医院应整理重点医学院校的名单，并与之取得联系，在短时间内建立了良好的合作关系。通过到学校办招聘讲座和在校园网络发布招聘信息等方式扩大医院人才引进的宣传力度，为医院选拔高素质人才打下良好的基础。

（三）细化工作环节，确保招聘流程科学合理

1. 合理确定考官队伍

为了能对考生的综合素质考查了解和对考生专业知识和业务能力全面考核，面试考官组由医院分管领导、本院专家、人事部门领导、科主任组成，面试选拔事项包括人员基本素养、外语水平、专业知识、科研能力等方面的内容。考官队伍的合理确定保证了面试公平公正，使各环节高质量、高效率地完成。

2. 合理认定人才

基于胜任力的医院人才招聘与选拔体系是医院人力资源管理的重要环节。我们按每个岗位1：2~1：3的比例确定面试人选，筛选的时候从重点院校、专业对口、成绩突出和科研能力强等方面进行筛选，先由用人单位对简历进行筛选，再报人事部门。对于特别优秀的人才，在征得本人同意的情况下，可以同时参加多个岗位的面试；而对于没有达到比例要求或者没有合适人选的，我们也宁缺毋滥，放弃面试，尽可能吸纳优秀人才。

3. 科学公平地面谈面试

医院的面试采取面谈的形式进行，包括"自我介绍、考官提问、互相交流"三个环节。考官提问要求提1~2个专业问题，也可就应聘者的个人情况进行了解。同时，应聘者对医院或科室，甚至工作岗位需要更多了解的，也可以在面试过程中提出来。总而言之，面谈面试在一种轻松和谐的气氛中进行，能够较好地达到增强沟通、深入了解的目的，也可彰显医院吸纳人才的诚意。

4. 科学确定拟录取人员

面试结束后，每个考官进行无记名打分，由人事部门汇总面试情况并计算面试分数，经医院领导讨论研究后，确定拟试人员名单。试用期为两周，试用后由科室三名专家进行考核评分。人事部门汇总面试成绩和试用成绩，再交医院讨论研究以确定录取人选。

人才招聘是医院人力资源管理工作的基础，是促进人职匹配、人尽其才的关键。如何吸引更多的高层次人才，如何做好医院的人事招聘和配置工作，是我们今后一项长期而艰巨的任务。

四、医院人才的培养

（一）人才效益性的认识

医院人才培养首先深刻认识投资与效益的关系。不难理解，医院人才的知识转化可给

医院带来显著的经济收益与社会效益，但值得注意的是这些效益的产生具有间接性与长期性的特点，加上医院管理者任期制影响，一些医院往往对人才培养存在短期效益的思想与行为，采取医院人才的"拿来主义"（主要靠引进人才）、"实用主义"（缺什么人才，引进或培养什么人才，什么时候缺，什么时候引进或培养）。人才培养缺乏规划性、目标与延续性。这必然影响了医院人才培养工作的正常开展与医院远期目标的实现。所以医院人才培养应有规划性与目标性，建立完善的人才培养管理制度，并长期开展工作。

（二）实行点与面相结合的人才培养机制

点的培养，即指重点人才的培养，做法一般是从中级、高级职称的中青年人员中选择重点人才苗子，其后定目标，给任务，加压力，重投资，强化品德与学术的造就。培养目标是专业学科带头人，培养目的是使其较好掌握新技术，跟上现代医学发展的步伐，使医院保持某方面的先进性。

面的培养是培养医院人才的基础，也是最重要的方面，其理由是：其一，医院人才结构是一种由高、中、初档次医学人才互补形成的合理、稳定的能级结构，只有各级人才的合理存在，功能互补，才能发挥医院人才的最佳效果；其二，由于现代医学专业分工的精细化与病人的疾病、心理、社会因素的复杂化，使得医院人才群体性特征更显重要。医疗工作的完成有赖医院各部门之间的协调合作与有序配合。所以只有搞好面上的人才培养才能使医院功能得到正常发挥，才能提高医院总体服务水平与医疗技术水平。

（三）服务技术型人才的培养

医疗卫生工作突出的服务性要求人才培养必须改变重技术轻服务的传统观念与做法，培养相适应的具有专业技术素质与服务素质的服务技术型人才。服务技术型人才的培养必须注重两个"三基"的训练：第一，"技术三基"的训练，即通过医学专业基础、基本知识、基本技能的训练，提高专业技术素质。第二，"品德三基"的培养，这可概括为：首先，道德基础培养。培养其良好的公民道德意识与职业道德意识，培养其事业心与奉献精神，培养其集体亲合意识、个体互补意识、勤奋钻研精神。其次，法制基础教育。当前医疗卫生、法规正在逐步建立与完善，通过法制教育，尽快提高医务人员法律观念与意识，使之能自觉地依法行医，规范医疗行为已成当务之急。最后，心理、社会基础知识教育。通过医学与社会人文知识的教育，使之懂得病人心理因素的作用，掌握与病人沟通的技巧，提高服务社会、服务病人的意识与水平。

(四) 注重临床型医学人才的培养

医院人才培养应面向病人,面向临床,培养大批能解决临床实际的临床医学人才。由于临床医学是一门实践性很强的学科,其人才的成长周期较长,只有在临床第一线,与病人直接沟通,严密观察疾病发生的全过程,并坚持在诊疗工作中长期实践,不断积累,才能培养出合格的或优秀的临床型医学人才。人才培养的重要性,具体可从以下三点来着手:第一,要想充分认识临床型人才培养的重要性,强调临床能力培养与科研能力培养并重,建立严格的规范的临床培养制度,以有利于临床型医学人才的培养;第二,改革人事有关制度,建立与临床人才培养相适应的新的人事体制;第三,设想建立临床医学人才培养的双轨道模式,即实行临床专业医师规范化临床培养与临床研究生培养同时并存的两种制度。临床研究生培养以临床科研为主要方向,临床专业医师规范化培养以临床技能与水平为主要方向,并且与学位制相结合。

(五) 注意医院管理人才的培养

观念上,对医院管理干部常看成"脱产干部""非专业人员""不产生效益的行政干部";人事制度上,未得到专业技术人员的同等待遇,技术职称评定缺乏专门的科学的管理制度,从而产生了轻视医院管理、不安心医院管理的现象,影响了医院管理人才的正常培养。尤其在新的形势下,医院运行机制上明显的市场性与经营性,以及内涵建设上的质量效益的要求,使医院管理作用更显得重要。只有搞好医院管理人才的培养,搞好医院科学管理,才能使医院各系统功能放大;只有提高医院的医疗技术水平、医疗服务水平,才能给医院带来明显的社会效益,才能使医院正常经营与发展得到保障。

新时期医院管理人才培养工作应做到:第一,充分认识管理人才在医院经营与发展中的作用与地位,使管理人才培养工作的重要性成为共识;第二,把管理人才的培养纳入医院人才培养的规划之中,选择有医学专业基础、管理素质的人员,进行有计划的目标培养;第三,改革人事管理制度,建立管理人员科学的技术职称评定制度,同时注意提高管理人员待遇。

第二节 医院人才激励

一、理论概述

管理就是要创造和保持一种有利环境,使在群体中一起工作的人们能够完成共同的目标，而做出良好成绩的过程。所以管理者必须利用一切方法，以调动被管理者的积极性。积极性是一个内在的变量，它由内在动力、外在压力和吸引力三部分组成。其中内在动力是由世界观、价值观与个体因素决定的，外部压力是外界有形或无形施加到个体身上的一种力量，比如管理上的批评、惩罚、竞赛等措施就是给被管理者施加一定的压力。吸引力是外界环境产生的某种引起人们兴趣、满足人们物质或精神需求的力量，比如，管理中的表扬、奖励、奖金、荣誉等等。要激发人们的积极性，就必须在这三种力上下功夫。影响积极性的因素很多，而有效的激励恰恰是提高员工积极性不可缺少的重要因素。

（一）激励的内涵

"激励"一词是从英文 Motivation 翻译而来的，意为"使人产生行动的动机"或"激发人的行为动机"。一般是指一个有机体在追求某些既定目标时的意愿程度，它包括激发动机、鼓励行为、形成动力三方面内容。激励是行为的发动机，又是行为的按钮，选择什么样的按钮就会产生什么样的行为。根据现代组织行为学理论，激励的本质是使员工产生去做某件事的意愿，这种意愿是以满足员工的个人需要为前提的。激励的核心在于对员工内在需求的把握与满足。而这种需求意味着使特定的结构具有吸引力的一种生理或者心理上的缺乏。激励就是通过精神或物质的某些刺激，促使人有一股内在的工作动机和工作干劲，朝着所期望的目标前进的心理活动。通俗地说，激励实际上就是通过满足员工的需要而使其努力工作、实现组织目标的过程。

需要是动机的源泉、基础和出发点，动机才是驱动人们去行动的直接动力和原因。需要只有跟某种具体目标相结合，才能转化为动机，并在适当的外部条件下显现为外在的可见行为。在不断出现的、未获得满足的需要推动下，人们才会去从事新的追求、活动、探索和创造。需要一经满足，便失去作为动机源泉的功能，行为也终止了，需要的不满足是激励的根源。

生理或心理上的匮乏或不足会产生需要未被满足的一种心理张力，这种心理张力刺激产生个人内在的驱动力，这些驱动力产生寻求特定目标的行为。如果目标达到，则需要得以满足，心理张力也就缓解降低。员工受到激励后，就会产生心理张力，为了缓解张力，他们就会忙于工作。心理张力越强，越需要做更多的工作来缓解它。所以，当员工努力工作时，我们认为员工是被他们所看重的目标的实现欲望所驱动的。

（二）激励的作用

首先，激励是打开人们心扉的钥匙，是启动人们行为的键钮，激励可以吸引有才能的、组织所需要的人，并使其长期为组织工作。

其次，激励可以使已经就职的员工最充分地发挥其技术和才能，变消极为积极，从而保持工作的有效性和高效率。美国哈佛大学心理学家威廉·詹姆士在对员工的激励研究中发现，按时计酬仅能发挥其能力的 20%~30%。而如果受到充分激励，则其能力可发挥至 80%~90%。此外，一个人经充分激励后发挥作用相当于激励前的 3~4 倍。

最后，激励还可以进一步激发员工的创造性和革新精神，从而大大提高工作的绩效。

（三）激励机制

激励机制是指组织系统中，激励主体通过激励因素或激励手段与激励客体之间相互关系的总和。也就是组织激励内在关系结构、运行方式和发展延边规律的总和。它包括两个要素：第一，发现员工需要什么，然后用这个事物作为激励客体完成工作的报酬；第二，确定员工的能力是否可能完成这项工作，即需要和能力是激励的两个因素。激励并不是无条件地简单满足激励客体的任何需要，而是要以能在一定程度上促使组织提高绩效的方式满足激励客体的需要，要对需要满足的方式和程度予以控制。

（四）激励理论

激励因素是一种推动力，它产生于每个人都有的，想满足自身各种需要的心理。因此要谈激励就必须了解以下四种理论。

1. 马斯洛的需求层次论

马斯洛认为，员工是被一种满足内在需要的愿望所驱使而行动的。他在其《人类动机理论》一书中提出了"需求等级"的概念并指出了五个需求等级，依次为：生理需求、安全需求、归属需求、尊重需求、自我实现需求。马斯洛认为这五种需求基本上反映了在不同文化环境中人类的共同点：人类基本需求是由低级向高级发展的，以层次出现的，当某一层次的需求得到满足时，其激发动机的作用就会随之减弱或消失；人们对已经满足的需求不会再有大的吸引力。组织应善于发现每个员工的优势需求，并随员工的需求结构的变化而采取相应的激励措施。

2. 赫兹伯格的双因素理论

赫兹伯格于 20 世纪 50 年代末期在其《工作激励》中提出了"双因素理论"的基本观点，他称能促使人们产生满意感的这类因素为激励因素，称另一类促使人们产生不满意的因素为保健因素。激励因素是指与工作内容紧密相关的因素，如工作成就、信任与认可、工作内容、责任、个人发展等，这类因素的改善会使人们产生满意感，缺乏则使员工产生"满意"。保健因素是指与工作环境相关的因素，如工作环境、规章制度、潜在规则、薪酬、人际关系等，这类因素的满足会使员工没有不满，如得不到改善就会引起员工对工作的不满。即满足员工的需要可产生两种结果：一是使员工对自己工作感到满足，二是避免员工对自己的工作感到不满足。

双因素理论实际上说明对员工的激励可分为内在激励与外在激励。内在激励是从工作本身得到满足，如对工作的爱好、兴趣、责任感、成就感等。这种需要的满足能促使员工努力工作，积极进取；外在激励，是指外部的奖酬或工作以外获得的间接满足，如劳保、工资等。这种满足有一定的局限性，它只能产生少量的激励作用。这是因为人除了物质需要以外还有精神需要，而外在激励或保健因素难以满足人的精神需要。管理者想持久而高效地激励员工，必须注重工作本身对员工的激励。

3. 强化理论

强化理论又称为刺激理论或诱导条件论，它认为个人之所以要努力工作，是基于某项特定的刺激引发的行为反应，若得到奖赏则该行为再出现的可能性较大；若没有得到奖赏，甚至受到惩罚，则该行为重复出现的可能性极小。其实，它所体现的是一种工作绩效与奖励之间的客观联系，得到奖励的行为倾向于重复出现，而没有得到奖励的行为则倾向于不再重复。管理者可以运用正强化，如奖赏、认同等手段，以增强员工对良好工作方法、习惯等的学习。也可以运用负强化消除员工的不良习惯和行为方法，并使员工避开不当的行为结果。

4. 期望理论

期望理论由弗隆姆于 20 世纪 60 年代提出，他认为个体努力程度取决于个体行为可能带来的工作绩效的期望程度，以及因绩效而获得组织的奖励对员工个体的吸引力。强调个人的期望可以激发个人向上的力量。根据期望理论，一个人所做出的决策是三个普遍观念——价值、绩效、获奖估计与期望的产物。这三者左右着员工潜力的发挥。那些相信自己的努力能够带来出色的工作绩效，并预计他们的成就可以获得重大奖励的员工，会提高自己工作积极性。激励过程都是从人的需要开始，产生动机，引起行为到实现目标和满足需要而告终。

二、医院人性化人才激励机制

(一) 医院内部人性化激励机制的含义

任何有效的激励机制均应符合员工的心理和行为活动的规律。人类的行为是由各自的人性和需要引起的，所以激励机制必须是人性化的，是以满足员工的基本需求为基础的，医院的激励机制自然更应如此。

人性化激励就是以正确的人性观为指导，按照现代人的本性进行激励。医院内部人性化激励机制是在医院组织系统中，以促进医院和员工的共同发展为目标，以满足员工的需求为核心，在细致的调查研究的基础上，通过对医院员工的不同需求特征进行系统的分析，总结出不同的激励因素，并以此为依据设计各种激励措施和方式让员工根据自己的需要进行自主选择，让员工通过选择适合自身需要的激励措施，激发员工的工作积极性、主动性和创造性，进而达到激励的目的，实现医院的经营目标。这种激励机制完全打破了传统的医院单方面垂直操作调控的关系，是一种极富弹性的协商自助式的激励机制。

（二）医院内部实施人性化激励的意义

1. 有利于增强医院凝聚力提高激励效果

人性化激励的精髓在于"把人当人看"，依据人的本性及需求实施激励，满足人的要求，从而使员工怀着一种满意或满足的心态，以最佳的精神状态全身心地投入到工作中去，进而提高医院的激励效果。实践也已经证明，医院人性化激励将会使医院员工空前团结，成为一个极具战斗力的团队，从而提高医院工作效率。

2. 有利于提高医院核心竞争力

知识经济时代，医疗服务中的技术、知识含量成了竞争的基础和决胜关键，医院的发展对技术和知识等创新承担者的依赖性也将空前提高，医院之间围绕人的竞争也必然加剧。如何提高调动人的积极性，提升医院核心竞争力，应是现代医院管理者的重要研究课题。通过推行人性化激励，满足员工各层次的基本需要，依靠人性化、差异化的激励机制培养员工的责任感、使命感和主人翁精神，把员工的利益和医院利益紧紧捆在一起，重视员工的需求和自我价值的实现，使人的积极性得到充分发挥，其结果必然是不断提高自身的核心竞争力，并在竞争中立于不败之地。

3. 有利于实现医院的可持续发展

医疗行业是知识分子相对集中的行业，而知识工作者的特点是：有知识，有自尊，追求自我管理，能不断创新，有自主权，不被看作成本而被作为资本。实施人性化激励，真诚地尊重人性与关心人的发展，医院就能发现、培养和造就更多更优秀的人才，并充分调动全部人才的积极性和创造性，使其能量得以充分释放，并不断转化生成新的生产力，从而更加充分地发挥医院高智能、集约化人力资本的作用，最大限度发挥整体人力资源的作用，奠定医院可持续发展的基础，形成竞争优势。激励是否人性化理所当然地被作为医院能否实现可持续发展的决定性因素之一，成为当前医院实现科学发展的一个重要着力点和突破口。

4. 有利于医院文化建设

实施人性化、差异化激励必然影响职工主观能动性的发挥，能充分调动人的积极性，在医院形成"积极向上、和睦相处"的工作环境，让员工怀着愉快的心情工作，形成民主的、突出个性的、鼓励创造的医院文化和制度，使医务工作者成为思想开放、有责任感、富于创造精神的自主人、文明人。最终在医院创建"院兴我兴，院衰我耻"的文化氛围。

5. 有利于缓解医患、医际、医管矛盾

由于人性化及差异化激励机制的建立和推行，医院里一定会形成一种积极向上、和睦相处的氛围，工作环境好，员工工作心情愉快、思想开放、责任感强，必定促使员工为实现促进医院发展和满足病人需求的双重目标而奉献聪明才智，把主要精力集中到工作上去，进而缓解医患、医际及医管矛盾。

6. 有利于医院员工全面发展

人是人性化激励管理的出发点和归宿点，其核心就是尊重人、发展人、培养人。人性化激励充分尊重人的个性需求和自主选择，根据员工的需要设置差异化的激励机制，让员工根据自我需要做自主选择，缺什么选什么。这样就能满足不同员工的不同需求、满足同一员工不同时期的不同需求，最终促使员工自身得到全面和谐的发展。

(三) 人性化是设计激励机制的首要原则

激励实际上就是通过满足员工的需要而使其努力工作实现组织目标的过程。激励必须从人本主义思想角度出发，以尊重和满足员工需求为导向进行激励，以争取最大的员工满意度为目标，针对不同的个体进行激励。任何有效的激励机制必须是针对不同的个体需求而综合设计的，人的需求往往是不同的，一个符合员工需求的激励行为才能引起员工的重视，使员工产生共鸣，导致高水平绩效的产生。因此，医院在设计激励机制时必须从本院员工的实际出发。认真分析员工的需求，掌握好员工需求的层次性，分析不同员工到底有何种不同的需求。并在此基础上本着人性化的观点，通过人性化的制度规范员工的行为，调动员工的工作积极性，谋求管理的人性化和制度化之间的平衡，以达到有序管理和有效管理。

（四）医院内部实施人性化激励的必要性

随着社会的不断发展，管理科学也日新月异，传统的管理方法越来越不能适应现代管理的需要，特别是那些非人性化的管理已走进了死胡同，不仅不能促进企业的发展，反而成了其发展的障碍。组织中的每一个人同每一个团体，正好像人体中的一个器官一样，如果眼睛同手之间的协调机制被破坏了，那么无论眼睛或手怎样努力工作，也不能使它们共同的生产率得到提高。组织中的人正是组织的器官，如果管理制度限制了其自由发展，非但不能提高企业的生产率，反而会制约企业的发展，由此可见人性化管理是何等重要了。

管理界呼唤着人性的回归，于是，人性化管理成了管理发展的新趋势，作为管理核心的激励自然也必须是人性化的。医院虽不同于企业，有其特殊的一面，但由于医院所服务的对象是病人，这就意味着医院的管理更需要人性化，其内部激励机制就更不能例外。

1. 人性的必然要求

人性是人同动物的本质性区别，是一切社会关系的总和，是自然之性与社会之性的统一。人性受不同历史阶段的生产力水平及生产关系制约，不是一成不变的，是随着人们物质生活条件、生产力和生产关系的变化而发展变化的；它不是抽象的、空洞的存在，在不同时期及环境下的表现是生动、具体而又有血有肉的；它既具共性又具差异性，是共性与个性、特殊性的对立统一，它在不同时期、不同人身上的表现千差万别，人的个性是丰富多样的。那些否认自然性与社会性的对立统一，否认共性与差异性的对立统一，否认人性的变化性的人性观是错误的，是与人性不相符的。所以，管理者在实施激励时就必须考虑员工的人性差异，依据他的人性需求实行不同的激励，只有这种能满足人们个性的激励才可以称得上真正的人性化激励。

2. 激励机制发展的要求

由于对人性的认识存在偏颇，对人的需要了解不充分，使得依此建立起来的激励机制存在以下先天性的局限：第一，受视野和时代的局限，缺乏系统性和发展性；第二，剥夺了员工的选择权，而只能被动接受，使得激励起不到应有的作用；第三，由于工资奖金不能无限增加、晋升名额有限使其激励效果难以持久。在这些局限性的制约下，激励机制很难发挥应有作用，甚至阻碍了医院的发展。然而，在市场经济条件下，以人才竞争为主的医院竞争日趋激烈，医疗人才的流动性不断加强，医院要在这种白热化的竞争中取胜就离不开人才，医院的存亡全系于人才。因此，医院必须创新激励机制，且新的激励机制必须以满足员工个性需求为目的。

3. 人性化管理发展的要求

随着社会与经济的发展，管理理论也日新月异，未来管理必将趋向人性化，人是管理的出发点和归宿点，是管理的目的，任何组织都离不开人。人性化管理的最大特点是：以人为核心，以重视人的情绪、情感和需要为基础，让员工在工作中保持愉悦的心情、满腔的热情、向上的激情，以充分发挥人的积极性、主动性、创造性。其基本特点就是尊重人的个性，满足人的个性需求。为适应人性化管理的需求，医院势必有与之适应的人性化激励机制，而真正的人性化激励机制则是以满足人的个性需求为核心，激励主体与客体之间通过激励因素互相作用。在双向交流、自主选择的基础上实施激励，绝非垂直的调控与操作关系，而应是符合人的个性需求（承认人性差异）的协商式的、自助餐式的有差异的激励机制。

4. 医院员工多种需求的必然结果

客观世界是丰富多彩的，个体心理也是千差万别的，这就决定了人的需求具有多样性。同时，作为客观存在的人，其需求不仅仅是社会存在的反映，而且还受社会现实的制约，这又决定人性及人的需求具有现实性和差异性。所以医院在实施激励时必须把握医院的现实情况，了解员工需求的层次特点和员工需求的差异性，并依靠这些焦点实施激励，只有有的放矢才能达到事半功倍的效果。

当前医院知识型员工普遍认为的激励因素依次为薪金福利、技能发展、外界认可、工作成就、与上级关系、工作意义、工作挑战性、各类晋升、社会地位、权力授予；稳定因素有职业稳定、工作环境、同事关系、管理监督等。这反映出：第一，技能发展、外界认可等内容成为激励因素，表明当代医务人员积极的价值取向；第二，通常认为只能保持员工工作状态的"薪金福利"却成为激励机制，说明员工对现有的经济收入尚未满足；第三，通常作为稳定因素的"与上级关系"，在当前中国医院内却成为激励因素，表现出我国知识型员工特有的价值观。也就是说，当前医院员工依然有身心健康、社会交往、获得尊重、自我实现和物质生活等基本需求。既然有多种需求存在，那么实施有差别的人性化激励肯定是十分必要的。

三、医院人才激励机制的构建

（一）建立以学术权力为主导的管理模式

管理模式是在管理人性假设的基础上设计出的一整套具体的管理理念、管理内容、管理工具、管理程序、管理制度和管理方法论体系并将其反复运用于企业，使企业在运行过程中自觉加以遵守的管理规则。在综合型医院这种机构，存在着行政权力与学术权力两大权力主体，正确处理这两大权力主体的关系是整个医院管理体制改革的重中之重。医院医务工作者所从事的工作包含临床医疗诊治、传授医学知识及研究科研课题，这些工作无不体现着学术价值和追求真理的主题，因此学术价值是医务工作者的基本价值，也是他们一切工作的基本动力来源。而医院各职能部门的管理行政人员的工作任务，主要是通过履行工作责任来维护和保证学术价值的实现，因此学术价值体现了医院的核心价值。然而，在现行的医院管理模式中，往往是医院的行政权力起了决定权的作用，学术权力占弱势，这就容易导致非学术的行政权力在以学术为主的管理方式上出现偏差，严重地导致学术专业人才的不稳定，阻碍医院学科发展。因此，医院应建立以学术权力为基础的医院文化，创造医务工作者与行政人员平等交流和沟通的环境，促进医务人员和行政人员之间的相互理解与合作，保持学术自由和追求真理的良好传统，从而促进医院学科持续健康发展。

建立以学术权力为主导的管理模式，一是要正确处理行政权力与学术权力的关系，明确划分两者的界限，建立相互制衡的管理机制，坚决杜绝以行政权力替代学术权力；二是建立健全学术组织，充分发挥其作用，加强学术权力管理。如建立健全学术委员会及其制度，明确学术委员会的职责与权限，确保学者专家参与学术事务决策的权力落到实处；三是增强服务意识，清除管理层群"官本位"思想。医院的管理层应逐步从行政命令向服务转变，彻底消除"官本位"思想，树立"管理就是服务"的理念，为学术活动的开展提供各种服务。

（二）物质激励与精神激励相结合的激励形式

激励形式的运用在人才激励机制中发挥的作用是不可忽视的。物质激励与精神激励相结合的形式对于人才激励机制发挥最大效应，充分调动人才工作积极性，促进人才不断成长，加强学科建设起着非常大的作用。

实例的人才激励机制存在着对人才重物质激励，轻精神激励的问题。赫茨伯格（Herzberg）的双因素理论和马斯洛的需求层次理论指出，满足各种需求所引起的激励深度和效果是不一样的。满足人才物质需求是基本条件，没有它会导致人才不满，但是即使获得满足，它所发挥作用的影响力和时限都是很局限的。要持续长久地充分调动人才的积极性，不仅要注意物质利益和工作条件等外部因素，更重要的是要注意对人才进行精神鼓励。比如，成绩上给予认可，工作上给予支持，提供个人成长、发展的机会等。在将两种激励形式相结合进行激励时，要能够准确判断人才所处的阶段，针对性地制订以某种激励

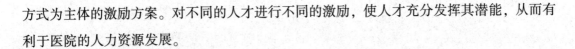

方式为主体的激励方案。对不同的人才进行不同的激励，使人才充分发挥其潜能，从而有利于医院的人力资源发展。

(三) 科学合理地建立绩效评价体系

绩效评价体系是指由一系列与绩效评价相关的评价制度、评价指标体系、评价方法、评价标准及评价机构等形成的有机整体，由绩效评价制度体系、绩效评价组织体系和绩效评价指标体系三个子体系组成。绩效评价是医院绩效管理的核心内容，它通过对绩效管理工具的充分运用，准确地对人才的工作和成绩进行评价分析，进一步为人才的成长指明方向，同时为学科建设发展培养优秀人才。绩效评价是医院内部管理价值链的关键环节，通过有效的评价，能够有力地促进医院管理水平不断提升。建立科学合理的绩效评价体系，可从以下三方面入手。

1. 健全绩效评价制度体系

建立完善的相关制度体系，明确人才的范畴，从人才的引进、培养及管理三方面制定人才管理制度。同时制订确实有效的人才培养计划，并定期对人才进行考核，将考核标准量化，与人才的待遇挂钩，有奖有惩，真正达到促进人才发展、加速学科建设的目标。

2. 建立合理的绩效评价组织体系

成立人才绩效评价组织，由医院的学术权威组成，实事求是地对人才进行客观评价。可由单位人事部门牵头，由医务、科教、教学等相关部门组成组织考核机构，同时考核组成员可在医院的学术委员会中选取。

3. 设计科学的绩效评价指标体系

绩效评价体系的指标设计要保证具体化，具有操作性和可衡量性。第一，要具体而明确，即考核指标直接与人才的工作内容挂钩，不同类型的人才评价指标不一样；第二，要操作性强，即每项指标均可采用数学方法进行量化评分；第三，要可以衡量，即各项指标是可以证明并观察到的，其信息具有可获得性。为此，在设置指标体系时，要对各类岗位认真进行分析和评估，对不同技术职务工作内容及要求进行认真分析，明确工作岗位的职责，使人才的工作内容与业绩考核一一对应，从而达到公平公正的目的。而且，考评方法力求多样化。以全方位的、动态的观点来设计考评制度，将定期考评与不定期考评、过程考评与结果考评结合起来，使考评结果与工作实际情况更加接近。通过考评，医院管理人员可根据环境的变化及人才的进步，适时调整目标体系，使人才积极地为实现目标而努力工作。

（四）为人才提供高效的可持续的发展平台

医院的人才是典型的知识型员工，无论治病救人、传播知识还是科研创新，人才自身的专业必须不断成长与发展。因此，必须建立健全人才培训体系，为人才提供完善的可持续发展的平台，以不断满足人才对知识更新和职业成长的需要。

目前，我国许多医院对人才的在职提高环节普遍重视不足，这就在很大程度上影响了人才及学科的发展。鉴于这种情况，可以根据人才的不同需要，提供不同的培训方式，有效地利用资金，使其发挥最大的作用。加强新进人才的岗前培训教育，使人才通过培训，能够了解医院的现状及发展前景，培养他们的集体荣誉感。了解医院的规章制度及相关业务知识，帮助他们迅速融入医院环境中。对已有的人才，一方面要充分发挥"传帮带"作用，要求老专家将其所能传授给这些人才，将医院好的光荣传统传下去。同时鼓励人才继续学习，倡导"干中学"模式，使人才在实践中学习提高。充分利用学习培训机会，加深临床经验和学术交流，提高自身业务水平，将在本院所学的知识与外院学习成果相结合，取长补短，不断提高学术专业水平。另一方面要加强学术骨干的培养，以带动整个学科梯队建设。

四、医院人才激励机制的创新

（一）医院激励的基本原则

激励措施多种多样，医院基本激励的措施应遵循以下原则。

1. 精神层面激励与物质激励相结合

物质激励，顾名思义便是薪酬、奖金、福利等方面的可以量化的激励措施，精神层面的激励措施如荣誉、鼓励、晋升等是不可量化的激励措施。两种激励措施是一种相辅相成的关系，缺一不可。物质激励是精神激励的基础，精神激励是保持医院持续健康发展的必要措施。两种激励措施应相互结合使用，不可偏废一方。如果只重视物质激励措施，那么就会使医务人员过分看重物质，一切向钱看，当医院由于某种原因，物质给予无法满足医务人员的期望时，那么在医务人员中便会产生不安的情绪，不利于医院渡过难关。如果只重视精神层面的激励，医务人员基本的物质需求无法得到保障，失去了物质基础，医院也是不稳定的。所以物质激励和精神激励要结合使用，不偏向任何一方，才能保证激励机制的平衡。

2. 正反向激励措施相互结合

正向激励措施达到的效果可以使医务人员的工作积极性和创造性得到很大的提高，也可能造成医务人员的骄傲自满，影响其工作效率。反向激励措施达到的效果可以使医务人员自信心下降，只是为了生存和生机而苟且偷生，丧失了工作的积极性，但是对于有些医务人员可能更是一种鞭策，激发出前所未有的能量，可能会到达意想不到的效果。由于正向激励和反向激励都有可能产生推动力与破坏力，如何正确使用两种激励措施，使医院能够朝着正确的方向发展，就是对两种激励措施要有一个合理度的把握和应用情况的正确判读。正向的激励措施是医院经常使用的，但是并不是所有的医务人员都能够很好地完成任务，这个时候便需要反向的激励措施，但是反向激励措施不可过重。能够使医务人员痛定思痛，并仍然充满信心地继续努力，为了医院的共同目标更加奋发向前，这样的效果才是管理者想要的。所以在医院中，正向激励措施和反向激励措施必须合理正确使用、相互结合，才能达到更好的效果。

3. 静态激励措施和动态激励措施相互结合

如果一个医院的激励措施都是静态措施，那么整体医院的激励机制一直都是一成不变的，缺乏创新和活力。而如果一个医院的激励措施都是动态的，则医务人员缺乏安全感，没有明确的目标，是医院一个很大的不安定因素。所以静态的激励机制需要有动态的激励措施作为补充，来提高医院活力，动态的激励措施需要由静态激励机制作为基础，提供一个稳定健康的环境。只有静态激励措施与动态激励措施有机合理地结合，才能实现医院的不断发展。

4. 短期激励机制与长期激励措施的结合

长期的激励措施能够使医务人员长时间内保持较好的工作态度，对医院的长期发展是非常有利的。短期激励措施则能够使医务人员感受到医院的人性化管理，提高医院凝聚力，使医务人员工作兴趣突增。因此如果只是一味重视长期激励措施，很容易使医务人员在漫长的奋斗过程中产生疲惫感，如果只重视短期激励措施，则会因没有长期的目标而心生去意，难以留住医院的核心人才。而且两种激励措施对于处于创建初期、成长期、成熟期等不同发展阶段的医院有不同的侧重。所以医院管理者应在实际工作中，根据自身所处的发展阶段，合理地结合应用短期激励机制和长期激励机制，使医院能够较快地发展。

（二）建立全面的薪酬体系

随着医院管理的不断变化，复合的薪酬模式将取代单一的薪酬模式。经济性与非经济性的薪酬有机结合构成了全面薪酬管理体系，它发挥了薪酬的整体作用，能够提高医务人员的满意度，同时增强医院的整体竞争力。

建立全面的薪酬体系，最大的好处就是保持了薪酬制度的活力，而且要与医院整体的发展战略相互适应，全面的薪酬体系包含以下五方面。

1. 固定薪酬

固定薪酬，顾名思义是指员工完成工作得到的周期性发放的经济性报酬，它具有保障性的特点，同时也应符合国家或当地政府现行的最低工资标准。

2. 可变薪酬

可变薪酬，指员工因达到某一既定的工作目标而得到的奖励，极其具有不稳定性。面向广大医务人员实行可变薪酬计划，能够对医务人员和医院所面临的动态环境做出灵活的反应，不仅对医务人员所达成的绩效提供了奖励，而且能有效控制医院的成本开支。多种可变薪酬形式的灵活运用及由此产生的激励性，是全面薪酬战略的一个重要特征。这些可变薪酬主要包括奖金分成、慰问金和补助等。

3. 间接薪酬

间接薪酬，是固定薪酬和可变薪酬的一种补充，而不是替代者，主要措施就是实行合理的福利成本分摊。这些福利包括：第一，法定福利，用以保障或改善医务人员的安全和健康、维持家庭收入和帮助家庭渡过难关；第二，弹性福利，包括补充退休金，健康保障，为医务人员提供带薪假期，培训费报销、支付交通费用，提供班车、住房福利、饮食福利和弹性工作制等。

4. 非货币性经济薪酬

非货币性经济薪酬，包括安全舒适的工作环境、良好的工作氛围和工作关系、引人注目的头衔、上级的赞美和肯定等。

5. 非经济薪酬

非经济薪酬实际上就是员工从工作本身所获得的心理收入，即对工作的责任感、成就感、胜任感、富有价值的贡献和社会影响力等。医院可以通过工作设计、宽带薪酬制度及组织扁平化来让医务人员从工作本身得到最大的满足。

（三）改革职称晋升机制

1. 狠抓员工业务培训

一般对新员工进行培训，因为对于医生来说，基本功是最重要的因素，狠抓基础，培养医务人员主动为病人服务的意识。

2. 制定晋升基础要求

根据各科室的工作特点来制定职称晋升的要求，不能千篇一律。提高整体技术实力，加强医院竞争力。

3. 加强学科间学习交流

医院讲究的是一个整体，所以要加强各学科、各科室的交流合作，为开展医院各项活动的顺利进行打下良好的基础。

4. 创造条件促进学习

针对不同人群职称晋升面临的压力，人事部门可以根据不同人群评职称的需求，提前提供计算机、专业培训等相关信息，为晋升人员提供科研的机会。

5. 专家把关监督

充分发挥专家的带头作用，把符合晋升人员的各项综合指标交给专家评审讨论，严格把关，提高职称的含金量。为了做到公开、公平、公正，评议结果接受全院人员的监督。

6. 奖励先进，破格晋升

对于业绩突出、在专业领域有突出贡献的人员，政策适当倾斜，提供破格晋升的机会。

7. 评聘分开，能上能下

打破职称的终身制，对于达标、病人满意度高的要提拔奖励，对于那些不达标的，可以适当进行惩罚，必要的情况下可以低聘考查。

第三节　医院人力资源管理策略

一、医院人力资源管理的原则

（一）以人力资源为医院的核心竞争力

应该看到，随着国际交流的日渐频繁，医院受到冲击的首先是人才队伍，人才流失是受到冲击后的直接反映，医院面临第三波人才流失的冲击。改革开放初期的"弃医从药"

热，形成第一波的冲击。当时流失的是一批低年资医师，造成我国卫生人才资源不小的浪费，但对具体医院的影响并不明显。第二波的冲击是"弃公从私"热，随着私营医疗机构的出现，使得国有医院一批技术骨干纷纷"跳槽"而去，但由于私营医疗机构规模有限，尚处于资本原始积累阶段，薪酬虽然普遍高于公立医院，但尚未形成较强的人才竞争力，对公立医院人才队伍的冲击和影响也有限。加入 WTO 后，医院的人才队伍将面临第三次冲击波。国外进入中国医院市场的"突破口"是首先获取高层次的医学人才，这样一来对人才的冲击是空前的，怎样才能留住人才并且最大限度地发挥其价值是新时期医院人力资源的核心。只有把人力资源看作是医院核心竞争力，在这样的大前提下来思索我国医院人力资源管理的出路才是科学的、符合实际情况的。

（二）以市场为导向

以市场为导向是现代市场经济条件下对社会上各种资源配置提出的基本要求。现代市场经济是主要依靠市场供求、竞争和价格等手段，组织与调节社会经济，达到资源优化配置的经济形式和机制。以市场为导向配置各种资源是 WTO 最核心和最高的原则。毋庸置疑，中国"入世"后，资本的流动扩张速度日益加快，资本投资的地域不断扩展，从而不可避免地促进国内经济结构的调整，进而要求重新调整劳动力在产业间、部门间和企业间的配置，这就会进一步消除国内残存的非市场导向的就业形式，加速形成以市场为导向的就业机制，极大地促进中国劳动力市场的建设。劳动力市场大环境的变化包括以下几点。

1. 传统的劳动关系管理向劳资关系管理方向发展

在这里，劳资关系中的"劳"是指劳动力市场的供给方，"资"是指投资人从事生产经营活动所构成的劳动力市场的需求方。在劳动力市场日益完善、就业市场化的条件下，任何类型的企业、经济单位均属于劳动力需求一方。我们这里讨论的"劳资关系"不带有阶级、政治的含义，是纯经济的含义。

2. 传统的人事管理向现代人力资源管理转化

劳动关系本质上是一种经济利益关系，这种经济利益关系客观上要受国家宏观经济政策、产业政策和所有制结构变化的影响，随其变化而进行相应的调整。今天，人力资源管理与开发已成为企业劳动管理的核心，从战略的角度考虑人力资源管理问题，把它和企业的总体经营战略联系在一起是近年来企业管理的主要趋势。

3. 绩效薪酬激励成为人力资源管理的核心

"入世"后，为了在市场竞争中取胜，企业的人力资源管理，从招聘选拔、录用考核、任用调配、工作评价、职位分析、绩效考核、奖惩薪酬、员工培训等都将以人力资源开发为战略，其中的核心是针对激烈的人才市场竞争，把战略性的理念引入薪酬领域中来，建立合理可行的绩效薪酬激励制度，使之成为劳动管理的核心，为吸纳、维系和激励优秀的员工提供支持。面对这种变化，只有迎难而上，以市场为导向来思考我国医院人力资源的对策才是可行的，才是适应经济发展需要的。

二、医院人员的分类管理

（一）医院医护人员的专业化

医护人员是医院正常运行的基础。拥有高水平、高效率的医护队伍是医院存在，发展的前提条件。对于医护人员的专业化，国家相关部门针对不同的科室出台了一系列相关的标准。比如，临床、医技、护理实行三级设岗，在实行科学分类设岗的基础上，将临床医生分别设为主诊医师、副主诊医师、住院医师三个岗位级别，每个岗位分高年资和低年资两个类别。主诊医师一般由取得副主任医师以上的专业技术人员或高年资主治医师担任，主诊医师为医疗组长，主诊医师有权在本专业医生中选聘副主诊医师、住院医师，人员实行双向选择，优胜劣汰，分级聘用形式。医院先公布职务岗位、任职条件，由个人提交申请、参加测试、民主评议、答辩或述职等形式进行竞争。使每一位上岗的人员能够在其职，谋其政，负其责，尽其力，同时在这种竞争的环境下，护士长、科主任管理力度大大加大，遇到问题主动出主意，想办法，找出路。

（二）医院管理人员的职业化

随着我国市场经济体制的建立和不断完善，社会各领域的分工也日益细化，这就使相关领域从业人员的专门化成为经济社会发展的大势所趋。具体到医院从业人员的管理，不仅要求传统上在我国医院领域建设中相对完善的技术人员的专业化程度更加提高，更要求医院管理人员的职业化发展形成气候并取得长足发展。在医院从业人员研究领域，先前的文献对我国医院技术人员的专业化已有较多比较深入的研究，而对医院管理人员的职业化研究相对较少，仅有的研究深度也不够。

众所周知，我国医疗卫生系统长期存在一个弊病，即重技术、轻管理。这一弊端造成了一些畸形医院——技术这条"腿"很长，而管理这条"腿"很短。随着我国医疗服务业的对外开放，国内医疗市场的竞争日趋激烈，对医院管理者的综合素质提出更高的要求。因为竞争更加白热化，可以说，只要稍不留神，就会有失败的可能。国内许多医院存在的问题，主要是缺乏驾驭市场能力的精于经营、善于管理的职业化卫生管理人才，尤其是职业化的医院院长。传统的医院管理者已适应不了市场经济环境的要求，甚至会制约着医院发展的步伐，因为他们的能力或专长同现代医院管理的要求是不相适应的，因此把管理人员职业化就成顺应时代发展的要求。

1. 医院管理人员职业化的含义、范围

医院管理人员职业化是指医院管理工作必须由经过医院管理的专门职业培训，通过国家法定部门考核，获得从业资格，受聘后以从事医院管理为其主要经济来源的专门人员担任。职业化的医院管理人员包括从事医院管理决策、参谋、执行三个层面所属工作的全体成员。决策层包括院长及院级领导，参谋层包括医务财经、人事、行政等职能部门的管理人员，执行层包括科及各基层部门执行决策的管理人员。

2. 医院管理人员职业化的必要性

首先是医院管理的实践性与创新性的要求。21世纪的医院管理者面对改革观念的碰撞，利益的冲突，法制的建立，经济的均衡，这些要求管理者在创新的实践中不断增强其超前意识，洞察规律，把握局势，适时决策的应变能力等。在这种情况下非职业化的医院管理者几乎难以胜任。其次是医院独特的社会性和公益性的要求。医疗卫生机构之于一个社会的重要性是其他组织无法比拟的。医院行为总是受到来自社会各界的关注，上至政府下到社区，每个病人及与病人相关的人均可对医院行为从不同侧面做出评价。要处理协调好这些关系，努力营造良好的内外环境，非职业化的医院管理者也很难胜任。再次是医院管理中、长期目标的有效实现的要求。从战略管理中我们知道，任何一个战略的有效实现都需要管理人员的稳定性和连续性。而医院战略的实现同样如此，但现行的院长任职体系的短期的"兼职"模式，容易导致经营过程的短期效应，损耗本已不足的卫生资源，影响医院的可持续发展。最后是知识经济发展的时代要求，21世纪是全球知识经济时代，在医疗卫生领域，医院组织呈现出既分工明细又交叉综合的管理特征，医院管理者的职业化势在必行。

3. 医院管理人员职业化的措施

首先必须得到立法保证。要有国家、地区各级人事组织卫生行政部门的高度重视，还要有各类的法律、法规政策和制度保证。其次就是应加速和完善我国医院管理人员职业化市场。这也是市场经济体制的要求，这样有利于建立市场约束机制，促进医院管理者在激烈的人才竞争中努力完善自我，使医院管理者的社会价值与其经营管理业绩紧密结合，激发医院管理职业化人员的职业意识，推进我国医院管理人员职业化的进程。再次要有相应的利益驱动。市场经济内在动力就体现在，它要求职业化的医院管理人员遵循经济规律，改革分配制度，实施有效的利益驱动，如年薪制、内部股份制等，真正激发医院管理人员靠管理好医院来体现个人的社会地位和人生价值，从而将医院管理职业视为其生存的现实基础和人生的意义。最后这一切的实现都需要教育先行。必须加大职业化教育的力度，进一步拓宽职业化教育的渠道，真正做到学以致用。

4. 医院院长的职业化

（1）院长思维全球化

创新的理念要求中国医院院长在 21 世纪要敢于冲破"禁区"，打破千百年的陈规陋习。不能只站在一个地方医院或一个局部单位位置上思考问题，应放眼全球，即不但要搞好本医院建设，而且要有走出中国"围城"，走出国门办医院，进入世界医疗大家庭的信心和力量。因为随着国家医疗体制改革的深入发展，中国医疗市场必然全面放开，而要想迅速打入国际医疗市场，作为中国医院院长只有以全球化思维走科技创新、以低廉的费用提供优质服务的道路，才能适应这种新形势。

（2）以人为本，换位管理

21 世纪的医院，服务对象不仅局限于病人，而更多的是广大人民群众。因为他们不仅需要治病，重要的是防病，并通过这个途径，为他们提供全面的健康教育观。众所周知，人民群众有生存权、健康权，只有尊重他们的权利、保障他们的权利，才能体现 21 世纪医院的本质与作用，在医患之间建立一种市场经济条件下的新型伙伴关系。医护人员是人民群众的一个群体，这个群体知识文化水平较高，专业性较强，既有保障人民群众健康的义务，又有治病救人、救死扶伤的风险和责任。面对市场经济人才流动人潮，要想巩固医院阵地，扩大业务范围，只有增强理解，以人民利益为重，以病人为中心，实现医护人员的自我价值。而从医护人员走向院长岗位的大多数管理者及纯管理专业出身的管理者来看，既要充当医生角色，同时又要扮演院长管理角色，更重要的是扮演人的角色，这种模式的转换是当今中国医院院长的典型和必要途径，也是对人的内涵理解的升华和提高。

（3）以文促医、博学多才

21 世纪的医院，要求院长不能仅满足于文凭所学知识，学历不是个人智慧的最高境界。要提高院长自身素质，不断汲取文化素质，则应涉猎广泛，比如文学、音乐、摄影、写作、新闻、电脑、多媒体、因特网等。要养成天天读书的习惯，不能沉湎于应酬及事务之中。只有这样，才能提高院长自身的文化修养，陶冶情操，这是一个管理的无形养分，它滋润着管理这片肥沃的土壤。身为院长既要以身作则，同时也要提高本院医护人员的文化素质，摆脱过去那种"重医轻文"倾向，给单纯的病床、设备环境增添一点文化气息，努力营造一个文化品位高的医院。比如，在有的科室适当增加一些音乐、电视、风景画、读报栏、名人名言等可读可视内容，使病人在接受治疗时感受到医院的温馨，又间接地提高了人民群众的文化素质，不仅治好了他们躯体的疾病，而且给他们的心理和精神上送去了春天般的温暖。作为医院院长，更应首创并倡导"医院精神"，不断赋予医院文化内涵新的生命，这就是 21 世纪医院院长的必备素质。

（4）科技创新，抢占"制高点"

作为一名院长，首先要有科技创新思维，新思维依靠新知识的积累、滴水穿石、滴水成海，它包括对科技知识的广泛涉猎，对科技刊物学习，科技知识讲座参与的渴求与兴趣，激发自身科技创新思维，不断汲取科技营养，更新科技知识，时刻跟踪了解世界医疗最新科技动态，才能统揽全局，抢先占领科技"制高点"。首先，要不断培养、引进科技人才，不惜重金聘用国内外高、新、尖技术人才，给他们提供必要的科研基金、设备和工作环境，对他们的住房分配、子女就业、夫妻分居，以及到国内外"深造"给予尽可能多的支持。其中，最重要的是提高物质待遇，这样才能留住人才，发挥潜能，为医院培植和繁衍人才奠定基础，让他们在多学科、多专业中创造世界一流技术和科研成果，提高医院的整体科技水平，用"创名医、创名院"的全球战略眼光观察和处理问题。其次，要用高新技术人才，让他们不断创新具有国内外一流水平的最新诊断和治疗技术，利用高、精、尖仪器，为病人创造痛苦小或者无痛苦、微创或无创的最佳医疗服务，在激烈的竞争中有绝招，出名医、创名院，牢固树立全球名牌战略意识。作为 21 世纪医院院长，还要对引进高、新医疗设备等医院硬件有所深入了解，即对该设备的先进性、科技含量、诊断价值、价格、售后服务、投资回收期等要有一个清醒的认识，把握机遇，力求用最少的投入购回最新医疗设备，为病人提供快速、准确的医疗服务。

（5）推行科学管理

现代医疗要求院长重视对人的理解、沟通、增加感情投资，改变传统的家长式管理模式，树立全新的管理理念，把国家利益、人民利益和规章制度融入员工的自觉行动中，充分发挥每个员工的最大潜能。同时，既要注意发挥好个人的核心作用，又要有协作的"团队"精神，即注重精神激励，更重要的是发挥好物质奖励作用。坚持推行按劳分配和按生产要素分配，效率优先、优胜劣汰的分配机制。在医疗机构管理的基础上，倡导和推行"技术入股"，按股分红、上不封顶、下不保底。积极鼓励和促进人才交流、流动，鼓励跨国、跨院兼职，挂职活动及参与国内外重大医疗项目研究，鼓励和引导参与国际间合作、网络交流，实现医疗资源共享。结合当前中国国情，政府对卫生事业的投入已不能满足日益增长的医疗需求。21 世纪的中国医院要用低廉的费用为病人提供优质的服务，保障人民群众健康，利用有限的资金，办好中国特色的卫生事业，这就需要我们开动脑筋，活跃思维，力求用较少的钱办较好、较多的事。用好、用活、管好资金，具备"有重有轻、有急有缓、有先有后"的经济头脑，实施"有所为、有所不为"的战略，才能实现管理科技化、资金效益化。"海阔凭鱼跃，时势造英雄"。新世纪新时代呼唤驾驭中国医疗航船的综合型院长人才，并要求他们不断充实新知识、新思维、新方法，提高一院之长驾驭市场经济的能力，大胆实践，闯出一条独具中国特色的医院管理与效益道路，努力向更新、更高、更优目标迈进。

三、医院人力资源管理的具体对策

（一）充分认识人才内涵，重视人才培养成长

随着医疗体制改革的深入，医院医务人员的管理变得越来越重要。要管理好一个现代化的大型医院，必须树立医务人员是第一资源的观念。因为医务人员就是医院的竞争力，就是医院看不见的资产，一个医院的兴旺发达要靠医务人员。根据马斯洛的需求层次理论，应尽量满足医务人员高层次的需求，使其个人目标与医院管理发展目标相一致。

医院不仅面临激烈的医疗服务市场份额的竞争，也面临人才的竞争，而人才竞争又是竞争中至关重要的一部分。面对新时期的挑战，医院必须充分认识人才的内涵，健全一套引进人才、用好人才、留住人才的管理机制，提升医务人员的价值，营造一个有利于医务人员充分发挥潜能的环境，从而更好地实现医院的稳步发展。

医院应该首先充分认识到医务人员是医院的宝贵资源，营造融洽、和谐、积极向上的内部环境。用好医务人员不仅要靠优厚的物质待遇，更重要的是事业有无发展前景和吸引力。医院要积极为他们搭建施展才华的平台，添置先进的设备，营造良好的学术氛围，积极推荐、支持、鼓励他们参加国际国内学术交流。把医院发展目标同个人实现价值的目标有机结合起来，充分发挥他们的聪明才智，激活医务人员的活力，使他们在工作中做出更大贡献。

（二）实现医院管理层职业化，提高医院整体管理绩效

根据组织理论原理，组织的顶端人员在专业知识、管理能力、资历等方面与其职位相匹配。我国医院领导层对医院专业管理的知识尚不够系统，目前我国医院管理都是实行党委领导下的院长负责制，其实质是院长拥有医院人、财、物使用的决策权，院长人选基本上都是上级主管部门任命的医疗专业院长或从原来的科室主任提拔成院级领导。这样从专

业技术来说有一定的好处,对专业和科室的发展有益。

医院的人力资源必须由专门人员来管理,他们必须经过专业严格的医院管理培训,通过国家法定部门的考核获得从业资格,受聘后不再从事临床工作而只从事医院人员管理工作,从事医院管理为其主要经济来源。医院管理队伍职业化包括工作专职化、职位序列化、技能专业化、管理意识现代化和管理人才市场化等多项内容。国外医院的院长及管理队伍的知识结构大多是工商管理硕士(MBA)或公共管理硕士(MPA)出身,都比较注重管理的专业化。医院领导层实行专业化和职业化管理是一种必然趋势。

(三)完善绩效考核体系,激发员工自我实现

医院的绩效管理,是人力资源管理的重要内容,也是重要的人力资源管理激励措施,是医院在运行过程中,既要保证医院能够为广大病人提供优质、热情、便捷、廉价的医疗服务,同时也要保证医院的运行和发展,又能够充分调动广大医务人员的工作积极性的手段,它应以经济核算为基础,通过全面管理、业绩考核,权衡与决定职工个人的绩效工资多少。

绩效工资,又称绩效加薪、奖励工资(Merit Pay)或与评估挂钩的工资(Appraisal Related Pay),是以职工被聘上岗的工作岗位为主,根据岗位技术含量、责任大小、劳动强度和环境优劣确定岗级,以企业经济效益和劳动力价位确定工资总量,以职工的劳动成果为依据支付劳动报酬,是劳动制度、人事制度与工资制度密切结合的工资制度。绩效工资由四部分组成:基本工资、年龄工资、岗位工资及奖励工资。

医院应建立分层次、分类考核标准。把门诊、急诊、住院、检查、手术等医疗工作量指标;把住院率、床位使用率、床位周转率、平均住院日、手术台数、诊断符合率、治愈率、抢救成功率等医疗质量和效率指标;把病人投诉率、就诊病人满意率、住院病人满意率、处方合格率、病历合格率等医德医风指标;把住院人数、住院人均收费、科室人均纯结余、人均收益等经济指标作为医院绩效考核的主要内容,从而将绩效考核和绩效工资达到最公平、最合理的程度。

绩效工资的实行,也是激励理论中的一种措施。根据现代组织学理论,激励的本质就是员工去做某事的意愿,这种意愿以满足员工的个人需要为条件。其核心在于对员工内在需求的把握与满足。因此,医院人事部门应做好每一个职位的责权分析,制定工作说明书,为绩效考评打好基础,防止绩效工资的发放不均。

绩效考核还要注重目标管理,即制定考核目标,以达到目标为诉求作为进行奖金调整、奖罚的依据,晋升或降级的指标,以便养成职工的竞争意识和危机意识,从而提高医

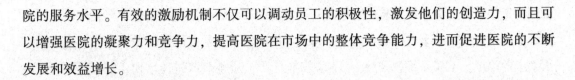

院的服务水平。有效的激励机制不仅可以调动员工的积极性，激发他们的创造力，而且可以增强医院的凝聚力和竞争力，提高医院在市场中的整体竞争能力，进而促进医院的不断发展和效益增长。

（四）构建科学合理的绩效评估机制

人力资源管理的核心在于建立完善的激励机制。人才竞争的根本是机制竞争，一个好的机制不仅可以留得住人才，而且可以充分调动和发挥人才的积极性，并创造出巨大的财富。医院要围绕以下几个方面建立激励机制：建立公开、平等、竞争、择优的选人用人制度；建立职责明确、有效放权的岗位责任制；建立科学、公正、公开的绩效考核制度；建立公正、公平、合理的薪酬管理体系；建立员工能上能下、能进能出的动态竞争机制；建立完善的福利和社会保障制度；搞好员工的职业生涯设计，为员工个人提供良好的发展空间；推行"人本管理"，培育员工的认同感和团队精神等。

医院人力资源在运营过程中的使用效率或利用效果如何，是由许多复杂因素耦合作用的结果，比如良好的用人机制、先进的激励原则的运用等。但通过制度设计和管理操作建立科学的绩效评估和薪酬结构体系来实现"激励相容"，无疑是实施有效的人力资源激励管理的最重要环节，也是构建科学的医院人力资源激励机制的核心渠道。

（五）完善选人用人机制，实现人岗有机对应

医院应把聘用合同作为医院人力资源管理的基本形式，把每一位聘用人员的岗位设置清楚，做好岗位职责说明书，实行岗位管理制度。实现按需设岗、竞聘上岗、按岗聘用、合理管理。适时引进末位淘汰制度、待岗制度、人员分流制度。实行合同聘用制，首先是选好人、用好人，这是合理优化人力资源的关键，应该把合适的人才放在合适的位置。医院人力资源部门要做到公开、平等、竞争、择优聘用原则，做好工作分析、岗位评价和岗位规范等工作。选人、用人，首先应该从内部挖潜，内部人员深知医院的发展过程，了解医院的发展思路，人事关系和谐，工作与同事协调。无论从内部选拔，还是从外部招聘，都应该挑选工作态度好、有敬业精神、与团队合作、学习能力强、可塑性高、专业能力强、稳定性高、能为医院长期工作的优秀人才。

（六）健全医务人员培训机制，提升诊疗服务技能

现在是知识爆炸的年代，知识的发展日新月异。尤其是在科学技术领域，时时刻刻都有新科技、新技术、新知识的创新和发现。因此，医务人员必须经常进行培训和拔高，不

能因为工作繁忙、个人收入减少和医院开支增加而放弃继续学习。进修学习更应该走出国门，积极邀请知名专家进行学术交流。新技术的应用不仅是医院新的发展点，而且更是广大病人的福祉。不仅是医务人员，医院的其他工作人员也应该进行培训。进一步加大医院对员工培训的投入力度，对员工进行岗位教育、医院文化教育、全员礼仪培训、职业形象培训、技术技能培训等。员工的培训计划应该是医院人力资源管理的重要组成部分，持续的员工培训能为医院的发展提供源源不断的动力，从而提升医院的整体形象和综合效益。

员工培训要制订培训计划，这些培训包括五方面内容：第一，岗位教育（工作任务说明书）；第二，工作核心技术培训；第三，员工自我进修、继续不断学习，掌握先进的知识和技术，开发潜能；第四，管理培训；第五，文化培训。

培训有四个层次。第一，员工层面：根据员工的行为差错记录，通过谈话及观察员工知识技能的缺陷，上级对照管理技术标准进行培训。第二，科室层面：分析科室或部门长短期需要，科室领导负责培训人员及内容。第三，医院层面：各科领导做医院培训需求计划，参考每个月的审计结果（包括服务质量、医院行为标准）。注重所有员工的技能和知识培训，并报院领导批准。培训方式是在内部、外部或出国。第四，生涯规划：员工培训计划，要确定员工的发展方向，做好员工职工发展规划。

（七）完善医务人员准入管理，奠定医院发展基础

医院在人员准入方面，必须严格执行《执业医师法》和《护理条例》等政策规范，保证进入医院的每一个医务工作人员具有相应的资格和必备条件。根据医院人力资源管理的特征及其管理的特殊要求，在员工招录时一定要注意以下要求：第一是知识与技能，身体与年龄，工作经验，尤其是道德情操。医务人员在道德情操方面，必须高尚正直，保持较高水平的医疗道德。第二是仁心仁术，以人民的福利保健为己任，同情遭受疾病折磨之病人，竭尽全力为其解除疾苦。第三是精益求精，在业务上全力以赴，止于至善。第四是诚信正直，以诚待人，公正廉直。第五是齐心协力，创造交流分享、相互尊重的环境，鼓励成员之间合作、参与，相互信任，不断进步成长。第六是关心社会，造福社会，尽职尽责。

（八）恪守"以人为本"理念，促进医院和谐发展

医院要实行人性化管理，充分发挥人力资源的能动性。人性化管理着眼点是人，终结点也是人，必须确定人在管理中的主导地位，医院的员工是医院人力资源管理中主客体的有机统一。人性化管理要求各级领导层必须尊重职工、关心职工、理解职工、信任职工，

把员工的潜能和专长有效地发挥到极致。医院的领导应该给全院的员工创造出一个和谐、团结、协作、健康、向上的工作环境，让员工体会到工作的快乐和工作的成就感。医院的管理者要"以人为中心"，热爱他们，把他们看成是医院的财富，看成大家庭的成员，与员工加强沟通，提倡参与医院的决策，让所有员工形成一个利益的整体。医院领导层应该知人善任、唯才是举、适才适用、适用适所，更应该以功归人、以奖励人、以法治人、以宽容人、以理服人、以信取人、以诚待人、以情感人。用信任换取员工对医院的忠诚。这样全体人员才能珍惜工作、乐于工作，满足自我实现的需求。

第七章 医院绩效考核管理

第一节 绩效考核的原则

一、绩效管理和绩效考核的概念

绩效管理，是指各级管理者和员工为了达到组织目标共同参与的绩效计划制订、绩效辅导沟通、绩效考核评价、绩效结果应用、绩效目标提升的持续循环过程，绩效管理的目的是持续提升个人、部门和组织的效率，最终实现组织目标。

虽然概念上是共同参与，但在实际工作中，绩效管理的核心是管理者，制定规则、决定方向的仍然是管理者，因此管理者必须清楚地认识到自己的责任，并认清绩效管理的意义和作用。当然，管理者不是指某一个人，而是一个团队，这个团队包含人力资源管理、业务管理（医疗管理）、科教管理、党务管理、宣传管理等所有涉及医院整体运行的管理团队。所有团队成员都要参与和制定绩效管理的规则和标准，因为绩效管理规则和标准必须围绕医院的整体战略目标和业务发展方向来制定，并不断调整，使其适应医院运行和发展的需要。制定了绩效管理规则和标准以后，必须让员工充分认识、理解和认同，才能确保执行。有些规则和标准是约束性的，有些是激励性的，要通过不同的手段和机制才能确保实施和落实。对于约束性内容常常以惩罚性措施进行考核落实，确保底线。对于激励性指标则通过奖励性手段鼓励先进的模式，让大家学习，形成更广泛的行为。

绩效考核作为绩效管理的重要组成部分，是根据员工个人需要达成的绩效标准，对其在当前及过去的绩效进行评价。究其本质，绩效考核通常包括以下三方面内容：制定工作标准；根据标准，对员工的实际工作绩效进行评价，即考核过程；为激励员工消除绩效缺陷或者继续保持优良的绩效水平而向员工提供反馈。

绩效考核是一项系统工程，涉及战略目标体系及其目标责任体系、指标评价体系、评价标准及评价方法等内容，其核心是促进组织抗风险能力、运行效率和获利能力的提高及综合实力的增强，其实质是做到人尽其才，才尽其用，使人力资源作用发挥到极致。明确这个概念，就可以明确绩效考核的目的及重点。组织制定了战略发展的目标，为了更好地完成这个目标，需要把目标分阶段分解到各部门各人员身上，也就是说每个部门、每个人都有任务。绩效考核就是对组织人员完成目标情况的一个跟踪、记录、考评和反馈。

医院的绩效考核非常复杂，它的复杂性在于业务的复杂性和人员组成的复杂性，不仅仅是临床（内外妇儿传、眼耳鼻喉口腔等）的服务对象和工作内容的复杂性，还有不同岗位（医生、护士、技师、管理、后勤等）和人员属性、受教育程度的复杂性。这些复杂性带来的医院绩效考核的难度，甚至形成了只把课题、SCI 文章等容易量化的科研指标作为专业技术人员职称晋升和评优的评价标准。如何建立科学、合理、全面、可执行的医院内部的绩效考核评价体系是一项极其艰巨的任务，需要每一位管理者都认真思考，并勤于实践。这也是一件医院管理者必须去做的事情，因为它是规范员工行为、调动员工积极性和创造性的重要管理方法，也是医院良好运行和持续发展的重要保障。同时绩效考核还可以对岗位胜任度进行评价，把合适的人放在合适的位置上，才能发挥最大的作用。

二、绩效考核的方法

绩效考核在理论和实际操作层面可以分为三个层次，第一层是以医院为考核对象，第二层是以科室为考核对象，第三层是以员工为考核对象。以医院为考核对象的绩效考核，可称为外部绩效考核，一般由国家卫生主管部门或第三方行业协会（委员会）制定标准与规范，相比经济效益，更加注重社会效益。以科室和员工为考核对象的绩效考核，可称为内部绩效考核，由医院根据自身战略发展目标和外部绩效考核指标制定标准和规则，在注重经济效益的同时，兼顾社会效益。

由于各国国情和卫生体制的差异，不同国家对于医院的绩效考核（外部绩效考核）方法各有侧重。英国为了解决公费医疗带来的看病难问题，将考核重点放在了提高医疗质量和服务效率上。

国内医院常用的绩效考核（内部绩效考核）方法有关键业绩指标法（KPI）、目标管理法（MBO）、平衡记分卡（BSC）和 360 度绩效评估法。林林总总的考核方法被使用，并不断被开发设计出来，但只有适应医院自身文化和现实发展情况的考核方法才会真正有效。医院的绩效考核方法中，按考核指标分类，可分为惩罚指标管理和奖励指标管理两大类。

惩罚指标管理，就是以在工作中需要制止的事件和行为为惩罚指标进行考核，并给予相应的惩罚措施。比如：没有及时完成医疗核心指标、医疗差错的出现、医患纠纷、负面报道等。按事件数量、严重程度、影响范围、应对态度、整改效果来制定惩罚措施，控制惩罚力度。惩罚指标管理的目的是管住底线，确保基础医疗质量和医院基本运行条件，相当于社会管理的法律标准，触犯法律就要被处罚。

奖励性指标则比较宽泛，也比较容易制定，最简单的是按数量指标进行奖励，奖励超过平均线之上的科室和个人。由于服务对象（病人）的繁杂性和疾病的复杂性，不同的数量指标常常不能一概而论，但是考虑上质量、成本等因素，经过矫正后的数量指标，则可以简单快捷地用于绩效考核。除去数量指标外，满意度指标也是一个重要的奖励性指标，尤其对于不能用数据指标来考核的科室，可以使用满意度指标来评价。但是，如果不计成本的话，理论上满意度可以接近100%，所以如果使用满意度考核指标，必须兼顾成本，也就是资源的投入。没有成本控制的满意度提高，对于医院运行来讲是没有价值的，只有不增加成本而提高满意度，才对医院的运行和发展有价值。

奖励性指标一定要在平均线上制定。医院内部作为一个闭合体来看，一定要在固定奖励成本的前提下，进行奖励指标调整，即一块蛋糕你能切多少，主要在于你比别人做得好多少，而不是与自己比进步了多少。这样在控制成本的基础上，永远有前25%被奖励，而奖励的额度是从后25%的份额中拿出来的，这样就形成了互相竞争、奖勤罚懒、奖优罚劣、循环式上升的态势。

有时候也可以使用在一定范围内适度公布数据的形式来实现考核目的。在知识分子高度集中的医院，这常常是非常有效的办法——尤其是对主任的考核，因为对于知识分子来讲，很多时候面子比金钱更重要。

我国公立医院在20世纪80年代末90年代初引入绩效考核这一概念，绝大多数医院都在学习和实践中建立了自己的绩效考核方法，但大多局限在对科室绩效的考核，较少将绩效考核与医院战略发展目标、医院文化和价值观相结合，过多关注经济效益，忽视了社会效益。随着新医改的不断发展和深入，绩效考核的内涵也从关注医疗效果和医疗服务产出，逐渐转向关注医院的社会功能和公益性，并强调医院的整体运营。

医院绩效考核的评价指标，要涵盖医院运行的所有主体内容，不能仅使用医疗指标和经济指标，还要包括文化建设、病人满意度、员工满意度等内容，避免以偏概全、以点概面，同时不要忘记成本管理和成本控制，这样才能构建对医院运行和发展有价值的绩效考核体系。

绩效考核应以奖励（激励）为主，惩罚为辅，因为惩罚只能形成约束，而不能形成积极向上的动力和氛围。根据医院的运行发展情况、人均收入、社会平均收入等因素，动态地调整奖励和惩罚的力度和额度。因为如果没有一定比例的变化，就不能够形成有效的激励和约束。

绩效考核还要有普惠制的基本数据指标，以保障员工的基本收入。这在医院的绩效考核体系中非常重要，因为这样能够保证员工队伍的总体稳定和弱势群体的满足与自豪感。

此外，在绩效考核过程中，管理者要做到公正和坦诚。如果科室或员工绩效表现不佳，而管理者又不够公正和坦诚的话，那么任何一种考核指标和方法都是没有实际效用的。一些科室或员工本来有机会改正不良的管理模式和职业行为，或者找到更适合自己的职位，但却可能在很长一段时间中都陷入停滞状态(1)。

三、绩效考核的意义与作用

1. 通过绩效目标的逐级分解和考核，促进医院战略目标的实现将绩效考核目标与医院整体的战略目标相结合，并逐级分解到各科室和具体人员，目的是使分解目标更明确，在一定程度上可量化、可执行，并且在一定时间范围内可实现，这符合目标管理的 SMART 原则，也是通过绩效考核来实现医院整体战略目标的具体方法和途径。

2. 通过绩效考核实现合理分配，提高员工的主观能动性在任何一个集体或机构中，当然也包括医院，如果干多干少一个样，干好干坏一个样，那就是平均主义大锅饭，必然消磨员工的积极性和工作热情。这样的医院不可能有未来，更谈不上发展。所以在医院内部必须建立一个合理的绩效考核机制，鼓励做得好的，做得多的，并实施奖励；惩罚做得差的，做得少的，并给予惩罚。通过科学有效的绩效考核机制，推动公平合理的赏罚分配机制，才能提高员工的主观能动性，才能保证医院的良性可持续发展。

同时，要避免陷入绩效主义陷阱。不能为了考核而考核，为了评价而评价，要始终明确我们在绩效考核中面对的主体之一是人，而人是有温度的，不仅仅是量化出来的数据，也无法通过完全被量化来做出考核评价。

3. 通过绩效考核促进上下级沟通和各科室间的相互协作绩效考核是人力资源部门的核心工作之一，主流商业管理课程，如 EMBA、MBA 及 CEO 必读 12 篇等，均将绩效考核方法的设计与实施作为职业经理人的一项重要人力资源管理能力要求包含在内。但在实践中，绩效考核通常是由各级各类主管部门，而不是仅仅由人力资源部门来完成的。在绩效考核过程中，各职能主管部门需要互相协作才能完成考核工作，被考核的科室中的上下级人员需要不断沟通才能实现绩效行为和绩效成果的改进。绩效考核使得各科室和科室中的人员在工作中互相咬合衔接得更加紧密，医院运行也更加平稳顺畅。

4. 通过考核规范工作流程，提高医院的整体管理水平。流程决定效率，流程影响效益，这是管理学的观点。好的工作流程能够保障医院安全高效地运转，能够规范员工的业务行为和管理行为。差的工作流程则会问题不断，降低效率，耗费资源。所以工作流程也是绩效考核的主体对象之一，要通过合理的、不断调整完善的绩效评价体系，识别出差的工作流程，或工作流程中的缺陷环节，及时给予反馈和纠正，奖优罚劣，持续改进。

5. 通过评价员工的工作绩效、态度、能力和素质，帮助员工提升自身工作水平和综合素质水平，从而有效提升医院的整体绩效和整体员工素质。

对于员工个体来说，成长才是硬道理，对于医院集体来说，发展才是硬道理。当员工目标和医院目标结合在一起，达成协调一致的时候，员工个体的成长汇聚必将推动医院的发展，医院发展后又可以为员工提供更大的舞台和更多的资源，反过来促进员工个体的成长。这是一个良性的正向螺旋，而贯穿并支撑这个螺旋的轴心，就是凝聚了医院文化和价值观的绩效考核体系。

一个机构、一所医院必须明确什么是好的、被鼓励的行为，什么是坏的、被禁止的行为，建立条理清楚、赏罚分明的良好工作氛围，才能保证内部和谐的环境和外部良好的竞争力，这一切都要依靠绩效考核评价体系来完成。通过绩效考核评价来规范员工的工作行为，通过规范员工的工作行为来形成员工的工作习惯，通过形成员工的工作习惯来塑造医院整体的个性和品牌，从而最终影响和决定医院的发展与命运。

✚ 第二节 医疗绩效与科研教学考核

一、医疗绩效考核目的

医疗运行是医院最主要、最常规的核心工作，是医院存在的意义和基础。维持医疗过程平稳、安全地运行是医疗管理的首要目标。实施有效的医疗绩效考核，能够引导医院各临床科室、医疗支撑科室及医护人员不断地改进自己的行为，发挥主观能动性，提高工作绩效，从而全面提高医院的运行效率和服务水平。医疗绩效考核有其重要的意义和作用。

（一）有效保障全院目标一致，医疗管理者提升管理水平

通过医疗绩效考核让医护人员意识到自己的日常工作与医院的远大目标紧密相关，使员工充分感受自身医疗工作的意义和价值，从而有效地激发医护人员从事医疗工作的成就感和使命感，主动自觉做好工作。医疗绩效考核不仅是用来管理医护人员的，更是用来激励员工积极性，从而挖掘工作潜力的。

医院的医疗管理部门是进行医疗绩效考核的实践者，是医疗标准的制定者，是工作与质量绩效的记录者、考核者、评价者，在医疗绩效考核实施的整个过程中都发挥着积极的作用。通过医疗绩效考核的逐步推进与持续完善，可以不断提升医疗管理者的判断能力、沟通能力、组织能力、协调能力等，从而反过来保障医疗绩效考核的公平准确，保证医院医疗工作的高效运行和长远发展。

（二）强化医疗质量管理，促进医疗技术水平的提高

医疗质量是医院工作的生命线，是医院赖以生存和发展的关键，是医院管理中最核心、最重要的部分，是医疗技术、管理水平和医德医风的综合反映。将医疗质量指标纳入医疗绩效考核，可以给医院管理者提供全面医疗质量管理技能和工具，同时促进医疗技术水平的提升。

根据不同医疗岗位的责任、技术的复杂和承担风险的程度、医疗工作量的大小等不同情况，将管理要素、技术要素和责任要素一并纳入医疗考核，考核结果不仅可以体现效益绩效的按劳分配，还能引导和调动优秀的医疗人才投入到医疗技术改进和医疗服务提升的积极性，挖掘他们的潜力。通过完善的绩效考核激励机制，来吸引高素质的技术人才进入医院，为未来的发展储备力量，占领医疗技术的制高点。

（三）持续改善医疗服务，不断提高病人满意度

医疗行业是一个相对特殊的服务性行业，它肩负着保障人民健康和生命安全的重大责任。医院工作人员提供的医疗服务直接关系到病人疾病的治疗效果，关系到病人满意度。医护人员直接接触病患，只有具备规范的诊疗技术、文明的服务与沟通，才能为病人提供优质的医疗服务。将医疗服务水平纳入医疗绩效考核，可以改造医护人员的组织行为，发挥员工积极性，自觉改进服务态度、规范诊疗行为，变被动服务为主动服务，提高病人满意度，从而进一步持续改善医院医疗服务。

（四）提供良好沟通平台，改善员工与医疗管理者关系

医疗绩效考核是医院绩效考核的一部分，医院绩效管理作为一个完整的系统，各个环节环环相扣，相辅相成，缺一不可的。沟通则是医疗绩效考核与医院绩效管理中极为重要的一环。

通过沟通，使与绩效考核有关的每名员工包括医疗管理者自身都能获得所需的信息，信息在管理者与员工之间得到共享，把管理者与员工紧密联系在一起，及时发现问题和解

决问题。通过沟通，让管理者及时了解医护人员的状态和想法、工作的进展等，以便制定工作计划和绩效目标，并及时进行调整完善，提高管理效率和管理准确性。通过沟通，为医护人员提供信息，让员工及时了解管理者的目标规划、评价标准，并获得鼓励与动力，从而提高工作效率和医疗水平，员工和医院医疗管理的目标一致，从而最大限度地发挥其能量和才华，为医院的长远发展做出更大贡献。

总之，医疗绩效考核具有重要的意义，通过建立医疗考评标准，确定绩效考核内容，有效组织实施，并不断完善医疗绩效考核过程，从而将医院的长期战略与近期行为合理地结合起来，提高医疗团队的战斗力，有利于医院的可持续发展。

二、医疗绩效考核指标

（一）医疗绩效考核指标的设计

在医疗绩效考核中，指标的设计相当重要。根据"80/20"定律，对事物总体结果起决定性影响的是少量的关键要素，即主要的工作，包括付出时间多、执行数量大及与工作职责密切有关的内容。而"木桶理论"则认为少量的"瓶颈"因素，对事物的结果起着决定性作用。有效地进行医疗绩效考核指标设计，使所设计的指标能够真实地反映被考核对象的能力与业绩，是影响考核质量的一个关键环节。医疗绩效考核的指标设计过程，主要是寻找和选定要考核的关键绩效指标，然后再进行量化。目前医院绩效的重点由注重业绩指标，逐步转变为关注医疗质量的提高、医疗服务态度的提升、医疗成本的控制、医院社会效益等的综合评价。绩效考核要有良好的沟通和交流平台，考核不是绩效管理的终点，而应是下一轮的起点。

设计医疗绩效考核指标，首先要明确医院的战略目标与发展规划，制定医院目标关键点的绩效考核。依据院级绩效考核建立医疗绩效考核；并对各相关医疗部门的绩效考核进行分解，确定相关的要素目标，分析绩效驱动因素（技术、组织、人），确定实现目标的工作流程，确定部门医疗考核指标体系。最后，按照岗位职责制定不同岗位医护人员考核的要素和依据。

（二）医疗绩效考核指标的内容

医院绩效评价考核指标应包括：工作效率、医疗质量、服务质量、成本效益、病人负担水平、发展创新指标等内容。医院绩效考核评级，反映衡量医院考核期内绩效目标的完成情况，通过考核可以提高医院整体竞争力，促使医院工作的短期目标与长期目标相联系。进行医疗工作绩效综合评价，参与评价的一级指标主要包括：社会经济效益、医疗工作总量、人均工作量、工作效率、医疗工作质量等方面。其中医疗绩效考核指标主要包括医疗工作量、医疗质量和服务质量等方面。具体如下。

1. 医疗工作量绩效考核指标

非手术科室医疗工作绩效考核指标，二级指标包括：人均门急诊人次、门急诊人次增长率、每门诊医生日均门诊人次、急诊重症及抢救人次、药品比例、护理级别、医师人均会诊人次、医师人均抢救危重病人数、医师人均查房人次、医师人均入院人数、医师人均出院人数、医师人均担负住院床日数、住院病人增长率、平均病床周转率、实际病床使用率、出院者平均住院日等。

手术科室医疗工作绩效考核指标，二级指标包括：人均门急诊人次、门急诊人次增长率、每门诊医生日均门诊人次、急诊重症及抢救人次、药品比例、护理级别、医师人均会诊人次、医师人均抢救危重病人数、医师人均查房人次、医师人均入院人数、医师人均出院人数、医师人均担负住院床日数、住院病人增长率、平均病床周转率、实际病床使用率、出院者平均住院日、手术人次、手术分级及数量、三四级手术数量、手术占台时长、医师人均手术分级及数量、床均手术分级及数量等。

2. 医疗质量绩效考核指标

门诊诊断准确率、平均住院日、治愈好转率、入院与出院诊断符合率、住院三日确诊率、危重病人抢救成功率、手术前后诊断符合率、死亡率、院内感染发生率、并发症发生率、临床与放射线诊断符合率、医技检查阳性率、病历质量、核心制度执行情况、抗菌药物管理、临床路径管理等。

3. 服务质量绩效考核指标

门诊病人满意率、住院病人满意率、表扬信件人次数、批评信件人次数、医疗纠纷发生数、科室间满意度等。

（三）医疗绩效考核指标确定的原则

在绩效考核中 SMART 原则是在工作目标设定中，被普遍运用的法则。具体到医疗绩效考核，SMART 原则可以分解为如下几点。

1. 具体：S 就是 specific，意思是设定医疗绩效考核目标的时候，指标是具体的，也就是目标不可以是抽象模糊的。

2. 可度量：M 就是 measurable，就是目标要可衡量，要量化。指标需要有成本核算，不能量化的指标，要描述细化、具体，可操作。

3. 可实现：A 是 attainable，即设定的目标要高，有挑战性，但是一定要是可达成的。

4. 现实性：R 是 relevant，设定的目标要和岗位的工作职责相关联。不论是与过去比、与预期比、与特定参照物比、与所花费的代价比较，都有可操作性，是现实的，可证明的，可观察的。

5. 时间性：T 是 time-bounding，对设定的目标，通过努力在适度的时间内可以实现，要规定什么时间内达成，有明确的时间要求。

三、医疗绩效考核方式

在管理学上，绩效评价的方法有许多种，其中包括图形等级量表法、交替排序法、配对比较法、硬性分布法、关键事件法、描述性表格法、行为锚定等级评价法、目标管理法等。

以目标管理法为例，要求医疗管理人员与医护人员共同制定一套便于衡量的具体工作目标，并定期共同审查其目标完成情况。建立一套实用的目标管理计划，需要医疗管理人员与员工一起共同制定目标，并定期向他们提供反馈。医疗绩效考核实际工作中，需要根据医院各类人员的专业特点和工作性质将拟考核的内容分解为不同的项目指标，通过对各个项目的考核来确定总的考核结果。比如对医院管理人员的考核可从组织领导能力、决策能力、协调能力、表达能力、对医院的忠诚度及群众的信任度等方面进行考核。对医生的考核可以从专业资历、业务能力、技术水平、工作业绩、科研成果及医德医风等方面进行考核。

（一）医疗工作量指标绩效考核方式

医疗绩效考核指标中的医疗工作量指标，包括人均门急诊人次、门急诊人次增长率、每门诊医生日均门诊人次、急诊重症及抢救人次、药品比例、护理级别、医师人均会诊人次、医师人均抢救危重病人数、医师人均查房人次、医师人均入院人数、医师人均出院人数、医师人均担负住院床日数、住院病人增长率、平均病床周转率、实际病床使用率、出院者平均住院日、手术人次、手术分级及数量、三四级手术数量、手术占台时长、医师人均手术分级及数量、床均手术分级及数量等指标。

医疗绩效考核首先是工作量的考核，这类指标比较容易统计和获得，也是各级医疗管理部门进行医院评价经常使用的指标。但是医疗工作量也有不同的量和不同品质的量。对于医疗工作量的考核，不应只考核人次数，也要考核疑难重症数量，以及如何界定疑难重症的问题。医疗绩效考核使用的可量化指标，要既能反映科室总体收治病人的疑难程度（即近似地反映科室诊疗技术水平），又能以具体量化方式纳入医疗绩效考核体系中，从而正面引导科室在缩短平均住院日、提高工作效率的同时，确保医院整体医疗技术水平不致降低，或有所提升。在医院整体医疗工作量的考核方面，目前 DRGs（Diagnosis Related Groups，诊断相关分组）研究就提出两个很重要的评价指标：医院权重工作量和病历组合指数；在对不同医院实际承担工作量和医疗技术水平优劣对比中起着重要的作用。所谓"医院权重工作量"是指在医院实际出院人数的基础上引入反映医院医疗技术指标 CMI 值后得出的一个修正的出院人数。这一出院人数较之未修正前更能反映不同医院实际承担的工作量。

医疗绩效考核中对于手术工作量的考核，也不应只进行单纯的手术人次的数量考核，而应该同时包括手术的分级情况，以及各级手术的人次；就要具体有效落实手术分级制度，实现手术分级的规范化、标准化。手术分级是指将各种开放性手术、腔镜手术及麻醉方法依据其技术难度、复杂性和风险度，将手术分为不同级别，一般分为四级：一级手术是技术难度较低、手术过程简单、风险度较小的各种手术；二级手术是技术难度一般、手术过程不复杂、风险度中等的各种手术；三级手术是技术难度较大、手术过程较复杂、风险度较大的各种手术；四级手术是技术难度大、手术过程复杂、风险度大的各种手术。依据取得执业医师资格的手术医师的卫生技术资格、受聘技术职务及从事相应技术岗位工作的年限等，规定手术医师的级别，从事相应级别的手术。

现代医院管理体系由于信息化系统的逐步完善，可以帮助医院管理者及时得到准确的数据，有了及时准确的数据以后，才能进行合理的医疗绩效考核与评价。通过信息化系统的数据挖掘，可以准确统计各项工作效率指标，精确到每个医护人员，精确到每项医疗工作的工作量和成本核算。通过给每个医疗操作如手术操作、护理操作等进行合理的量化后，能够得出每个考核单元，从医院、临床科室、治疗组到医护人员个人的绩效考核与评价。医疗绩效考核从门诊、病房的医嘱、处方启动，逐步向医疗全过程拓展，从而实现医疗、护理等不同范畴的绩效实现。

（二）医疗质量指标绩效考核方式

医疗绩效考核指标中的医疗质量指标，包括门诊诊断准确率、平均住院日、治愈好转率、入院确诊率、出院与入院诊断符合率、死亡率、院内感染发生率、并发症发生率、临床与放射线诊断符合率、医技检查阳性率、病历质量、核心制度执行情况、抗菌药物管理、临床路径管理等。这类医疗质量指标对以往的评价存在很多不足，通常是一种粗放型评价模式，主要根据工作经验积累形成，缺乏稳定性和可靠性；指标往往只单纯注重医学指标的应用，主要倾向于对医疗的终末质量进行评价，缺乏对医疗过程质量控制的评价，使得指标评价体系的可信度不高；缺少对环节质量的评价；缺乏对出现同样结果的过程的适宜性的分析；注重量的高低，而忽视质的提高。

现代医院管理体系由于信息化系统的逐步完善，医疗质量绩效考核指标的相关数据也可以更加及时、准确地得到。医疗质量绩效考核方法可分为定性评价方法和定量评价方法。定量评价效度、敏感度高，客观性强，操作简便，是医疗质量绩效考核的主要方法，指标体系是医疗质量绩效考核的重要和主要组成部分。考核评价指标的内容、广度直接关系到医疗质量的管理及医疗水平的高低，医疗质量量化考核评价以统计学方法为基础，针对不同性质、不同意义的指标进行无量纲化处理，科学确定权重系数，最终得出考核与评价结果。

（三）医疗服务质量绩效考核方式

医疗绩效考核指标中的服务质量指标，包括门诊病人满意率、住院病人满意率、表扬信件人次数、批评信件人次数、医疗纠纷发生数、科室间满意度等。病人满意度是医疗考核的重要内容。只有在完成医疗工作量的同时，提高医疗质量，实现住院总死亡率、新生儿病人住院死亡率、手术病人住院死亡率等指标的降低，实现住院病人出院 31 天内再住院率、非计划 24 小时再次手术发生率等指标的降低，实现院内感染及手术并发症减少，病人安全提升，实现合理用药，提高重症抢救成功率，才能切实提高病人满意度，实现医疗服务质量考核的提升。

服务质量指标的量化绩效考核，可以通过医疗服务科室的各种满意度调查，包括门诊病人满意度调查、住院病人满意度调查、追踪问卷、出院病人电话回访、科室间满意度调查等进行综合绩效考核。考核内容按照临床科室、医疗支撑科室等不同的工作内容与岗位职责进行。

服务质量的绩效考核包括门诊及病房的医德医风内容：医护人员服务态度，医疗科室组织学习文明服务规范情况，医护人员着装整齐、遵守劳动纪律，做好医患沟通、认真履行告知义务（告知病人看病所需费用、疾病诊断、应做检查和用药、治疗方案、病情变化应注意事项、特殊检查履行的手续和流程等），科室推出人文服务新举措，等等。

医疗服务质量绩效考核中的表扬包括：表扬信，锦旗，病人通过各种渠道的满意度调查反馈的点名表扬，在各种新媒体、卫生电话热线等的点名表扬，在国家、省、市各级检查中表现突出受到表扬，等等。

对于上述医疗服务质量指标，医院可以制定相应的量化考核指标体系，科学确定权重系数，最终得出考核与评价结果。

四、科研与教学绩效考核

（一）科研、教学考核的目的

附属医院集医疗、教学、科研三大功能。提供优质的医疗服务，满足人们的医疗需求是医院的主要职能，是医院工作的主体。科研和教学工作以医疗工作为中心展开，并为医疗提供服务，是医院工作的两翼。

科研工作是医疗和教学工作的助推器，医学的发展离不开医学理论和实践研究。尤其是近年来，随着循证医学、转化医学、精准医学等学科概念的兴起和发展，科学研究在医院发展过程中发挥着越来越重要的作用。医学科学研究是医学可持续发展的基础，是保证和不断提高医疗质量的需要，也是现代医院发展的一项重要任务。医院从来就是开展医学科研的基地，是否开展科学研究、科研课题，科技成果和科技人才的多少及科研水平的高低已经成为一所现代化医院不可缺少的标志。学科建设和人才培养已经成为医院提升医疗水平的动力源泉。

教学工作则是医疗和科研工作的前提和基础。医学的发展离不开医学人才，而医学教学是医学人才培养的重要途径。无论是临床知识还是研究成果，都需要通过教学来传授并进一步传承，从而促进医学知识的传播。教学作为医院强化内涵建设、增强核心竞争力、实现可持续发展的重要载体，在临床综合医院，尤其是大学附属医院中起着重要的作用。公立医院的医学教学是提高卫生人力素质，保障卫生人力资源的基础性工作，是优化医学教育资源，调整医学教育结构，推进医学教学改革与发展，解决卫生人力供需矛盾的重要手段。

医疗、教学与科研是附属医院发展的"一体两翼"，三者之间是相辅相成、相互促进的。能否协调好医教研三者之间的关系，直接关系到附属医院乃至整个医疗卫生事业能否持续健康、稳步发展。制定科学合理的科研、教学工作评价体系，对科研、教学工作进行客观的评价；制定严密的科研、教学绩效管理制度，对科研、教学工作成绩给予肯定和合理的激励，对于促进科研和教学工作具有重要的意义，对于高层次医学人才的培养具有重要的意义，对于医院的高水平持续发展具有重要的意义，并最终为提高优质的医疗服务这一根本奠定坚实的人才基础。

（二）科研、教学考核指标

合理制定科研、教学考核指标，才能真正达到科研、教学绩效考核的目的，促进教学工作的开展。科学有效的绩效考核应该将定性与定量指标相结合，使之具有可衡量性及可操作性。教学绩效指标须遵循 SMART 原则，即绩效指标应该是具体（Specific）、可衡量（Measurable）、可达到（Attainable）且与其他指标具有一定相关性（Relevant）、具有明确截止期限（Time-bound）的指标。考核指标通常通过文献研究法、调查法、访谈法、德尔菲法、360 度评价法和 KPI（Key Performance Indicator）法来加以选择并综合评价科研、教学绩效水平。

1. 科研考核指标

医院科研绩效评价主要包括科研投入和科研产出两方面的指标，科研投入指标包括：科研人才、科研经费、科研团队、科研项目、学科平台、实验平台、学术兼职等指标，科研产出指标包括科研论文、科研成果、专利等。

研发人员工作成果的考评标准，通常是通过对研发任务进行层层的分配与目标确认，要求每个人根据其所承接的任务，给出自己的工作计划。考核工作是审核其工作计划的合理性，并且根据其工作计划，而对其工作业绩进行考核。而且在考核中，考核主体要多元化，兼有项目组内外人员及被考核者自身的评价。

2. 教学考核指标

我们将教学考核指标分为三个维度（一级指标），包括教学工作量维度、教学工作质量维度和教学贡献维度。教学工作量维度是以一个班级的中文理论授课课时作为衡量日常教学工作量的一个基本标准系数，其余教学工作量均按此进行标准化处理。

教学工作质量是指教师在进行教学活动时的产出，包括是否能使学生快速、准确地掌握所学知识及教师自身的产出，包括教师是否通过参加教学活动使自己的教学能力得到进一步提升，从而达到不断改进教学水平的目的。具体而言就是不同人员对教学活动的评价。包括督导专家评教、同行评教、管理部门评教和学生评教。

教学贡献指的是教师在课程建设、教学课题、教学论文及教学获奖等方面所产生的教学成果，并对学院的学科发展所带来的不同程度效益。

（1）教学工作量：教学任务包括五年制本科生、七年制（包括八年制）研究生及留学生班教学工作。教学内容包括理论课、课间实习、生产实习、七年制第二次临床实习、临床技能培训。教学工作量主要指不同专业教学任务经过标化后的理论课和实习课学时数。

（2）教学质量：主要是对理论课和实习课教学及教学活动进行不同层面的评价，包括学校督导团评价、学院管理层评价、学院同行评价和学生评价，并根据评价分数分级进行赋分。

（3）教学贡献：主要针对教学课题、教学论文、教材编写、教学成果、教学质量工程项目、继续医学教育项目、教学活动获奖等进行相应程度的赋分。

（三）科研、教学考核方式

1. 科研考核方式

科研指标量化管理：以三级学科（或病房）为量化单位，按照人员职称级别及导师（博/硕）的不同给予不同的量化加权值，分别计算量化单位年度需要完成的科研业绩的权重。具体需要完成的科研业绩目标数取决于医院年度整体目标，全院科研业绩年度增长以N%计算。医院每月从各科室绩效中扣除1.5%，年末按照各科室完成情况进行统一返还，从而将科研业绩完成情况与绩效挂钩，也与年末科研评优挂钩。同时为更好地鼓励和激励量化单位完成年度绩效目标，以科研指标为基础，结合上年科室完成情况对各量化单位给予不同程度的科研经费支持。

科研奖励管理：医院根据医院发展的不同阶段，制定和完善科研奖励管理办法，年末一次性对获得突出科研成果的老师给予奖励，使个人科研业绩也能在绩效中体现出来。对于科研业绩较突出的人员（约占全员的10%），科研奖励成为绩效中非常重要的组成部分，甚至可以超过全年绩效水平，从而达到鼓励科研人员的目的。

2. 教学考核方式

教学工作量考核：个人教学工作量的考核主要是教务部根据年度内教学课表安排的理论课和实习课的学时数量化后进行计算；科室教学工作量则是将科室内个人教学工作量累计。

教学质量考核：对理论课和实习课的质量考核主要是根据学校督导团，学院教学管理人员、学院同行和学生根据教师授课评价表来进行评分。对于教学活动参与度及质量主要是通过教务部根据各科室或个人的教学活动记录及抽查结果进行评分。

教学贡献考核：按照教学贡献考核指标，由教师在年底自行上报，并经教务部审核后进行赋分。

3. 教学考核结果

通过教学考核指标的量化赋分及排名，在绩效、医院和学校年终教学评优及职称晋升方面给予相应的奖励，在一定程度上激励了教师的教学积极性、主动性和创新性，提高了大学附属医院的教学水平。

（四）学科考核要点

学科作为医院医疗运行、科学研究、医学人才培养的载体，制定合理的综合考核方式有利于明确学科定位，评估学科发展态势和发展潜力，对于医院及国家、地方卫生计生委等制定学科发展目标和规划有重要的意义。学科发展涉及平台建设、人才培养等方面，以科研教学为中心的学科考核要点成为评价学科发展的重要手段。学科整体考核要点主要包括以下四方面。

1. 平台建设

学科平台是学科发展的阶段性成果，是学科在若干方向或领域教学科研发展的成果体现。医院的学科平台主要涉及以下领域。

（1）重点实验室及工程中心：分为国家级、部级、省级、市级及专业机构的重点实验室、工程中心等。

（2）临床研究平台：包括药物临床试验资格认定专业，干细胞临床研究机构等。

（3）临床医学研究中心：分为国家级中心、分中心、区域中心等。

（4）住院规范化培训基地。

（5）重点学科。

2. 学科投入

学科投入是学科开展科技活动、进行人才培养的前提和基础，学科投入主要包括获得各级各类科研项目、人才培养资金以及获得各渠道产学研资助资金等情况。

3. 成果产出

包括在科研和教学活动中产出的论文、著作、成果奖、专利、召开的学术会议，举办的培训班等。在医疗工作中形成的指南和规范也是某个学科领域重要的成果。

4. 人才队伍建设包括学科杰出人才和团队，学科带头人及骨干，研究生导师队伍，住院医规培人数，研究生培养情况等。

考核要点中平台建设、人才队伍建设考核的是学科一段时期内的积累和沉淀；科技投入和成果产出更易考核学科短期的提升和进步。医院及各级管理部门可以结合实际情况对于学科的考核要点赋予不同权重，制订切实可行的考核方案，并根据学科发展态势适时调整，为医院整体发展提供有效的考核评价手段。

第三节　管理绩效与满意度考核

一、管理绩效考核目的

医院职能管理人员是指在医院中通过参与组织、协调、监督其他人的活动以达到医院目标的行政管理人员。医院的职能科室管理涉及面广，关系到医院医疗、护理、医技、设备、后勤保障、党建与医院文化建设等多方面，医院职能管理部门作为医院运行的中枢环节和执行系统，是医院决策的具体执行层、推动层，在医院运行中发挥着承上启下的作用，其效能的高低，在很大程度上将影响医院整体运营的效率和效益。但职能管理部门工作存在协调组织频繁、工作内容难以量化、工作结果可控性差等特点，每个职能科室的性质不同，工作职责和服务群体均有所区别，对其进行绩效考核存在一定困难。当前对医院职能科室的绩效多为按照管理人员职务、职称等级进行分配，导致职能科室员工工作积极性和主动性不足，存在办事效率低、部门之间推诿、临床及医技科室满意度偏低等不良现象。因此，如何建立一套切实可行的职能管理人员绩效评价体系，实施职能科室管理责任精细化，让医院发展战略能够有效贯彻到每个部门和环节中，真正实现职能管理人员"优劳优得"的绩效分配理念，从而建立科学、高效的医院内部运行机制，这是医院管理学科的 ·项重要研究内容。

职能部门实行绩效管理，其根本目的在于通过绩效评价发现并改进医院管理中存在的问题，激励员工持续改进，进而推动组织绩效的提高，帮助医院实现战略目标或规划的持续发展。

职能管理部门实行绩效考核，有利于促进管理效能的最大化。绩效考核就是对某一主体的工作进行全面的评价，管理人员可以及时准确地发现在医院管理中的薄弱环节，及时采取措施主动调整和完善组织结构、管理流程或工作制度等，使医院资源得以优化。职能管理人员绩效考核的重点是考查医院职能管理人员的工作能力、工作态度、工作制度的遵守情况和工作效果等内容，以便了解职能管理人员的工作能力和工作潜能，激励职能管理人员全身心投入管理工作中，为医院的高效运转及社会职能的发挥起到保障作用。

职级部门实行绩效考核，有利于促进员工提升个人发展空间。通过对管理人员实行绩效考核，让员工明确自己的成绩，增加团队归属感；认可自己存在的不足，通过规范行为、有效培训等措施提高个人素质，拓展发展空间，从而更好地实现医院发展目标。

职级部门实行绩效考核，有利于加强医院的全面质量管理。近年来，提高质量已经成为组织绩效的一个重要目标。通过实施对职能管理部门的履职情况和监管效果的分析与评价，推动职能管理部门对临床及医技科室进行医疗质量关注，找出临床及医技科室其存在的不足，督促医院全面持续地改进质量，从而提高医院运行管理水平。

二、管理绩效考核指标

医院的运行管理是一个系统的运作过程，职能管理人员的工作是保障医院运行与管理的关键环节，起到组织计划、参谋辅佐、服务保障作用。由于各职能管理科室具有其独特的岗位职责，承担相应责任的工作任务，工作量及难易度难以统一量化，因此，各职能管理部门需要明确管理人员岗位职责，进行管理岗位工作分析，对职能管理部门的绩效考核以定性考核为主，建立以工作质量、效率和满意度为核心的绩效考核指标体系，调动管理人员的积极性，努力提升医院运行效率，推动医院科学发展。

（一）建立职能管理部门绩效考核指标体系的基本原则

所谓绩效考核的指标体系指绩效考核过程中考核主体所要考量的、与考核对象的工作情况相关的事项。科学的考核指标体系的确定，决定了考核结果的合理性。

1. 主客观指标相结合原则：医院管理实践中，大都用主观性指标对行政科室绩效进行评价，应适当加入客观指标，以提高绩效评价指标体系的有效性。

2. 可度量性原则：在筛选指标过程中，尽量做到能量化的量化。

3. 可比性原则：建立绩效评价指标体系的最终目的就是使各科室绩效考核具有可比性。

4. 可获得性原则：必须保证绩效指标的评价内容是可以获得的，是有依据的。

（二）职能管理部门绩效考核指标体系构成

一般而言，公立医院职能管理人员的绩效考评指标体系可以从以下六方面考虑：重点工作任务、岗位任务、工作态度、岗位胜任特征指标、科室满意度、否决指标等部分。根据不同岗位职责，将指标再分解成若干细化指标。

1. 重点工作任务指标

重点工作任务指标是指上级相关组织特别交予医院职能管理人员的非临时性事项，这些事项并非医院开展正常业务活动所需要从事的事项，大多属于上级行政管理部门指导或监管医院运行与管理所需要掌握的工作内容，需要职能管理人员在不固定的时间段内完成。对重要任务的考评是绩效考核的重要内容，这项考评指标的执行，能促使考评人员全面掌握行政管理人员应对突发事件和非常规任务的能力，对全面评估行政管理人员在组织机构的作用具有重要意义。

2. 岗位任务指标

岗位任务指标是对医院年度战略目标按照管理层级逐层分解（医院战略目标、部门/科室目标、个人工作目标）后获得的，也是根据医院各部门（科室）工作说明书中的岗位职责、工作内容归纳提炼的指标，是对医院职能管理人员在执行其岗位任务过程中的表现及其成果进行考核，是医院绩效考核的重要方面。岗位任务是职能管理人员承担的主要任务，其具有经常性的特点，贯穿于职能管理人员工作的全过程，全面展示职能管理人员的综合素质和工作能力。

3. 工作态度指标

在现代医院管理中，对医院核心管理制度的贯彻执行，除了要求管理人员具备高超的专业技术，还要求其认真对待工作，杜绝差错的出现。因此，严谨的工作态度成为考核医院职能管理合格与否的重要考量因素。该类指标与其他考评指标的区别是不论岗位高低、能力大小，考评的内容基本一致，如工作认真程度、责任心、勤勉努力程度等。

4. 岗位胜任特征指标

该类指标是根据员工的岗位胜任素质，如工作知识、解决问题的能力、学习能力等综合提炼而成。

5. 科室满意度

根据本科室的工作内容和工作职责，向服务对象发出调查问卷，通过服务对象的感知体验做出服务评价。

6. 否决指标

该类指标是医院根据所提供的医疗、教学、科研等工作特点而设立的医疗安全、教学事故、科研诚信及医德医风等方面的指标，如果这种指标所对应的工作出现问题，将会给医院、教职工、病人、学生等带来不良影响或后果。

职能管理部门在绩效考核时，注重完成项目的工作情况，兼顾与其服务的满意度挂钩，绩效管理部门定期向临床科室开展对职能管理部门的满意度调查，根据满意度调查评分情况奖励或处罚。同时，绩效分配还要与年度预算、成本控制紧密结合。绩效分配的基础标准以临床科室平均奖金的一定比例为基线逐级调整系数比例。

职能管理部门实施绩效考核的医院，需要不断健全完善医院规章制度及工作流程。执行工作规章制度是职能管理人员的分内职责，对公立医院职能管理人员的岗位任务的考评，即是考核其在执行各项工作制度中的表现，这项考核在总分中应占据较大的权重。

绩效评价指标体系的建立不是一蹴而就的，而是在实际应用中，不断完善、不断更新的。

三、管理团队考核要点

医院管理工作是作为一个整体存在的，医院管理工作的展开，需要各个部门和各个管理人员在立足自身岗位的基础上进行通力合作，相互配合，共同将管理工作做好。落实到个人的绩效考核确实强化了职能管理部门员工的本职行为，增强了员工之间的竞争氛围，却在无形中淡化了大家的合作意识和团队精神的培育。对于个人绩效考核的结果，往往与职能部门管理人员的岗位聘用、职称晋升、个人薪酬挂钩，然而，如果过分强调个人的绩效考核，往往容易忽视周边绩效问题，不利于团队部门目标的实现。因此，建构合理的基于团队奖励的绩效考核机制，鼓励员工共同合作，成员之间相互信任，是医院管理层制定职能管理部门的绩效政策时应该考虑的。

从团队内部合作的角度考虑，管理者在制定职能管理人员考核制度时，应当根据各个岗位的具体情况，适当加入一些与团队绩效和流程相关的指标。通过团队绩效目标及相关工作流程将具有不同能力结构的人融合在一起，量才用人，任其所长，形成团队成员互促共赢的局面，实现管理绩效的最大化。同时，管理团队中的绩效评价应倾向那些善于在团队中与他人合作并表现出色的个体。作为团队成员，这些人会培训新成员、分享信息、帮助解决团队中的冲突；但是，团队也不能忽视个人贡献，应当综合考虑个人贡献及为团队做出的无私贡献。

管理团队绩效考核机制的考核指标应当异于管理人员绩效考核的考核指标。如上所述，管理人员绩效考核的考核指标主要包括重要任务、岗位任务和工作态度等指标，而管理团队绩效考核的指标则主要为重要任务、岗位任务及团体内部的协作机制运行情况等指标。

从医院的全局角度看，在职能管理部门引入能够反映团队贡献的团队绩效评价指标，能更有效地促进医院战略目标的实现。同时加强对团队负责人的绩效考核，把个人利益升华到团队利益，有利于建立优秀的医院职能管理干部队伍，提高医院的整体管理水平和能力。

四、满意度考核

绩效管理作为医院管理中最重要的环节之一，有效的绩效管理是促进医院发展、提高医院效益的重要环节。提到绩效管理，就涉及一个理论，即利益相关者理论，该理论认为医院追求的是利益相关者的整体利益，而不仅仅是某些主体的利益。在企业管理界，重视利益相关者利益已经成为世界各大企业管理者的共识。目前，我国公立医院的利益相关者基本可分为医院内部员工、病人、政府等。医院在运行管理中不仅要重视保持自身的可持续发展，同时更应该要注重广大利益相关者的利益，即注重维护员工的利益和病人的需求，满足公共利益的需求。公立医院的绩效评估指标体系建设、绩效评估的执行与反馈的全过程中都要关注到利益相关者的整体利益，这样，公立医院才能获得持续、全面的发展。利益相关者满意度调查作为绩效管理中一个可量化的指标，为绩效管理提供有力支持。

满意度是现代社会发展中医院发展所需要参考的重要指标和参数。作为病人，对医院提供的医疗卫生服务及其相关服务的直接感知结果；作为员工，对医院和员工自身相关方面的感知结果，对于提高病人的就医感受、提高员工凝聚力和归属感，提升医院管理水平和效率、打造医院服务品牌等方面都有着十分重要的作用。为提升医院管理、优化医生与病人关系、提高病人满意度、赢得病人忠诚及增强医院综合竞争力提供有效的管理工具和强劲的发展动力。

（一）满意度的概念与意义

1. 满意度研究的产生

20 世纪 60 年代，美国学者首次将"顾客满意"概念引入商业领域，服务质量研究在西方国家逐渐兴起，企事业单位认识到服务质量的重要性，开始接受和应用服务质量方面的市场调查。

在企业营销过程中，由于开发一个新的用户比维护一个老客户的成本要高出许多，同时一个老的用户对组织利润的贡献要远远高于一个新的用户。用户的口碑、购买消费的示范效益及其对本品牌产品的增加使用或对本品牌其他产品、业务的购买消费，对于组织的持续发展而言，是非常有意义的事情。因此，维护与提高老用户的忠诚度是组织持续发展的关键所在，客户满意是客户忠诚的基本条件，因此，满意度研究被提上议程。

2. 满意度概念

满意是一种心理状态。满意是指一个人通过对一个产品的可感知效果（或结果）与他的期望值相比较后，所形成的愉悦或失望的感觉状态。如果用数字来衡量这种心理状态，这个数字就称为满意度。满意度是消费者消费事前期待与实际评价关系，它超越了"品质"的概念，突出的是无形的服务，重视顾客的心理感受。

3. 满意度的分类及意义

我国卫生行政部门于 20 世纪 80 年代中期开始进行病人满意度调查，在中国仍然还处于起步阶段，绝大部分是医院内部自己操作，在门诊、病房发放问卷访问，或病人出院后进行电话回访，问题比较简单，调查的主要目的是规范员工的行为，改善病人需求。近年来，随着社会的发展，满意度调查作为不断提升医院管理水平和能力，满足病人服务需求、提升病人就医感受的重要方法，越来越受到医院管理者和医疗卫生行业管理部门的重视。医院满意度按服务对象分类有病人满意度、员工满意度和社会机构满意度。

病人满意度是指病人对医院医疗服务及其相关的非医疗服务（如对病人个人的尊重、医院基本设施质量等）的满意程度，也是病人对医院服务的直接体验和亲身体会。病人满意是治好病、服务好和少花钱之间的平衡，是病人对医院和员工提供医疗技术服务与人文化服务的直接性认可，是医院存在和发展的基础。持续的病人满意度调查会促进职工从技术水平和服务意识双方面自觉提高，在医院管理中具有重要的价值。以病人为中心的价值取向和思维模式，使医院管理的重心放在善于发现和了解病人的需求，这对于根据病人需求优化资源利用、全面评价医疗服务质量、进行医院内部绩效考核等都具有参与意义；病人会将他们的感受通过口碑传播给其他的人，提高医院的形象，为医院的发展不断地注入新的动力。

员工满意度是指员工实际感受与其期望值相符合的程度，包括员工对组织文化、个人成就与成长、工作本身及薪酬福利等方面的满意度。员工满意度是员工对其需要已被满足程度的感受。员工满意是员工的一种主观的价值判断，是员工的心理与生理两方面对环境因素的满足感受，是员工期望与员工实际感知相比较的结果。员工满意度为员工的绩效评估提供准确的依据。医院所有的管理活动和管理制度都是服务于医院的管理和绩效，管理的出发点和归宿点是人，员工也是医院管理当中唯一活的和能动的因素，组织的活性和组织活动能力强弱由医院全体员工决定；通过员工满意度调查来了解员工的心理状态，调查活动起到上下沟通的作用，有助于培养员工对医院的认同感、归属感，不断增强员工对医院的向心力和凝聚力；员工满意度调查是从员工的角度来审视医院的管理、管理制度、组织状况和管理者水平等医院运行管理方面的状况，推动员工为医院管理和发展建言献策、参与民主管理的积极性，提高医院民主管理水平。

社会机构满意度是指相关政府部门、省市内同级医院或合作伙伴等对于本医院的医疗卫生服务是否满足相关群体的需要、愿望、目标及其满足程度的一种关系认知与情感体验。社会机构满意度是评价医院社会效益、品牌效应和社会影响力的有力工具。正确地对待社会机构满意度所反映的问题，对于坚持社会主义办院方向，及时调整医院公益性的社会需求，保持医院健康发展都是有益的促进作用。

（二）满意度考核指标及调查方式

1. 满意度考核指标

作为医院绩效考核指标的一部分，满意度考核指标从病人、员工和社会相关机构的不同角度为评价医院管理、服务人民健康提供量化的科学依据。满意度考核工作可以根据具体情况和实际需要进行月考核、季考核、半年考核和年度考核，将考核结果作为绩效考核内容之一。

（1）病人满意度指标构成

病人满意度指标包括医院就医环境、就医流程、就医结果、医护人员服务态度、后勤保障、医疗费用、技术水平等，体现出以病人为中心的价值取向和思维模式，医院管理的重心放在善于发现和了解病人的需求，根据病人的需求和期望确立对医院服务满意的关键因素，建立改进服务的优先顺序，可以有效、合理地利用有限资源，提高病人满意度，改善病人就医感受，促进医院质量管理体系的持续改进。

（2）员工满意度指标构成

员工满意度指标包括：员工的工作环境，工作分配，薪酬福利，晋升空间，发展空间，院方管理，员工的忠诚度、认同感和归属感，医院前景及对院方的期望，体现出员工的个人价值及成长需求，员工对医院管理、医院发展战略的关注程度，根据员工满意度指标指导和调整医院管理政策，发挥对员工的激励作用。

（3）社会机构满意度指标构成

社会机构满意度指标包括医院上级主管行政部门、省市内同级医院、合作伙伴等对本院医疗服务的质量、医疗设备的先进程度、医护人员的医疗技术水平等方面的评价。社会机构满意度是衡量医院品牌及声誉，反映医院社会影响力的有力工具。

2. 满意度调查

满意度调查方式根据调查主体不同分为外部调查和内部调查。

（1）外部调查

调查主体是专业调查机构，如信息咨询公司等，由医院聘请其对本医院进行系统、全面的满意度调查，称外部满意度调查，又称第三方满意度调查。第三方满意度调查为医院进行调查的主要内容，是站在第三方立场，公正、客观地进行医院综合满意度调查调研，第三方满意度调查公司进行具体的满意度评测包括：确认满意度调查指标体系、调查活动的群体、样本数量、满意度调查的问卷设计、安排访问员进行实地访问、收集访问信息、进行数据整理、提交数据分析报告及个别需要改进意见和建议，用来帮助医院了解病人和员工满意度情况及其需求，并且采取针对性的政策，来提高医院服务能力和管理能力。

（2）内部调查

内部调查是医院自行发起的，对病人、员工进行的满意度调查。病人满意度调查包括门诊病人满意度调查、住院病人满意度和出院病人满意度调查。医院还可以根据工作岗位和工作职责不同，进行医院内部的科室间满意度调查，如临床一线科室对医疗辅助科室或医技科室的满意度调查，临床科室对机关、后勤或保障科室的满意度调查，通过科室间满意度调查，能够促进科室间的沟通与协作，提高为病人、为员工服务的质量和水平。常态化的内部满意度调查，可以定期得到量化数据，作为医院绩效考核的依据。

（3）满意度调查方式

目前，无论外部满意度调查还是内部满意度调查，均需要合理设置满意度调查项目，突出科学性和实用性。调查时采用面对面调查、电话随访、入户随访、医院前置机、网络答题等形式，参与调查人员需要经过培训，增强规范性和科学性。对于上级医疗卫生行政机构而言，使用统一的医院满意度评价标准，可增强医院间的可比性。

（4）满意度问卷设计

满意度调查问卷必须依据调查目的来确定调查的内容。因此，满意度调查的目的提供了设计问卷的思路，将调查目的转化为问卷上的问题，呈现给被调查对象。一般是提问后的回答以选择题为主，回答时按一定的梯度排列，国际上普遍使用的为5个梯度或7个梯度李克特量表（如非常满意、满意、一般、不满意、很不满意为5个梯度），这样计算出的满意度较为科学合理。问卷的后面一般设立少量开放题，即鼓励被调查者发表不同的看法，提出建设性的意见或建议。

（三）绩效管理与满意度的关系

绩效评价指标体系建设过程中应该充分尊重利益相关者的利益，在绩效评价执行和反馈过程中，通过员工满意度调查和病人满意度调查促进员工、病人的全面参与，医院相关部门针对发现的问题及时改进和完善，真正发挥绩效管理的监督和激励作用，最终改善医院的运行管理活动。

1. 员工满意度—病人满意度

没有满意的医务人员，就没有满意的医疗技术服务。让病人满意，首先要让员工满意。提高病人满意度的实施者是医院员工，当对员工形成有效的内激励时，员工会主动发挥积极性和创造性，主动寻求让病人满意的各种服务方法和艺术。对工作、组织文化、个人发展空间及薪酬福利满意的员工更有可能表现出友善和乐观，并积极回应病人的需求。

2. 内部员工满意度的重要性

内部满意是和谐的根本。当员工对自己所处医院的工作环境和所从事的工作感到满意时，会具有较高的认知评价和积极的情感反映，从而引发较高的工作热情，更加积极、主动地投入到工作中去，创造出高效、良好的工作成绩；合理的薪酬、舒适的工作条件、和谐互助的组织氛围，不仅有助于激发员工的工作动机，而且员工会表现出高的出勤率和低的离职率，为工作顺利开展提供了良好的支持；满意度较高的员工往往更易于管理，更乐于助人，更遵守组织规则，更倾向于利他行为，表现出更高的敬业度。

3. 员工满意度与工作绩效

员工满意度与绩效之间不是简单的因果关系，两者交互作用。一方面，工作满意度作用于绩效。当员工的工作满意度较高时，整体而言对其工作比较喜欢，从而表现出更高的关联绩效。同时，对任务绩效也会产生积极的正影响。另一方面，绩效作用于工作满意度。良好任务绩效的取得不仅是对员工工作能力的肯定与认可，是自我实现的重要表现形式，而且与之伴随的往往是更大的工作自主权、更具挑战性的工作、更好的个人发展空间。对于任务绩效而言，外在工作满意度导致任务绩效，而任务绩效导致内在工作满意度；对于关联绩效而言，内、外在工作满意度共同导致关联绩效的积极变化。同时，内、外在工作满意度共同作用于整体工作满意度，引起整体工作满意度的积极变化；任务绩效、关联绩效共同作用于整体绩效，引起整体绩效的积极变化；整体工作满意度与整体绩效之间呈现出一定的相关性，但是这种相关性或关联程度受第三变量的影响，其中组织分配制度（包括报酬与绩效相关性和分配公平性）是目前研究最为广泛，并且被认为影响最为显著的变量。借鉴影响变量论的观点，在通常情况下，整体工作满意度与整体绩效之间相关性较弱；当报酬与绩效高相关时，整体工作满意度与整体绩效之间的相关性随之提高；当报酬与绩效高相关，且分配公平时，整体工作满意度与整体绩效之间将具有较强的相关性。

4. 病人满意度与绩效

据统计，没有机会提出抱怨者重购率为 9%，提出抱怨并得到解决者其重购率达到

82%。满意病人最有可能再次选择医院的医疗服务，同时为医院创造更大价值。通过病人满意度调查，医院在为病人提供医疗服务的同时，还会得到一些建设性的意见，而且病人由于对医院、专科或者医生的好感逐渐转化为对医院品牌和声誉的信任，会吸引更多就医者，这部分被吸引就医者有可能成为医院的忠实病人，从而形成一个良性循环。病人满意度是衡量和评价医院绩效管理的重要指标之一，病人满意度不仅能够反映医院的医疗质量、病人的认知与信任程度，还能反映医院的管理质量与水平。把病人满意度指标体系纳入医院绩效管理，对加强医院管理、激励员工工作、增进医患关系有重要参考价值。病人满意度与绩效考核关联，对于员工，激发内在动力；对于科室，体现科室主任、护士长的管理水平，激励科室之间竞争；对于医院，促进医院管理水平提升，更加突出了医院"以病人为中心"的人文关怀。

第四节　绩效考核与团队建设

绩效考核的目的是激励员工和团队积极向上，形成竞争态势，促进事业发展；如果没有程度、内容的把握，则容易造成内部的不和谐，形成恶性竞争，反而带来事业倒退。如何在绩效考核中平衡考核内容、激励程度和广度，兼顾弱势群体、劣势岗位、必需岗位等因素，在确保内部和谐的基础上，建立起科学、良性、可持续发展的绩效考核体系。

一、绩效考核与内部竞争的关系

绩效考核是通过奖勤罚懒、鼓励先进、批评落后等方式，实现调动团队、个人的积极性，从而达到提高效率和效益的目的。如何制定考核目标，如何平衡各个环节的考核数据，需要管理者认真思考，尤其是医院内部业务繁杂、人员属性之多超过任何一个经济体和运行机构。

在医院绩效考核中，首先应该聚焦临床医生，制定、评价医生的评价指标是核心，在考虑门诊量、住院量等基本诊疗数据的基础上，要体现急难重症抢救水平和责任，同时要考虑工作的特殊性，如手术科室和非手术科室、儿科与成人科室、有家属看护和没有家属看护的科室、自由活动的病人和不能自由活动病人的差别等。还要体现毕业年限、职称与职务的差别，尽管做相同工作，由于毕业年限、资历、学历、职称的不同，是否担任主任都可以有差别，当然差别多少，要体现政策调控与发展的需求，比如：医院重症医学比较薄弱，就可以对重症医学的指标进行调整，以体现重症医学的倾斜鼓励，同样可以对急诊、儿科等人员不足的科室、岗位进行绩效倾斜政策的调整。通过倾斜政策的调整，在医院内部形成科室间竞争，实现医院内部学科之间的均衡发展和内部竞争平衡。医院在医生队伍里面还有科研、教学业绩的考核，鼓励科研业绩好或教学成绩突出的医生最好的办法是奖励，通过奖励鼓励有为者突出展示自己的才华，在总的绩效程度平衡上一定要平衡医疗绩效的力度，才能既形成内部竞争，又保持医院整体的平衡。

护士是另外一个大的群体，甚至是医院内部最大的一个群体，通过绩效考核形成内部良性竞争模式是非常重要的。在充分考虑医生绩效考核的基础上，通过护理团队垂直管理改革，实现内部按照工作量和质量的绩效考核体系。护理绩效比医生绩效考核简单，首先通过工作数量的考核形成基数，然后根据岗位特色、护士本人特色形成绩效调整因素，就会形成良好的内部竞争态势。形成工作量大、风险大、责任大的岗位收入高，工作量小、风险小、责任小的岗位收入少的格局，内部竞争就形成了，当然还要考虑到护士毕业年限、专科护士、是不是护士长等因素进行微调，从而达到实现内部竞争的目的。

技师团队是第三个重要的临床团队，主要集中在放射、检验、药学等岗位，绩效考核相对简单，首先考虑工作性质有无特殊要求，比如上岗证，然后通过完成的工作量和服务质量进行考核，就可以实现内部竞争的目的。同样要另外考虑毕业年限、学历、工作、教育年限和资历等因素进行调整。

机关后勤最为复杂，如何形成内部竞争是关键。由于很难制定数量指标，所以常常通过满意度进行考核，根据满意度考核调整分配，形成内部竞争。中层干部团队是医院的骨干和支柱之一，所以他们的绩效额度应该与同年龄从事临床工作相同或者略高的比例，才能形成管理、后勤队伍的稳定。另外，要充分考虑到各部门的成本管理，不能利用成本的提高来实现满意度提高，这对于医院的管理是非常不利的。

二、绩效考核与沟通平台

绩效考核指标制定不能充分民主，一定要从医院整体的角度去制定标准，对不同工作性质的科室要有调整和倾斜，但是对于一个科室和一些相同工作性质的科室一定要通过沟通，实现被考核者和考核者之间的平衡。作为考核者希望用最小的成本完成最大的效益，被考核者则希望用最小的成绩获得最大的收益，所以两者间通过沟通形成平衡是非常重要的。

沟通平台有三个层面：第一，绩效管理部门和科室间的沟通常常是被动的，因为科室对绩效的不满意，通过沟通实现双方的平衡，是最常见的沟通平台。第二，通过职代会、干部会的原则沟通，实现互相理解和支持是主动沟通平台，也是最重要的沟通平台。第三，相同科室由于不平衡的绩效带来内部不平衡的沟通，也是一个常见的沟通模式，这需要在相同的比较模式下，取得各自的认可，实现沟通平衡。

在实现数量质量考核的基础上，还有满意度考核模式，这个模式的沟通平台则更为重要。服务与被服务，有意见需要表达的平台等，这个平台需要管理者定期为双方（服务方与被服务方）或多方搭建沟通平台，让被评价者知道问题所在，从而不断改善；让评价者在平台上提出有效的问题，同时也要给被评价者说明和反驳的机会。

沟通平台是绩效考核中期、后期不可或缺的形式，通过这个平台不断完善绩效考核的模式，在内部形成良性竞争的基础上，实现双赢、多赢，使医院管理不断完善，使医院效益不断提高。

三、绩效考核与内部和谐

和谐是保持发展的前提，没有和谐就没有发展，管理者一定要把握这个管理的基本原则，在构建和谐环境的前提下，开展绩效考核。

在制定绩效考核指标的过程中，必须考虑到工作性质的差别：手术与非手术、病人状态神志清晰还是不清醒等，也要考虑到工作量多寡的原因，通过能力能改变还是不能改变的数量，这样才能平衡内部绩效考核的合理性和均衡性。

在个人考核过程中，除去学科外，还要考虑个人受教育水平——学历、职称，还有任职，这些都将影响绩效数据的比较，而这些涉及一个人群的稳定，护理队伍、技师队伍，甚至管理团队也是同样。

在绩效考核中，除去完成工作的数据之外，一定要关注成本考核，但是成本考核中需要去掉被考核者努力也不能改变的数据，或者改变幅度比较小、不足以形成考核差异的项目，比如：房屋面积、电费等，因为这些指标常常是医院管理者调整的，而非科室、个人能够影响的。然而人力成本一定要进入绩效考核成本里面，因为对于医院发展和成本管理都是非常重要的数据，科室管理者必须参与，成为考核指标的目的就是希望科室管理者和护士长一定与医院管理者共同管理，才能真正地控制好成本。

绩效考核形成内部竞争机制，通过奖勤罚懒、弘扬正气、形成积极向上的氛围，从而拉动医院各项事业的发展，但是在考核过程中一定不要破坏和谐的内部环境，才能真正实现绩效考核的目的——医院进入可持续发展的轨道。

医院内部是一个集合体，任何一个学科、科室和人的绩效，必须考虑到集体，在集体内部形成既有竞争又和谐的绩效考核体系，才是有价值的。钱不一定越多越好，合理的占比才是最好的绩效考核体系。

四、绩效管理与组织核心价值观

绩效管理是为实现组织目标服务的，把实现组织目标作为绩效考核的根本出发点，贯穿于整个工作过程，并不只是对业绩的考核。

核心价值观是用来引导日常决策的方向，以确保组织目标的实现。当人们有了共同的目标和核心价值观，就可以有效地朝着共同的目标前进，同时可以做好自我管理并承担起责任。可见，绩效管理与核心价值观都是用于实现组织目标的，绩效指标体系设计的合理性会影响员工的行为，如果医院管理者重视某一方面，将这方面的产出结果与绩效挂钩，就会使得员工关注考核指标。因此，绩效考核就是一种政策导向作用，直接激励员工如何去做。

组织与个体是一个互相选择、互相磨合的关系。优秀的组织会吸引优秀的员工加入；而优秀员工的加入会为组织注入新的生命力和活力。从一位员工入职开始，这个组织的文化、管理者所倡导的核心理念、周围老员工的行为处事，无不潜移默化地影响着个体的成长；从而被影响、被带动到员工内心认可、产生责任感、使自己投入到医院想做的事情中，做符合医院价值取向的事，这是医院文化培育人、塑造人的过程，也是一个受组织文化浸染、与组织文化共生的过程。

共同的核心价值观能够产生强有力的影响，目前许多组织采用文化管理，实质上就是采用基于核心价值观的管理，即利用组织的价值观来指导员工如何从事他们的工作。医院的核心价值观是医院文化最核心内容的体现，是医院最为推崇的理念。如：一个重视人本主义的医院重视员工、关注员工，其员工与员工之间的关系一定是和谐友善的，员工对病人也是"以病人为中心"，为病人提供人性化、专业化的服务，树立良好的医院形象和社会口碑。如何将医院的核心价值观贯彻到每位员工并深入人心？最有效的方法就是利用绩效考核引导员工去实践、体验，不断调整自己与团队之间的差异，使自己的行为和观念更符合团队的价值取向。将医院的核心价值观、医院的管理理念落实到绩效考核的具体指标上，坚持持续的计划—执行—检查—行动（PDCA），推动核心价值观从员工内心引导外在行动，坚持绩效管理从制度的角度约束员工行为向组织目标接近，两者相互作用，形成良性互动。

第八章 医院经营与财务管理

第一节 医院经营管理

一、医疗市场

（一）医疗市场的概述

1. 医疗服务的特征

医疗服务包括对病人进行诊断、治疗、防疫、接生方面的服务，以及与之相关的提供药品、医疗用具、病房住宿和伙食等的业务。

医疗服务涉及基本医疗保险待遇的范围，首先，保证居民在患病时能得到目前医疗条件下所能提供的、适宜的治疗技术和医疗服务，提供基本的医疗保障；其次，控制基本医疗保险基金支出，使有限的医疗卫生资源发挥最大的效用；最后，加强医疗服务及市场监督和管理。

医疗服务是一种特殊的服务产品，因此，医疗服务市场既具有一般商品市场的共性，又有其自身的特殊性。①医疗卫生事业是福利性的公益性事业，国家给予财政补助和多种优惠政策，医疗服务生产的直接目的是满足国民的医疗保健需求，即健康需求，而非商业利益。②医疗服务具有知识和科学技术密集型的特点，有较强的专业性和技术性，供方处于主导地位，垄断性大，需方被动消费，选择性小，因而，医疗市场是带有一定"专业垄断性"特征的市场，需求弹性较小。③医疗服务生产是一种劳务产出，其商品具有无形商品特征，医疗服务的生产过程和消费过程是密不可分的。产品既不能储存，又不可能转运，医疗服务商品不可能像有形商品那样放在市场上任人挑选，因而也就不可能在事前或事中即可识别其优劣并对其进行检查和监督。

基于上述特征，衡量医疗机构经营效益，应从社会效益和经济效益两方面加以评价，不应仅局限于经济效益方面。

2. 医疗市场的内涵

医疗市场即医疗服务市场，是把医疗服务作为一种特殊的劳务商品进行交换而形成的市场。可以将医疗市场分为狭义市场和广义市场。

狭义医疗市场是指医疗服务商品买卖的场所，其外延是指医疗服务商品的流通领域。

广义医疗市场是指医疗服务商品交换关系的总和，其外延包括医疗服务商品生产和再生产的全部过程。

医疗市场的内涵：①医疗服务活动应当处于市场关系中，医疗机构的规模、固定资产的更新、医务人员的聘用主要由市场调节；医疗服务的生产和供给，改变"二等"作风（等国家拨款，等病人上门），面向社会多层次的医疗消费需要；医疗服务的劳动消耗主要由市场补偿，医疗服务的价格不但要反映医疗成本，而且要体现医疗技术劳务的价值，对医疗机构的评估和考核主要由医疗服务的消费者做出评价和选择，也就是在市场上分出高低和优劣，而不是单纯用行政手段评等级、排名次。②医疗机构应当拥有经营自主权，使医疗机构成为相对独立的经济实体，拥有相应的权力和责任。③政府不直接干预医疗服务的具体事务，理顺政府与医疗机构的关系，明确各自的职责，采取宏观调控手段对医疗市场进行监督管理。④医疗机构经营活动应当按照有关法律法规进行经营管理，医疗服务活动应当在法制的轨道上运行。

（二）医疗市场细分

1. 市场细分

市场细分是营销学的范畴，20 世纪 50 年代中期，美国学者温德尔·史密斯首先提出这一概念，其基本思想是按照某种标准将消费者市场人为地分割为具有不同特征的消费群体，以便运用不同的营销策略对其进行营销。

医疗市场细分是指医疗机构运用市场调研方法，按照健康需求者的年龄、性别、疾病谱等方面的特征，把医疗市场整体划分为若干个消费者群的市场分类过程。如每个疾病种类就是一个细分市场，也称"子市场"。在每一个细分市场，健康需求者具备相同保健需求特征。其实质是辨别需求特征，分别采取不同市场策略。

医疗市场细分的客观基础是医疗服务市场具有同质性和异质性。同质性即健康需求者对医疗卫生劳务商品的需求（或疾病种类）基本相同或极为相似，如人们都有追求具有"健康体魄，生命质量"的生活。异质性即健康需求者对医疗卫生商品的需求（或疾病种类）存在着趋异性。如糖尿病病人的需求与心血管疾病病人的需求存在较大的区别。基于医疗市场的这种特征，使医疗市场细分成为可能。

2. 医疗市场细分的标准

细分医疗市场，要确定细分的标准。由于市场细分的依据是消费者的需求和购买行为的差异性，因此，凡是构成消费者差异的因素都可以作为市场细分的标准。对于医疗市场来说应遵循以下四种主要的细分变量。

（1）地理细分

按消费者地区细分市场，处在不同地理位置的消费者各有不同的需要和偏好，他们对医疗机构的卫生劳务商品价格、医药信息、服务方式等经营措施的反应也常常存在差别。如一些地方病和传染病常常有特定的发病地点和流行区域，其医疗消费就会有不同的需求。再如，农村和城市的疾病谱也不一样，其医疗消费也会有不同的需求。地理因素是一个较为稳定的因素，它的突出特点是易于辨别和分析，是细分时应当首先考虑的依据。但是，它是一种静态因素，处于同一地理位置的消费者，其需求的差异也很大，因此医疗机构选择目标市场时还必须同时参考其他因素进一步细分。

（2）人口细分

按人口变量（如年龄、性别、职业、收入等）来细分市场。例如，不同年龄的人其患病情况不一样，老年人患病率高，且以慢性病为多；女性患病也有其自身的一些特点；某些职业，经常从事后易得职业病等，所有这些都会产生对医疗保健不同的需求。经济收入水平较高的人，其对特殊医疗服务的需求就较高。医疗机构可以选择其由一个或几个自己力所能及的有利市场为目标市场。

（3）制度细分

按医疗保健制度来细分市场。医疗保健制度影响着病人的消费（就医）心理和消费（就医）行为，医疗机构可以根据因医疗保健制度的不同而导致不同的消费心理和消费行为来细分医疗消费者市场。公费医疗消费者偏好贵重药、进口药、全面检查、医学专家诊治乃至特殊医疗服务；自费医疗消费者中除经济条件较好者外，通常在该方面的要求低一些，只要能诊治好疾病就行；而公费医疗消费者则多为视其所在单位经济效益而定。

（4）疾病细分

根据疾病谱细分市场。人体各系统可以发生多种多样的疾病，医疗机构在充分认识现有技术力量、设备条件和资金状况的基础上，结合其他医疗机构办医情况和医疗市场竞争状况可以考虑选择对人体某一系统或其中一种疾病进行专门研究，把它作为自己的发展目标和方向。

二、医院服务营销

(一) 医院服务营销的概念

1. 医院服务营销的内涵

服务营销源于市场营销学范畴，服务营销是组织在充分认识消费者需求的前提下，为充分满足消费者需求而在营销过程中所采取的一系列活动。服务作为一种营销组合要素，是由于科学技术的进步和社会生产力的显著提高，产业升级和生产的专业化发展日益加速，一方面使产品的服务含量，即产品的服务密集度日益增大；另一方面，随着劳动生产率的提高，市场转向买方市场，消费者随着收入水平提高，其消费需求正向理性化、多层次化以及多样化等方向拓展。

随着医疗机构经营管理意识的提升，市场营销理念被植入这一福利属性的专业组织，并被广泛应用。因此，依据医疗机构的行业特征，医院服务营销特指医疗机构及医务人员在充分认识满足人们健康需求的前提下，通过医学手段向健康需求者提供医学（及药学）服务时所采取的一系列活动。在社会经济发展和医学科学不断推陈出新，以及人们健康意识进一步提高的背景下，医疗机构服务营销活动日益频繁，其前景更为广阔。

2. 服务营销与产品营销的区别

虽然服务营销策略的制定与产品营销有许多共性，但由于服务自身的特点，使二者之间产生很大的区别。服务是一方能够向另一方提供的基本上是无形的任何活动或利益，并且不导致任何所有权的产生。它的生产可能与某种有形产品联系在一起，也可能毫无关联。它具有以下四个主要特点：无形性、不可分离性、可变性和易消失性，这些特点对制订营销方案产生很大影响。由于绝大多数服务是人提供的，选择人、培训人和对员工的激励，会对顾客满意上产生很大影响；服务企业还应该通过有形展示来表现它们的服务质量，并且对不同的服务过程进行控制，以保证优质服务。因此对服务性行业来说，除了传统的4Ps营销组合外，还要加三个P：人（people）、有形展示（physical evidence）和服务过程（process），这就是服务营销7Ps组合。

(二) 医疗服务市场的特点

1. 医疗服务市场属于不完全竞争市场

医疗服务市场属于不完全竞争市场，即垄断、寡头垄断和垄断竞争市场类型并存。具有供给特权和区域垄断的特征：医疗服务是社会福利性的，医疗服务机构多数是政府设置的公立性机构，具有公共产品属性，即使其他经济成分经营的医院亦如此。医疗服务提供者必须经过相关医学教育以及法律准许的行医许可，具有一定的进入壁垒。因此，存在一定的区域垄断性和技术垄断性。

2. 医疗服务过程非常复杂，专业性强，医患之间信息不对称

医疗服务市场是卖方市场。由于大多数健康需求者没有相应的医学知识，其对医疗服务的消费主导权基本上处在医疗服务提供者手中，消费者对医疗服务的选择权非常有限。医疗服务提供者也难与健康需求者就此专业问题和信息进行沟通。由于绝大多数健康需求者的医学专业知识有限，往往无法对医疗服务过程中的相关内容加以全面了解，这就形成了医患之间医疗服务项目信息的严重不对称性。所接受的医疗服务一般由医院和医生决定，健康需求者及其家属几乎无法对医师的治疗方案和用药方案进行认识、判断、评估，也就无法进行选择。

3. 医疗服务市场的需求价格弹性相对较小

与其他服务相比，医疗服务价格的变动对于医疗需求影响比较小。因为人的身体健康与医疗服务价格没有关联，即无论医疗服务价格的涨落，人们也不会因此而增加或减少生病的次数和时间，只要生病或健康需求原因，就会产生对医疗服务的需求；另外，医疗服务的不可替代性，使健康需求者在接受医疗服务时缺乏选择权，往往处于被动地位。

（三）医院服务营销的意义

1. 树立良好的医院形象：良好的信誉对任何组织都是无价的财富。医疗机构提供周到、热情、高效的服务，在健康需求者心目中形成切实关心每位就医者的美好印象，是其体现福利属性的根本。

2. 提高医院服务项目的附加价值：优质医学（及药学）服务可增加医疗项目的整体价值，从而使医疗机构提供的服务项目的附加价值越大，健康需求者的满意程度愈高，亦强化他们的忠诚度，医疗机构作为提供社会福利性服务的特殊组织，通过优秀的服务营销，提高健康需求者的满意度、信任度，实现自己的经营目标，巩固自己的市场地位。

3. 医院赢得社会认同的重要手段：有利于医院更好地满足健康需求者的医疗需求，增强医院的竞争力。

（4）有助于医务人员医学技术的不断提高，并与健康需求者建立长期良好的医患关系：为医院积累宝贵的"顾客"资源，从而有稳定的市场份额。

（四）医疗服务营销策略

1. 医疗服务（产品）策略

（1）核心医疗服务（产品）：健康需求者到医疗机构最关心的利益是维护身体健康，消除自觉症状。医院关心健康需求者的真实需求，同时，他们会喜欢那些真正为他们着想的医疗服务机构。

（2）便利服务：为了让健康需求者能够方便快捷地获得核心服务，医院主动提供全面周到的便利服务。

（3）延伸服务：提供超过健康需求者期望的服务和利益，以便把医院的医疗服务项目与同行竞争者的服务项目相区别，形成良好的口碑。

2. 医疗服务价格

影响医院服务价格制定的因素有医疗成本、医疗市场需求及行业竞争者价格外，还需要考虑国家政策法规及第三方保险机构的要求，这也是医疗服务营销中一个重要特点。

3. 医疗服务渠道

医院的分销渠道策略可以用自销和分销代理的方式销售其医疗服务项目。

（1）直销，医院通过健康需求者以直接求医上门的方式销售医疗服务项目。

（2）分销代理，医院也可以通过转诊会诊网络、社区保健网络、急救和交通事故部门、医疗保险组织等形成自己的其他分销网络。

（3）其他方式，通过增加就诊网点等方式，方便健康需求者就诊需要，扩大医疗服务市场份额。

4. 医疗服务促销

医疗服务促销的有效方式有公共关系、人员推销、医疗服务的销售促进及直接销售等，比如社会公益活动、公共关系活动、健康知识咨询热线、免费服务电话、专用网站、直邮促销一些特色的医疗服务等，亦可对一些重点大客户群进行人员促销等。

5. 医疗服务提供者与接受者

在医疗服务营销组合中，医疗服务质量与服务供应者是不可分割的。在对健康需求者进行医疗服务的过程中，医疗服务提供者（医院）和医疗服务接受者（健康需求者）双方都对服务效果有直接的影响。因此，医院通过各种培训、激励和监督等方式，提高医务人员的专业技术水平和服务理念，完善医疗服务质量，关心他们的需求、感受，提高沟通交流能力。

6. 医疗服务过程

医院通过门诊服务、住院服务、急救服务、手术服务、医学检验服务及其他治疗手段等医疗服务形式，服务过程中向健康需求者详细交流医疗服务过程中出现的问题，弥补医疗服务过程信息不对称的缺陷。

7. 医疗服务有形展示

"医疗服务有形展示"是指医疗服务环境、医务人员与健康需求者沟通交流的场所、促使服务过程透明度等任何设施。医院通过这些有形展示来表现医务人员的服务质量。如外科手术室的透明玻璃窗向家属展示手术全过程，医疗服务项目价格展示等，增强健康需求者的信任度。

三、病人行为分析

（一）认识病人行为

1. 病人行为定义

我们所熟知的健康概念是指人在身体健康、心理健康、道德健康和社会适应上良好的状态。在整体健康的意义上而言，偏离健康状态，均可成为医院的病人。

当人不再是在一种良好状态上生活，偏离健康对于病人而言直接的感受就是"不适"。为了消除不适，病人将采取一系列行为，以对身体征兆做出反应，对体内状况进行监测，确定和解释躯体症状，寻求疾病原因，采取治疗措施和利用各种正式与非正式的保健资源等，我们称之为患病行为。其中，对体内状况监测、寻求病因、采取治疗措施等行为将可能寻求医院服务。病人行为是指病人为获取、使用、评价和处理他们期望能够满足其需求的医院服务过程中所表现出的行为。

病人行为是一个复杂的过程，涉及病人对于自己所患疾病的认识、对于就诊场所的了解、自己希望付出的经济代价、时间安排、社会关系、获取医院服务的期望、就医过程感受、就医结果评估及对于就医满意度宣传等多个方面。病人行为任何一个方面的偏差都将产生不同的就医行为，如此就会出现同一种疾病人会选择不同的就医场所、在同一就医场所会选择不同的诊疗方式、对于同一个诊疗方式有不同的感受等个性化的行为反应。在繁杂的病人行为中，抓住共性以供经营管理决策，是病人行为分析的最终目的。

2. 病人行为过程

（1）信息获取阶段：病人获取医疗健康知识、就医信息以为就医决策做出判断。信息来源有个人活动的信息和外部社会环境对病人施以的影响。

（2）决策阶段：决策阶段是病人结合自身固有的心理因素，对所获取的信息进行处理，从而做出选择到哪个医疗机构就医，以及如何选择医生、诊疗方式等的决策。就医决策是动态行为，因为在就医过程中获得新信息后，决策随时可能调整与改变。

（3）就医阶段：病人选择好就医的医疗机构后，正式实施就医行为的过程。

（4）评价阶段：病人在就医之后，往往会通过医院服务同自身期望之间的差距来进行评价，这样的评价可能产生三种结果：实际情况与消费者的预期相匹配，病人持中立态度；实际超出预期，病人感到满意；实际低于预期，病人产生不满。病人满意或者不满意，是可能传播的信息，一般不满意的传播力量更强，传播速度更快并给医院品牌造成更大影响。

（二）影响病人行为的个体因素

1. 病人资源

（1）病人的经济资源

病人决定是否就医、如何选择就医路径、对于就医结果的期望等，首要影响因素是经济资源，包括以下六方面。

①病人的收入构成：对于绝大部分病人而言，收入是就医支出的主要来源，对于病人行为影响大。一般收入包括工资、奖金、津贴、红利和利息等，但不同人群的收入差异很大。收入构成不同，病人消费心理将产生差异，比如工资高、奖金低的病人，由于收入稳定性高，对于可承受范围内的就医支出不敏感；而工资低、奖金变化大的病人，由于收入差异大，就医支出承受力将容易受到个人业绩影响。

②病人可支配收入：决定病人就医支出的，除了个人收入之外，收入是否可支配及支配的任意程度也将影响病人的就医决策。而个人可任意支配收入则扣除了维持个人和家庭生存所必需的支出，这部分收入对于就医消费的决策作用最大。

③个人储蓄与未来收入：影响病人就医决策的除收入因素外，个人储蓄以及未来收入预期也起到非常重要的作用。个人储蓄是消费习惯养成的基础，消费习惯的延续是现在就医决策的潜在因素。对未来充满自信，收入增长期望高的病人，容易产生超出现有消费能力的心理。

④固定资产：拥有固定资产，在非常迫切需要健康的情况下，可能转变为可消费来源，是病人就医强大的心理后盾。

⑤可能获得的经济支持：家庭对于个人的支持，亲人对于病人的帮助，以及能否获得

信贷支持等，都是病人重要的经济资源。

⑥医疗保险支付：病人是否参与医疗保险、工伤保险，或者意外伤害能否得到保险支付，会影响病人就医支付情况，从而影响病人就医决策。

（2）病人的时间

①就医时间预算：就医所需要花费的时间，是否需要住院，往往是病人行为决策需要考虑的问题。小病去诊所省时间，而且一般会就近选择。大病去医院，可以选择距离不太远但看病等待时间长的医院，或者距离很远得看病等待时间短的医院。对于时间充裕的病人，则会挑选更为熟悉的就医场所。

②时间的价格衡量：不同收入人群，对于时间的经济考虑不同。收入高且忙碌的病人，节省时间等于节省金钱，在花费高于时间收益的情况下，往往愿意花更多的钱选择方便可及的医院服务。所以提供高端医疗服务者设计服务产品时，必须考虑时间价值，减少等候时间，将产品设计为方便可及。

③时间的可替代性：医疗服务有必需病人亲自参与部分和可替代部分，比如检查结果的快递服务、网络查询服务，可减少病人再次来院的次数，对于病人行为决策具有参考价值。

（3）病人知识

知识是储存在头脑中的信息，病人知识包括病人对于疾病知识的了解、对于就医过程的了解和对于医疗机构的了解等。病人知识与病人所受教育程度有关，但并不完全相关，学习会改变病人知识。

①对于所患疾病的了解：对于健康知识的掌握，决定病人对于自己所患疾病的判断，进而决定是否选择就医或者选择何种医疗机构就医。比如头痛，可能仅仅是伤风感冒引起的，自行口服解热镇痛药就可以了；但也可能是颅脑占位性病变引起的，需要做头颅 CT 或者磁共振检查以确诊；也可能是中风引起的，越早寻求专业救治预后越好。如果有基本的判断能力，则可能有针对性地选择就医行为，而没有判断能力的就医行为决策，则需要依靠就近的医疗帮助。

②就医相关信息的掌握：何种医疗机构适合何种疾病就医，周边有哪些医疗机构，每个医疗机构的优势与缺陷，这些信息都是病人行为决策的重要依据。而对于就医过程的了解，在病人就医过程中将形成比对，从而产生就医满意度问题。向潜在病人推送医院信息，使病人就医决策时选择，是医院营销工作必须考虑的问题。了解每一个病人对于就医过程的熟悉程度，给予个性化的服务方案，是医院获得更高满意度的有效办法。

③学习改变病人的知识：病人知识不会一成不变，而是将随着学习改变头脑中储存的

记忆。这种学习可能来自病人日常主动的学习，也来自健康教育等被动学习，以及病人不断的就医过程导致的记忆。

2. 就医动机

（1）病人的需要

病人需要的根源是当身体、心理或者社会适应性等偏离良好状态后引起不适，以及对于恢复健康状态的渴望。这种渴望与所患疾病病种、疾患程度及个人耐受、病人对于疾病的认识等相关。为更好地分析病人行为，很多学者对病人的角色定位进行了研究。

帕森斯最早提出从四方面来分析病人角色：①患病个体对自己的健康状况不负有责任；②患病个体免于承担日常任务和角色义务；③认识到患病是不合社会需要的，患病个体具有恢复健康的愿望，并且社会也要求他这么做；④为了康复，患病个体应该寻求技术适当的专业性帮助，并在康复过程中与医生合作，以胜任社会角色的义务。将健康和患病问题放在社会背景上考虑，我们会发现病人角色认知是不仅仅根据个人需要的，而是有社会因素考虑在内，从中我们可以从病人那里预期到病人的行为。

弗雷德森在对疾病的社会解释为背景的基础上，提出了理解帕森斯"病人角色"概念的三个角度：①个体是否对这种偏离负有责任；②偏离的获得性的严重性；③偏离的获得性的合法地位。除此之外，他还区分了三种对应于不同疾病类型和程度的病人角色：①条件性的病人角色适用于患暂时性疾病、可以康复的人；②无条件的合法病人角色指患有不可治愈疾病的人；③非合法性的角色，指别人所不齿疾病的病人。

病人需要从不同的经营管理角度看，又会有不同的理解。比如，从改进护理服务的角度，有学者对于门诊、急诊及住院病人的需要总结如下。

门诊病人的心理需要：需要认同，需要引导，需要解释，需要承诺。

急诊病人的心理需要：需要重视，需要保证，需要扶持，需要抚慰。

住院病人的心理需要：需要良好的住院环境，需要被接纳和有所属，需要被了解和被尊重，需要了解疾病知识，需要亲友的探望，需要多样化的精神生活。

（2）病人的动机

从需要到行为，中间有一个动力因素，使病人去实施就医行为，并且一直持续下去直至行为结束，这个动力因素就是动机。

需要是引起动机的内在条件，只有唤醒状态的需要才能成为行动的转化力，唤醒可能源于内在因素，也可能来自在刺激。比如腹痛不厉害的情况，很多病人忍忍就过去了，不会形成就医行为，而一旦疼痛加剧难以忍受，就产生了就医的动机。但在疼痛不厉害的情况下，如果有人告诉病人要警惕患有癌症的可能，最好到医院检查一下，病人就医的动机也会产生。

动机包括行为的能量和行为的方向两个方面，行为能量由需要程度决定，行为的方向则与个人经验、环境影响等息息相关。

动机是复杂的，一种行为背后都蕴藏着多种不同的动机，各种动机的强度可能有差异；类似的行为未必出自同一个动机，类似的动机不一定导致相同的行为；动机并不一定能显现，有时候病人也不知道自己的动机是什么。

（3）动机分析理论

①马斯洛的需要层次理论

美国心理学家马斯洛（Maslow）在 20 世纪 40 年代提出，人的需要分为五个层次，即生理需要、安全需要、爱与归属需要、自尊需要、自我实现需要。生理需要是最基本、最底层的需要，比如食物、水、空气、性欲、健康。安全需要是不受到威胁的感觉，也属于低层次需要，包括对人身安全、生活稳定以及免遭痛苦、威胁或疾病等。爱与归属需要体现人活着的价值感，包括对友谊、爱情以及隶属关系的需要等。自尊需要是人在社会上得到他人认可，比如获得成就、名声、地位和晋升机会等。自我实现需要是对于人生境界的追求，希望获得机会发挥自己的潜能。五个层次的需要有高低分别，低层次的需要被满足后才会有更高层次的需要出现。

马斯洛需要层次理论为我们分析病人动机提供很好的参考思路，但实际应用中不能完全套用，而要活用。病人的需要是复杂的，往往多种需要同时存在，比如希望治愈疾病的同时，希望确保医疗安全，希望得到医护关怀，只是因为病人角色不同，对于某一部分的关注点更强烈而已，一旦关注热点得到满足，很快可能转向其他需要的关注。很多医疗纠纷的产生，往往是医院服务过程中，重点在病人当时关注的需要上，忽视了其他需要，比如抢救病人的时候，病人为了得到及时救治而不会关注其余细节，一旦病人抢救不成功，病人家属则会反思抢救过程中没有得到更多疾病的知情权等，从而质疑医院服务的缺陷，导致医患纠纷的发生。

②双因素理论

双因素理论由美国心理学家弗雷德里克·赫茨伯格（Frederick Herzberg）于 20 世纪 50 年代末期提出，最初用于对工作动机分析，将导致对工作不满的因素称为保健因素，导致工作满意的因素称为激励因素。保健因素如工资、工作条件和规章制度等，对行为起不到激励作用，但如果得不到保障将引起人们不满。激励因素如晋升，对行为起到激励作用。后来在市场营销理论上引用以消费者动机分析，将商品的基本功能、给消费者提供的基本利益与价值，称为保健因素；将提供给消费者的附加值称为激励因素。

双因素理论用于病人行为分析，医院服务满足病人诊疗基本期望的部分，一般指能正确地诊疗，是保健因素，没有达成会导致病人不满意；提供给病人超出预期的部分，比如诊疗效果满意且服务好得超过预期，病人将因此满意甚至感动，是激励因素。

3. 病人知觉

（1）病人的知觉过程

知觉的概念：知觉是人脑对刺激物各属性和各个部分的整体反应，是感觉信息加工和解释的过程。知觉来源于感觉，又不是感觉的简单汇总。感觉是天生的，知觉是后天形成对感觉信息的加工和解释。

感觉与刺激物：感觉是人脑对直接作用于感觉器官的客观事物个别属性的反应。感觉的形成需要刺激物展现在消费者的感觉神经范围内使感官激活。刺激物的展露是把刺激对象放置于人相关的环境内，人将被动地受到刺激，或者主动寻求相关刺激信息以满足需要。

刺激物注意：刺激物展露于人的相关环境内，人将对展露的刺激物分配某种处理能力以做出进一步加工处理，这就是刺激物注意。注意具有选择性，影响注意的因素主要有以下三方面：①刺激物因素。a. 大小和强度。大的刺激物比小的刺激物更容易引起注意，反复刺激会增加注意。b. 色彩与运动。彩色画面比黑白画面更容易引起注意，运动物体容易引起注意。c. 位置和隔离。处于视线范围内更容易引起注意，处于视野正中范围内容易引起注意。d. 对比和新颖性。与背景有明显反差及新颖的物体更容易引起注意。e. 格式。简单、直接的信息呈现更容易引起注意。②个人特征。包括需要与动机、态度、适应性水平等。③情境因素。指人当时的身体状况、情绪及环境中独立于中心刺激物的那些部分。

刺激物理解：刺激物理解是认知的最后阶段，是人赋予刺激以某种含义或意义的过程，涉及人依据现有知识对刺激物进行组织分类和描述，同样受到个体因素、刺激物因素和情境因素的影响。人对刺激物的组织过程一般遵循以下原则：①简洁原则。人在对知觉对象或刺激物的理解过程中，有将各种感知组织成简单模式的倾向。②形底原则。人对刺激物进行组织的过程，倾向于把刺激物最受关注或得到最多注意的那些因素，构成知觉背景或底色。③完形原则。在要素不完全的情况下，人也有将刺激物发展成一幅完全画面或图景的趋势。

（2）病人对于医院服务的知觉

质量认知：医院服务中的诊断准确性和治疗正确性与效果无疑是病人评价服务质量的主要基础。诊断准确性涉及医师的诊断思维、采集病史的完整性、辅助检查的准确性等。治疗的正确性涉及医师的施治思路正确与否，治疗方式是否为最优选择，治疗过程是否符合规范等。诊疗效果的认知，与是否达到医疗规范效果及病人的预期均相关。

病人质量认知的形成：病人对医院服务质量的认知，是通过医院服务本身的质量感知和外在线索形成整体印象。医疗质量、服务态度、服务流程及医院环境都将对病人的质量认知产生影响。但病人不一定都会有亲身体验经历，医院的宣传及已经就医过病人的传播对于病人的质量认知会非常重要。

4. 病人态度

（1）病人态度的概念：病人态度是病人对医院服务所持有的正面或反面的认识上的评价、情感上的感受和行为上的倾向。病人态度是在对医院服务的接触后形成的，一旦形成将储存在脑海中，在就医决策时体现出来。病人态度是一个动态的概念，将随着对医院服务接触的增加而发生变化，对病人的说服是病人态度改变的主要方式。

（2）传递者对病人态度改变的影响：传递者是说服病人改变态度者，影响说服的效果与传递者的权威性、可靠性、外表吸引力和病人对传递者的喜爱程度相关。

（3）传播特征对病人态度改变的影响：传达者发出的信息与病人原有态度差异越大，越不容易引起病人态度的改变。双面论述比单面论述说服力弱，但运用得好更容易为病人所接受。

四、医院客户关系管理

（一）医院客户关系管理的内涵

1. 客户关系管理的内涵

客户关系管理是通过对客户详细资料的深入分析，来提高客户满意程度，从而提高企业的竞争力的一种手段。客户关系是指围绕客户生命周期发生、发展的信息归集。客户关系管理的核心是客户价值管理，通过"一对一"营销原则，满足不同价值客户的个性化需求，提高客户忠诚度和保有率，实现客户价值持续贡献，从而全面提升企业盈利能力。客户忠诚度是指客户因为接受了产品或服务，满足了自己的需求而对品牌或供应（服务）商产生的心理上的依赖及行为上的追捧。它主要通过客户的情感忠诚、行为忠诚和意识忠诚表现出来。情感忠诚表现为客户对企业的理念、行为和视觉形象的高度认同和满意；行为忠诚表现为客户再次消费时对企业的产品和服务的重复购买行为；意识忠诚则表现为客户做出的对企业的产品和服务的未来消费意向。

营销学中的定律，80%的业绩来源于20%经常惠顾的客户，美国学者赖尔克奇和萨塞

的一项研究发现，客户忠诚度对利润的影响比市场份额更为重要。当客户忠诚度上升 5%
时，利润上升幅度将达到 25%～85%。客户忠诚度不仅使企业降低了为老客户提供服务的
成本，同时忠诚客户又会努力地向亲朋推荐企业服务，成为企业的传道者。

为了提高客户的忠诚度，以 80/20 法则为理论基础的客户关系管理起源于 20 世纪 80
年代初期提出的"接触管理"，即专门搜集整理客户与公司联系的所有信息，至 20 世纪
90 年代初演变为包括电话服务中心与支援资料分析的"客户服务"，经过近 30 年的不断
发展，最终形成一种旨在改善企业与客户之间关系的新型管理机制，即"以客户为中心"
的管理理念。随着电脑及网络技术的发展，以 CRM 的管理理念为核心，许多著名软件公
司都推出了各自的 CRM 软件。一个有效的 CRM 系统可帮助企业对每个客户的数据进行整
合，提供对每个客户的总的看法，聚焦于利润贡献度较高的客户（重点客户），提高它对
企业的忠诚度。

2. 医院客户关系管理的概念

对医院来说，病人即为客户，只有留住老客户，并不断扩大新客户队伍，医院才能得
到发展。当然这可以通过提高医院的垄断性医疗技术来实现，但在医疗市场竞争日趋激烈
的今天，任何医院都很难保证其医疗技术处于垄断性地位。为了维系并巩固既有病人群，
赢得新病人的认同，同时增进病人的忠诚度和利润贡献，医院可以借鉴企业 CRM 的管理
经验、服务理念并融合医院本身的业务营销特色，建立"以病人为中心"的医院客户关系
管理（Hospital Customer Relationship Management，HCRM）体系。它的核心思想是通过与
病人的"接触"，采集病人的信息、意见、建议和要求，并通过深入分析，为病人提供完
善的个性化服务，从而提高医院整体的竞争能力，优化其赢利模式。

（二）医院客户关系管理的策略

1. 客户沟通策略

综观整个营销的历程不难发现，沟通一直是营销世界里的一条重要的红线。无论是医
院的主动诉求，还是客户的回应询问，无论是使用大量媒体或电话营销，还是使用接触中
心或者电子邮件，本质上都是在沟通。HCRM 采用的沟通策略是关系化营销的沟通和一对
一的互动沟通。HCRM 采用先进的信息技术手段，它通过将人力资源、业务流程与专业技
术进行有效的整合，为医院涉及客户或消费者的各个领域提供了完美的集成。

2. 市场细分策略

市场细分是通过收集、加工和处理涉及消费者消费行为的大量信息，将消费群体划分

成若干个具有某种相同消费特征的小群体，同属一个小组的消费者彼此相似，而隶属于不同小组的消费者是被视为不同的；由于客户之间存在不同的利益需要，因而客户关系的形态也有很大不同，可以依据规模、性别、年龄、职业等划分成不同的客户关系类型，并针对客户消费偏好或特征采取措施来管理复杂多样的客户关系。

3. 个性化与一对一营销策略

个性化策略是指通过不断调整用户档案的内容和服务，达到基于客户的职业特点或生活习惯来确定客户期望达到的医疗保健的目的，在基于客户的职业特点或生活习惯的基础上搜寻相关信息内容，进而以一个整合的、相互联系的形式将这些内容展示给客户。个性化服务要以需求为导向，研究客户的需求，并采取个性化与一对一营销是医院客户关系管理的重要内容。

4. 客户满意与客户忠诚策略

客户满意是指企业的整个经营活动要以顾客满意度为基石，从顾客的角度和观点来分析考虑顾客的需求，尽可能全面尊重和维护顾客的利益。

客户忠诚度指客户对医疗机构的忠实程度、持久性等。只有满意度非常高的客户才能够成为忠实客户。客户忠诚度的获得必须有一个最低的客户满意度水平，在这个满意度水平线以下，忠诚度将明显下降；在该满意度水平线以上相对大的范围内，忠诚度不受影响；但是满意度达到某一高度，忠诚度会大幅度增长。

5. 客户价值策略

客户价值是指利用收益、支出及风险等因素，来衡量客户对医院现有利润所做的贡献。占据了客户份额的医院也就是真正地得到了客户的信任，拥有了客户的忠诚度，由此不管医疗市场风云如何变幻，医院也可以在某种程度上立于不败之地，这其实也就是HCRM 的宗旨所在。

6. 核心竞争力策略

医院核心竞争力是指支撑医院可持续性竞争优势的优秀医疗技术人才、特色医疗技术水平和现代医院管理的能力，是医院在特定经营环境中的竞争能力和竞争优势的合力，是医院全面建设和医院运行管理机制如技术系统、管理系统的有机融合。医院核心竞争力必须从客户医疗保健需求的角度来定义，不符合客户需求、不能为客户最重视的价值做出关键贡献的能力不是核心能力。核心能力是最难模仿的，谁都能掌握的不是核心能力。

五、医院成本管理

（一）医院成本管理的内容

随着我国医疗机构进入市场程度的深化，市场经济规律对医院的影响越来越明显。长久存在于公立医院的支出大于收入，医院发展依赖政府扶持的局面，随着生存危机压力的增大，参与医疗市场竞争已成为医疗机构改革的必然方向，迎接市场竞争的挑战，转变观念，增强经营意识，通过加强成本管理，使医疗机构有限的资源获取最大的社会效益和经济效益，才能增强自我发展能力。

医院成本管理须遵循：符合医疗业务的特点和经济运行规律，保证医院系统的正常运行；按照现行的财会制度进行成本管理；进而在医疗成本核算、医疗成本分析、医疗成本控制等方面以提高整体经济管理水平为原则。

医院成本管理的内容是成本控制。根据一定时期预先建立的成本管理目标，医院成本控制主体（如医院成本管理领导小组）在医疗服务范围、服务耗费发生之前及成本形成过程之中等项目，对各种影响成本管理的因素和条件采取主动及时的预防和调节，以保证成本管理目标的实现及合理成本补偿的一种管理行为。

（二）医院成本管理的方法

医院成本管理理论是建立在企业产品成本理论基础之上的。医院成本管理旨在运用管理学原理和成本会计方法，制定标准成本，按照标准成本控制成本消耗，限额开支费用，以实际成本和标准成本比较，衡量医院经济管理活动的成绩和效果，纠正不利差异，以达到降低成本、提高经济效益及社会效益的目的。

1. 制定目标成本

医院的产品，是为病人提供各种诊疗服务的结果，而非某个医疗服务的过程，不同的科室可能只是产品生产过程中的一个环节。就医院成本而言，是反映医院工作质量的综合指标，是指对整个诊疗服务过程的补偿程度，是由医疗服务过程中消耗的卫生材料、人员经费、科室费用等组成。所以，制定目标成本就要从总成本目标开始，逐级分解成基层的具体目标成本。成本目标可以按成本责任单位和成本内容、成本管理单位职能或医疗服务过程进行分解。

2. 成本差异和分析

分析成本差异，可以发现经营中的问题，进而采取相应的措施，消除不良差异，实现对成本的有效控制。就医院产品而言，变动成本的高低取决于相应投入要素的用量和价格，因此，控制方面主要是降低采购和保管费用，以及控制不合理用量，减少浪费。固定成本费用可划分为与服务量有关和无关两种。与服务量有关的成本差异控制，主要是在保证医疗服务质量的前提下，控制效率差异；与服务量无关耗费差异是指固定成本的实际数与预算数之间的差额，与服务量无关的固定费用主要是控制费用开支和提高医疗服务效率，充分利用现有医疗设备使用能力，增加医疗服务总量，以降低单位费用成本。

3. 进行成本核算

医院应建立健全成本核算组织（如医院成本管理领导小组）全面负责对全院成本管理工作和核算工作的组织、领导、协调和落实。医院成本核算组织的成本核算人员负责具体的成本核算工作。各职能科室对成本费用实行归口管理，各业务科室、信息科、物资等管理部门应配合做好基础资料的统计编报工作。医院成本核算的对象包括医院总成本、科室总成本和项目成本三个层次。

（1）医院总成本按以下类别进行归类：人员经费、材料消耗、药品费、折旧费、修理费、水电气消耗、日常公用经费及其他费用。

（2）科室总成本根据医院科室的设置情况，把核算对象分为医疗、药品、辅助、行政四类。医疗类包括临床科室、医技科室、医疗组；药品类包括药剂科所属的所有部门；辅助类包括供应室、换药室、维修组、总机室、空调机房、洗衣房、供水、供电、门诊挂号收费处、住院进出院处等部门；行政类包括各岗位责任制科室。详细分类比照医院奖金核算划分的核算单位。

（3）项目分类的具体划分原则是：一级项目可根据会计核算收入科目划分；二级项目可结合科室核算划分；三级项目可结合业务技术特点划分。

（4）成本项目设置应同医院会计制度的要求相一致。如人员经费、材料消耗费用、固定资产折旧费和维修费、燃料及动力消耗费、日常公用经费、药品费（即药品销售成本）、业务招待费、其他费用等。

（5）进行成本及费用的归集。按现行财务制度规定的成本开支范围，划清费用的补偿界限，同时，按成本分配受益原则，划清费用的受益对象，进行成本及费用的归集。成本及费用的归集方法，按其性质及发生的部门，根据直接费用直接计入、间接费用分配计入的原则，分别归集到"医疗成本""药品成本""制剂成本""辅助服务成本""管理费用"等成本账户，按规定的分摊方法把"辅助服务成本""管理费用"所归集的费用分配计入各成本对象。成本及费用的归集主要包括辅助服务成本、管理费用、医疗成本、药品成本、制剂成本等。

4. 成本考核

对标准成本单元的投入和产出情况及成本控制业绩，可通过医疗项目的收费价格和数量来衡量。对费用单元的审核，由于投入和产出之间的关系不密切，且缺少度量其产出的标准，可考虑非传统的方法，如采用零基预算控制。成本考核要做好医院成本控制的反馈分析，即在事前计划和日常控制的基础上，定期总结经验与教训，为下期成本决策提供可靠信息。成本控制反馈分析的内容包括编制成本报表、实施成本检查和进行成本分析。

成本管理结果考核也是成本活动分析的组成部分，这是因为考核结果是分析经济活动的基础资料，同时又是落实兑现奖罚的重要依据，考核应以实现数据为依据，做到公开、公正。兑现奖罚应侧重人的主观努力程度，避免考核只注重经济效益和简单化，真正起到鼓励先进、带动后进的作用。

第二节　医院财务管理

一、概述

医院财务是指医院在开展业务工作过程中的财务活动和财务关系的总称。医院财务活动是指医院的资金运作及其所体现的各种经济关系。医院财务管理，是指对医院有关资金的筹集、分配、使用等财务活动所进行的计划、组织、控制、指挥、协调、考核等工作的总称，是医院经济管理的重要组成部分。

(一) 医院财务管理的原则

医院财务管理的原则，是组织医院经济活动、处理财务关系的准则，这是由医院的性质及其经济管理的要求所决定的。医院财务管理应遵循以下三项原则。

1. 坚持厉行节约、勤俭办事的方针

厉行节约、勤俭办事是医院财务管理工作必须长期坚持的方针。医院在开展医疗业务活动时，国家对医院实行定额拨款补贴，在国家补贴相对不足的情况下，医院既要提供质优价廉的医疗服务，又要做到不增加人民群众的负担，坚持物价政策，不多收、不乱收，资金的缺口较大，就要积极采取措施，有效使用有限的资金，把厉行节约、勤俭办事的原则落到实处，减少资金的浪费。

2. 实行预算计划管理的原则

医院的全部财务活动包括一切收支，都要纳入预算管理的范畴。实行预算计划管理，落实编制单位预算计划，可以有计划地组织单位的财务活动，保证各项业务的顺利进行。

3. 建立健全医院内部控制制度的原则

内部控制是任何组织管理系统中不可缺少的组成部分，其目的在于查错防弊，以保证组织机构的财产安全和会计资料的正确。随着科学管理方法的日益完善，内部控制的范围逐渐从财务方面扩展到管理的各个方面。医院财务会计的内部控制制度是保护医院财产安全，保证医院财务记录完整、可靠的组织保障。

（二）医院财务管理的内容

1. 医院筹资管理

随着改革开放的不断深入，医院的资金来源渠道从单一向多元化发展。为了使医院适应社会主义市场经济体制，提高自身竞争力，适应社会需求，医院就要改变发展全靠国家的观念，改变发展思路，多方筹集资金，购置设备，提高诊疗水平，使医疗水平有长足发展。

资金筹集是指医院向外部有关单位或个人或从医院内部筹集资金的一种财务活动，主要解决自身资金不足的矛盾，用于更新设备，改善医院办院条件。医院筹资的基本条件如下。

（1）合理确定资金的需要量，财务人员要认真测算，避免因资金筹集不足，影响医疗服务活动的正常进行，又要防止资金筹集过多，造成资金闲置。

（2）认真研究资金使用的方向，努力提高资金使用效益。

（3）认真选择筹资的来源，力求降低资金成本。

（4）适当安排自由资金比例，适度负债。

2. 医院预算管理

医院担负着医疗、防治、保健、科研、教学等重要任务，而医院要保证任务完成，必须有一定的财力做保证，其财力除来自正常收入外，还需国家由预算拨款补助、主管部门拨款以及其他收入。医院要对这些收入进行合理安排和使用，就需要编制医院预算。医院预算是对计划年度内医院财务收支规模、结构和资金渠道所做的预计，是计划年度内医院各项事业发展计划和工作任务在财务收支上的具体反映。它是医院事业计划的资金反映、财力保证，也是医院进行财务管理的基本依据。

3. 医院收入管理

医院收入是指医院为开展医疗业务活动及其他活动依法取得的非偿还性资金。主要包括以下内容。

(1) 财政补助收入，即医院从主管部门或主办单位取得的财政性事业经费，由定额（或定项）补助和专项补助组成。定额（或定项）补助是对医院的经常性补助，专项补助是对医院特定项目的补助，一般用于维修和购置设备。

(2) 上级补助收入，即医院从主管部门或主办单位取得的非财政性补助收入。

(3) 医疗收入，即医院在开展医疗业务活动中所取得的收入，包括挂号收入、床位收入、诊察收入、检查收入、治疗收入、手术收入、化验收入、护理收入和其他收入。

(4) 药品收入，即医院在开展医疗业务活动中取得的中、西药品收入，包括西药收入、中成药收入、中草药收入。

(5) 其他收入，即上述规定范围以外的各项收入，包括培训收入、救护车收入、废品变价收入、不受用途限制的捐赠和对外投资收益、利息收入等。

医院在取得收入时必须严格执行国家规定的收费标准；必须使用国家财政部门统一监制的收费票据；必须全部入账，并由医院财会部门统一管理，统一核算；原则上当日收入当日核算，以便及时理清医院收入，使收入的资金置于安全管理之下。

4. 医院支出及成本费用管理

医院支出是指医院在开展业务及其他活动中发生的资金耗费和损失。医院的业务工作主要包括医疗服务业务、药品业务和行政后勤管理。

5. 医院收支结余及其分配管理

医院收支结余是指医院收入与支出相抵后的余额。它反映了医院年度财务收支的结果。医院收支结余包括医疗收支结余、药品收支结余、其他结余和财政专项结余等。结余分配一般在年终进行，平时不进行分配。

二、医院预算管理的内容

医院的预算是指医院根据事业发展计划和任务编制的年度财务收支计划，是国家预算有关医疗卫生事业内容的具体化，它反映了医院与国家之间预算资金缴拨关系，反映了医院的业务活动方向和范围及医院的经费安排。医院预算是对计划年度内医院财务收支规模、结构和资金渠道所做的预计，是计划年度内医院各项事业发展计划和工作任务在财务收支上的具体反映。

（一）预算的编制原则

1. 政策性原则

医院作为公共事业行政组织，预算的编制要符合《预算法》和国家其他法律法规，充分体现国家有关方针、政策，并在法律赋予的职能范围内编制。在编制预算的过程中，应当以国家有关方针政策和各项财务制度为依据，根据完成事业计划和行政工作任务的需要，合理安排资金的收支，正确处理发展与积累的关系，处理好需要与可能的矛盾，保证重点，兼顾一般，从资金方面保证事业计划的完成，本着收支平衡的原则，统筹分配使用各项资金，实事求是地编制医院预算。

2. 可靠性原则

医院编制预算要做到稳妥可靠，量入为出，收支平衡，不能打赤字预算；对每项收支项目的数字指标，要运用科学的方法，依据确切可靠的资料和收支变化的规律，认真进行测算和计算，切实做到各项数据真实可靠。医院收入预算要积极可靠，留有余地，对没有把握的收入项目和数额，不能打入收入预算，以避免在收入不能实现的情况下，支出大于收入，造成单位收支预算的失衡；医院的支出预算要建立在稳妥可靠的收入基础上，不能预留硬缺口，以避免预算核定以后，不断调整支出预算。医院预算一经批准，就要严格按预算执行，不得随意调整。

3. 合理性原则

医院在编制预算时要正确处理整体与局部、事业需要与财力可能的关系，做到科学合理地安排各项资金，使有限的资金发挥最大的效益。在编制预算时，既要按照保证重点、兼顾一般的要求，优先保证重点支出，同时也要妥善安排好其他各项支出。

在编制预算时两部分必须优先予以保证，一是刚性支出，如人员工资、社会保障费等；二是满足业务工作正常运转必不可少的支出，如必要的公务费、业务费、修缮费、设备购置费等。

4. 完整性原则

医院在编制预算时必须将医院的全部收支都纳入预算管理。因此，在编制预算时，必须将取得的财政性收入、主管部门拨入的非财政性收入、医院服务活动中的医疗药品收入和其他各项收入以及各项支出完整、全面地反映在单位预算中，不得在预算之外另留收支项目。

5. 统一性原则

医院在编制预算时，要按照国家统一设置的预算表和统一的口径、程序及统一的计算方法填列有关收支数字指标。

（二）预算的编制方法

编制医院单位预算，必然要涉及设计预算指标所应用的基期数据，即对比基础时期（基期）和基期的数值（基数）问题和计算方法问题，通常应用基期数据有基期法和零期法两种。

1. 基期法

基期法也称基数法或基数增长法，是指在编制本年度预算时，首先确定基期（通常是上一年度）预算收支的基数，然后在基期执行数的基础上，加上计划期影响预算收支的各种增减因素，比较两期的事业计划和工作任务，根据有关因素的发展变化，按照一定的增减比例或数额确定预算年度收支指标的方法。

2. 零期法

零期法，也称零基预算法，是指在编制预算时，不考虑基期情况，对比基数为零，测算编制预算年度指标的方法。即单位编制预算时，不以过往年度预算收支范围、收支预算安排水平和实际执行结果为依据，一切从零开始计算编制预算。

（三）预算的编制程序

医院预算的编制在每个年度开始前，应根据党和国家卫生工作方针政策，以及上级主管部门下达的目标任务，依据医院事业发展计划和医院管理部门用款计划、医院基本数字、开支定额、上半年实际执行等情况进行测算。主要按照以下程序编制预算。

1. 核实各项基本数字

基本数字是反映医院规模、工作量多少和人员配置等情况的基本统计数据，主要包括医院机构数、人员编制数、在职实有人数、离退休人数、病床数、病人实际占用床日数、出院人数、门急诊人数、房屋建筑物面积、机动车辆数、设备台数等基本数据资料。通过对上述数据的审核，剔除那些不实或非正常性支出因素，如未经批准擅自超编的人数等，确定编制本年度预算的基本数字。

（1）职工人数

按预算期内全年平均职工人数计算，这是计算人员费用的重要依据。测算方法有以下两种。

①加权平均法：根据年初实有人数、预算年度计划增减人数和月份计算，计算公式如下：

计划全年平均职工人数=年初实有人数+（计划增加人数×增加工资发放月份数）/12-

（计划减少人数×减少工资发放月份数）/12

②定额法：根据上级对医院的定员定额来确定，医院定员的计算是按年度平均开放病床数的定员比例来确定的，计算公式如下：

计划全年平均职工人数=预算年度平均开放病床数×按定员比例每张病床所需工作人员数

（2）离退休人数

预算期内平均离退休人数根据医院人事部门提供的离退休人员增加情况计算。

职工离退休人员平均数=年初离退休人员实有数+（计划离退休人数×

所发离退休费月份数）/12

（3）病床数

指实际开放病床数，按预算年度平均开放病床数计算。

计划年度平均开放病床数=年度开放病床数+（新增病床数×使用月份）/12-

（减少病床数×不使用月份）/12

（4）病人实际占用床日数

这个指标和医院收入有着密切的联系，是预算住院收入的主要依据，其计算公式如下：

计划年度病人实际占用床日数=预算年度平均开放病床数×全年病床工作日×预算年度病床

使用率=预算年度平均开放病床数×预算年度每一病人平均占用床日数

=计划开放总床日数×预算年度病床使用率

病床使用率是全年病床占用天数占全年计划开放总床日数的百分比，计算公式如下：

病床使用率=病人实际占用床日数/计划开放总床日数×100%

病床使用率的确定，要根据上年的实际水平，结合计划年度的变化确定。病床周转次数，是出院病人总数和平均开放病床数之比。计算公式如下：

病床周转次数=出院总人数/平均开放病床数

（5）出院人数

出院人数是一个重要指标，与住院的几个有关指标有着密切的联系，也是计算住院收入的重要数据，出院人数测算得准确与否，直接关系到其他指标及住院收入的准确性，因此，财务部门要会同统计部门及有关科室认真地测算。

（6）门急诊人数

门急诊人数是编制门诊收入预算和有关费用开支的主要依据，门诊急诊人次测算得准确与否，直接关系到门诊收入及其他支出费用指标的准确与否。

2. 分析上年度预算执行情况

上年度预算执行情况是编制本年度预算的重要依据。医院预算中的各项财务收支计划指标是以上一年度预算执行数为依据，并根据本年度事业发展计划和工作任务的要求，结合财力的可能来确定的。因此，正确预计和分析上一年度预算执行情况，是编制本年度预算的一项非常重要的准备工作，具体内容如下。

（1）统计上年已发生月份的累计实际执行数，预计全年收支数；

（2）分析上年度的组织计划和组织行政任务完成情况、预算执行情况，找出其内在规律性，分析、预测发展趋势；

（3）分析各项资金来源及变化情况；

（4）分析物价、收支标准及定员、定额的变化情况，计算其对预算期的影响程度；

（5）分析资金使用中存在的问题，研究提出改进意见；

（6）分析上年出台的有关政策对预算期收支影响程度。

3. 医院收入预算的编制

医院收入预算由财政性补助收入、上级补助收入、医疗收入、药品收入和其他收入组成，各项收入预算的编制方法如下。

（1）财政补助收入：财政部门对医院一般采取定额或定项补助的方法。医院在编制"财政补助收入"预算时，应根据同级财政部门确定的具体补助方法进行编制。实行"定额补助"办法的医院，应根据定员或基本数字，按照财政部门确定的补助定额标准进行计算编制，实行"定项补助"办法的医院，应按照财政部门确定的补助项目，根据事业发展计划和财力可能逐项计算编制。

（2）上级补助收入：根据上级主管部门或主办单位的补助标准和要求进行编制。

（3）医疗收入：医疗收入包括门诊收入和住院收入两大部分，编制医疗收入预算，要根据医疗收入明细项目，逐项编制。

①门诊收入

门诊收入包括挂号收入、诊察收入、检查收入、治疗收入、手术收入、化验收入和其他收入。

对有收费标准的收入项目，应根据门诊业务量按标准计算，没有明确收费标准的项目，则应根据上年收入完成情况，结合本年度相关因素编制，也可以全年计划门急诊人次为基础，按每一门诊人次计划收费水平（不含药费）计算编制。

②住院收入

住院收入包括床位收入、诊察收入、检查收入、治疗收入、手术收入、化验收入、护理收入和其他收入。

医院的床位收入，应根据预算年度住院病人实际占用床日数，乘以规定的收费标准计算，检查收入、化验收入按住院病人检查人数乘以平均收费规定标准计算，其他没有明细收费项目，不易分别计算的，根据上年度收入完成情况，结合本年度相关因素编制，也可以全年计划病床占用床日数为基础，按每一个床日计划收费水平（不含药费）编制。

（4）药品收入

医院的药品收入，可以根据上年药品收入完成情况，结合本年度业务状况直接编制，也可以上年度每一门诊人次和每占用床日药费的实际收入水平为基础，结合预算年度工作量计划变动因素计算。

（5）其他收入

其他收入主要参照上年度实际水平，并结合预算年度具体情况编制。

4. 医院支出预算的编制

医院的支出预算由医疗支出、药品支出和其他支出组成，医院在编制支出预算时，要分清不同性质的支出项目，正确编制各项支出预算。在编制医院支出预算过程中，有支出定额的按定额计算编列，没有支出定额的根据有关规定并结合实际情况测算编列，医院支出预算的编制本着既要保证医疗业务正常进行，又要合理节约的精神，根据计划年度事业发展计划、工作任务、人员编制、开支定额和标准、物价等因素合理编制。

（1）医疗支出

医疗支出是指医疗过程中发生的各项费用，包括在开展医疗业务活动中的基本工资、补助工资、其他工资、职工福利费、社会保障费、公务费、业务费、卫生材料费、其他材料费、低值易耗品、修缮费、购置费和其他费用。

①基本工资：医院原则上应按照机构编制主管部门核定的在职人员编制数作为编制预算的人员基数，或以预算年度全年平均职工人数为基数，再以上年全年人均工资额为基数，考虑预算期内的各种调整因素后，计算预算期内的工资额。

②补助工资：有定额的按照人员编制或预算年度平均职工人数和国家规定的补助标准计算，没有编制定员和标准的项目，则按照有关规定和实际情况及上年预算执行情况预计列入预算，还可以按照补助工资占工资总额的比例计算编制。

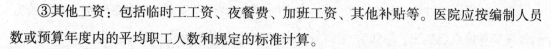

③其他工资：包括临时工工资、夜餐费、加班工资、其他补贴等。医院应按编制人员数或预算年度内的平均职工人数和规定的标准计算。

④职工福利费：医院按照规定标准提取和国家规定允许医院开支的用于在职人员各项福利性的费用。编制预算时，有的项目可按照规定的比例提取计算，如工会经费、福利费按工资总额计提。有的项目可按上年实际执行情况和预算年度各种变动因素来确定，按每项测算结果汇总编制。

⑤社会保障费：指医院按照规定支付给离退休人员的离退休金及离退休人员的其他开支、单位缴纳的各种社会保障支出，包括离退休费、养老保险、失业保险、医疗保险、单位职工住房公积金等。编制预算时，离退休人员费用按照上年年末的离退休人数或预算期内离退休人员平均数，乘以上年离退休人员平均费用计算，其他各项社会保障支出，按工资总额乘以国家规定的比例计算，按每项测算结果汇总后编制。

⑥公务费：医院用于日常行政管理及有关公关活动的费用，包括办公费、邮电费、差旅费、宣传学习费等。公务费预算的确定方法可以采取两种方法：一是比较计算法，即单位按照公务费上年实际执行数，结合预算年度预计发展变化因素予以调整而修订；二是标准计算法和估计计算法相结合的方法，即医院将公务费中的每个"节"级科目分别计算，有定额的按定额计算，没定额的，参照历史情况和预算年度发展变化情况估计测算，最后综合汇总计算出公务费的预算数。

⑦卫生材料费：医院向病人提供医疗服务的过程中，使用的医用材料物资的费用。卫生材料费的计算方法，可以采取上年百元卫生材料收费水平，与预算年度内医疗收入预算比较计算填列，也可以参考国内百元卫生材料医疗收入水平的先进数，与单位预算年度的医疗收入预算比较计算填列。

⑧其他材料费：医院医疗服务过程中，使用的其他材料费包括办公用品、清洁用品、棉纺织品、印刷品、杂项材料等。其他材料的测算，有定额的采取定额计算，无定额的可以参照上年其他材料实际执行情况，考虑预算年度内的实际情况测算编制。

⑨低值易耗品：医院医疗服务过程中，领用低于固定资产标准的物资，包括医疗用品、办公用品、修理工具、其他用品等。低值易耗品的计算，应参考上年度实际执行情况及预算年度的工作量计划和有关定额标准及变化因素测算编制。

⑩业务费：医院用于开展业务活动的费用，包括资料印刷费、燃料动力费、科研费、动物饲养费、职工培训费等。业务费的计算，能按比例计算填列的按比例计算，有定额的，按定额计算，无定额的，按上年实际情况考虑预算变化情况测算，然后汇总计算编制。

⑪购置费：医院按固定资产原值一定比例提取的费用，提取比例各医院根据本单位实际情况测算报批后执行。购置费预算的比例按规定计提修购基金的比率乘以固定资产总值编制或参照上年预算年度内固定资产增减变化情况测算编制。

⑫修缮费：医院低于大型标准的小型修缮费用，按规定可按成本列支的，可根据医院上年实际水平考虑预算年度固定资产维修计划测算编制。

⑬租赁费：医院用于租赁房屋、设备等的费用，租赁费参照工作计划和需要及上年实际支出数编制。

⑭其他费用：医院用于医疗活动除上述支出之外的必要支出，其预算的计算方法，有基数定额的按基数定额计算编制，无基数定额的参照历史情况及预计预算年度的发展变化编制。

（2）药品支出

医院"药品支出"有关项目预算的编制参照"医疗支出"计算方法编制。

药品费包括西药、中成药、中草药。药品费预算的编制有两种方法：一是根据预算年度药品收入预算和国家规定的加成率或差价率计算编制；二是根据预算年度药品收入的预算参考上年度实际的药品加成率或药品差价率合理计算。

（3）其他支出

医院"其他支出"即医院除医疗支出、药品支出以外的其他支出。"其他支出"包括转让无形资产成本、被没收的财物损失、各项罚款、赞助、捐赠、财产物资盘亏损失，与医院医疗业务无关的基础性科研费、医疗赔偿支出等。

"其他支出"的预算一般参照历史实际支出情况，结合预算年度各种变化因素和实际需要测算编制。

（四）预算执行分析

医院预算在执行过程中，财政部门和主管部门及医院应建立健全定期检查分析考核制度，保证预算的顺利完成。医院预算执行情况的分析，是预算管理的一个重要组成部分，它是通过对实际执行结果与预算目标进行比较，确定是否存在执行差异，为进行预算调整、预算修正提供依据。

1. 预算执行分析的目的

（1）了解预算执行中的差异，为预算考核提供依据，并作为考核与奖惩的基础。

（2）为预算修正和调整提供参考依据，发挥预算的指导作用。

（3）为编制下期预算积累经验，加强医院预算管理的科学性、系统性和权威性。

2. 预算执行分析的方法

预算执行分析应把握定量分析和定性分析两个角度，采用比率分析、比较分析、因素分析等多重方法进行分析。

三、医院支出和成本核算管理

（一）医院成本核算管理的概念

医院成本核算是依据会计核算规则，与会计核算系统有机结合在一起，周期性进行的常规核算，对医疗服务过程中的各种耗费进行分类、记录、归集、分配和计算，以提供科室成本、项目成本、病种成本、诊次成本、床日成本等相关成本信息的经济管理活动，是制度化、规范化、程序化的核算过程。医院成本核算应与会计核算结果相一致。

（二）医院成本核算管理的意义

医院实行成本核算管理，可以反映医疗服务活动中和药品进销存等活动的消耗情况，提供医院维持简单再生产必不可少的资金补偿尺度，综合反映医院的社会效益和经济效益，对医院的持续稳定发展，提高资金使用效益有着积极的意义。

1. 医院实行成本核算管理，为得到合理的补偿提供依据

正确核算医院医疗服务成本是医疗服务活动继续进行的保证。通过正确的核算与管理，可提供切实可靠的依据，为医疗收费价格的制定、国家事业补贴提供参考，保证医院业务的正常进行。

2. 医院实行成本核算管理，为降低医疗服务成本寻求途径

医疗服务成本是反映医院工作质量的一个综合性指标，也是反映医院管理水平的重要指标。在医疗服务过程中，工作效率的高低、药品材料消耗的多少、资金使用效果的好坏、设备利用的程度及服务质量的优劣等，都能从医疗服务成本指标中综合反映出来。通过成本核算管理，能找出降低成本、提高经济效益的途径。

3. 医院实行成本核算管理，为监督财务制度的贯彻执行创造条件

医院的所有经济活动，都必须贯彻执行国家有关方针、政策、法令、制度和纪律。通过实行成本核算管理，能够掌握医院医疗服务费用、药品费用的构成情况，考核收费是否合法，开支是否合理，资金用途是否得当，有无违反财经制度等，为监督医院正确执行财务制度创造条件。

4. 医院实行成本核算与管理，为评价医疗服务成果提供资料

医院通过医疗、药品成本核算与管理，提供必要的核算资料，对医疗服务成果、药品进销成果进行考核，与同类型医院的有关数据资料进行比较，找出本单位服务成果的优缺点，做出正确的评价。

5. 医院实行成本核算与管理，促进经济管理水平提高

通过成本核算与管理，可以及时反映医院成本变动状况，促使医院加强经济管理，提高管理水平，增强员工的成本费用意识，努力降低服务成本，以较小的耗费取得较大的效益，增强医院竞争能力，使群众享受到质优价廉的医疗服务，使医院走上优质、高效、低耗的可持续发展之路。

（三）医院支出和成本核算管理的内容

1. 医院支出的主要形式

（1）医疗支出，指医院在医疗过程中发生的支出，包括在开展医疗业务活动中的基本工资、补助工资、其他工资、职工福利费、社会保障费、公务费、业务费、卫生材料费、其他材料费、低值易耗品、设备购置费、修缮费、租赁费和其他费用。

（2）药品支出，指医院在药品采购、管理过程中发生的支出。除药品费、原材料费外，具体内容与医疗支出相同。

（3）财政补助支出，指财政拨入的具有专项用途的支出。

（4）其他支出，指除医疗、药品、财政补助支出以外的支出，包括被没收的财物支出、各种赞助、罚款、捐赠支出、财产物资盘亏损失与医院医疗业务无关的基础性科研支出、医疗赔偿支出等。

医院支出范围广，项目繁多，为了便于对各项支出的研究分析，要认识它们之间的区别与联系，有针对性地加强支出管理与监督。

2. 医疗成本费用的组成

医疗成本费用指医院在医疗服务过程中，为病人提供医疗服务或药品进销而发生的各项费用。包括医疗成本费用和药品成本费用。成本费用又分为直接费用和间接费用。

（1）直接费用：直接费用是指医院在开展业务活动中，可以直接计入医疗支出或药品支出的费用，包括医疗科室和药品部门开支的基本工资、补助工资、其他工资、职工福利费、社会保障费、公务费、业务费、卫生材料费、其他材料费、低值易耗品、药品费、修缮费、购置费和其他费用。

（2）间接费用：间接费用是指不能直接计入医疗支出或药品支出的管理费用，包括医院行政管理部门和后勤部门发生的各项支出，以及职工教育费、咨询诉讼费、坏账准备、科研费、报纸杂志费、租赁费、无形资产摊销、利息支出、银行手续费、汇兑损益等。间接费用按医疗科室和药品部门的人员比例进行分摊，并按支出明细项目逐项进行分配。

（四）医院支出和成本核算的方法

医疗成本核算主要是医疗服务过程中的成本核算，一般来讲，医院在核算中把科室划分为一线科室和非一线科室，一线科室是指直接为病人提供医疗服务的科室，确定为直接成本，非一线科室是指间接为病人提供医疗服务的科室，确定为间接成本。

成本核算的方法主要有以下三种。

1. 直接成本归集

成本归集是成本核算的重点。成本归集的标准与成本核算的结果有密切的关系。直接成本的归集通常用以下两种方法。

（1）人员支出、公用支出、对个人和家庭补助支出、大修理支出均按实际发生数计算。

（2）固定资产折旧费用直接影响医疗成本，通常使用的折旧方法有：平均年限法（直接折旧法）将固定资产按其使用年限平均计入各个时期医疗成本的方法，此法适用于房屋、图书、家具类固定资产。加速折旧法是将固定资产每期计提的折旧数额，在使用初期提取得较多，后期越来越少，从而达到加快折旧速度的方法。主要包括余额递减法、双倍余额递减法、折旧年限积数法、单位工时法等。常用的方法主要有平均年限法、递减折旧率法。加速折旧法适用于中等价值的医疗设备。

2. 间接成本的归集

间接成本分摊时，按收益原则将非一线科室成本向一线科室进行分摊。常用的方法主要有直接法、阶梯分配法、双重分配法、联立方程法。联立方程法最精确，但操作复杂，工作量大；阶梯分配法可清楚地表明间接成本的构成，工作量大；在中小型医院最适用的是双重分配法。

3. 药品成本的核算

医院的药品收入占总收入的50%以上，基层卫生院占的比例甚至更大。目前医院核算药品成本的方法主要有差价率法、加减法。为了核算反映和监督医院药品购入、销售流转的全过程，财会部门应设置"药品""药品进销差价"两个总账科目，核算药品的购入、领发、销售及药品成本和药品进销差价。

第九章 医院其他管理

第一节 医院循证管理

一、医院循证管理概述

（一）医院循证管理的概念

医院循证管理（Evidence-based Hospital Management，EHP）是现代医院管理的一种新的理论和方法体系，属于医院管理的范畴。医院循证管理也被称为"实证管理"，即通过循证与寻找最佳科学依据，达到创新医院管理思维模式与运作方法的目的，使医院管理决策建立在科学、合理基础之上。医院循证管理从内部改变了传统管理模式，使医院从单一的技术质量管理转化为包括医疗环境、服务流程、医疗质量在内的整体化医疗服务管理。

医院循证管理是在循证的基础上制定最佳管理路径来管理医院，是在符合国家、医院和病人利益的前提下，对医院的组织结构、资源分配、运作流程、质量体系和成本运营等做出决策，在不断实践、总结和分析证据、总结经验的基础上，修正管理方式，通过理论、实践、再理论、再实践的往复过程，不断提高医院管理效率的过程，也就更加强调管理决策证据的获得和使用，从这个意义上来讲，医院循证管理与传统意义上的医院管理存在较大差别。

医院循证管理与经验型医院管理有所区别，主要表现在：第一，证据来源。经验型医院管理主要来自管理理论教科书和医院管理者的管理实践，而医院循证管理则强调当前最客观、最科学的管理依据。第二，证据收集。经验型医院不够系统全面，医院循证管理强调系统全面。第三，证据评价。经验型医院管理不重视依据的质量评价，而医院循证管理则强调建立管理效能和综合评价体系。第四，管理模式。经验型医院管理往往都是以严格的规章制度为主要内容的管理，而忽略了以人为本，不注重对员工进行情感投入和思想交流，激发其潜能的工作，医院循证管理不仅满足"社会人"的医疗和健康需要，也满足"自身人"的需求和发展，对外以病人为中心，对内以医院的"人"为中心。真正贯彻"以人为本"的管理理念，提高管理的成效，降低管理工作中人为的摩擦和阻力。

（二）医院循证管理的意义

1. 健康中国的建设需要医院循证管理

健康中国是从大健康、大卫生的高度出发，将健康融入经济社会发展各项政策，打造健康环境和健康社会，培育健康行为，发展健康产业，建立起更加公平有效的基本医疗卫生制度，形成以健康为中心的经济社会发展模式。但是目前我国健康事业还面临很多挑战，健康威胁、人口老龄化水平、环境污染和医疗服务供需结构性矛盾等依然突出，健康政策普及机制有待进一步健全。循证管理通过循证与寻找最佳科学依据的方式，为健康中国建设提供了有效的管理工具；为实现健康中国目标，解决现实社会中健康事业面临的诸多挑战，优化现实存在问题的解决路径提供了科学合理的管理方法。

2. 医疗体制改革的深化需要医院循证管理

如何实现以较少的投入提供较好的医疗服务，保证人人享有基本的健康权利，是我国医疗卫生事业面临的最大挑战。医疗体制改革的目标是以较少的费用，提供适宜的医疗服务，努力满足人民群众的基本医疗卫生需求。医院循证管理强调管理效率与效益的统一，与医疗体制改革的目标是一致的。实践医院循证管理，可以运用科学管理理念和方法，适应医疗卫生体制改革的需要，这也是现代医院管理的必由之路。

3. 医疗市场的竞争需要医院循证管理

随着医疗卫生领域的技术、人才、市场、质量、效率的竞争加剧，而社会医疗保险系统相对滞后，消费者需求层次呈现多元化，医院面临的是"生存危机"和优胜劣汰。医院竞争的关键是追寻有限资源下成本与效益的最佳结合点，要尽可能使用适度低的成本（病人就医成本、医院运行成本）满足临床需要；又要尽可能保证适度低成本下的较高服务品质与效率。以就医成本而言，医院关注的是医院的社会效益和对市场的占有份额；就运行成本而言，医院关注的是缩短医疗流程，提高医疗质量，提高治愈率和减少并发症发生率。医院循证管理正是始终贯彻以证据说话、与时俱进、后效评价的管理理论和哲学方法，应用最佳管理路径，实现成本与效益的最佳结合，使医院具备可持续发展的经济基础，逐步适应医疗领域市场竞争的需要。

4. 医院的现代化需要循证管理

我国医院的现代化受制于中国特色"现代性"观念的指引。随着医学模式的变化，医疗服务体系将从关注疾病向关注价值和人群的全生命周期健康转变。有价值的医疗服务体系将更加关注改善整个人群的健康状况，为个人和家庭提供更优质的医疗服务与服务体验，并且医疗费用是可负担的。而现代医院管理评价体系需要从物质层、行为层、制度层和理念层四方面进行构建——循证管理收集的证据较为全面、准确，并讲求证据收集方法和分析的科学性，能够为现代化医院价值导向的引导和评价结构模型的构建提供有力的支持。

5. 新型医患关系的改善需要循证医院管理

随着医学科学技术的进步，经验医学时代的供方主导（主要指医疗机构）、需方（主要指病人）盲从的生物医学模式正向供需平等的"生物—心理—社会"医学模式转变，医学模式的转变带来了医疗服务模式的转变，从"以疾病为中心""以病人为中心"向"以健康为中心"转变。循证医院管理适应新的服务模式，既强调将"人"作为生物个体的整体性，又强调"人"自身心理与社会系统的整体性。因此，新的医学模式下循证的范围将越来越大，内容将越来越全面，这样将为病人提供更为全面、科学的诊断依据，有利于改善当前紧张的医患关系。

二、医院循证管理的主要内容

（一）医院循证管理的基本要素

医院循证管理的基本要素主要指循证管理的主体、对象及环境。

1. 医院循证管理的主体

（1）卫生行政管理层。根据国家相关法律法规对卫生行业进行监督与管理，是实践宏观医院循证管理的主体。

（2）医院决策层。是医院层面实践医院总体目标、总体战略和大政方针等医院外部循证管理决策行为的主体。

（3）医院执行层。是医院层面实践基本职能的医院内部循证管理的主体。

（4）医院操作层。是贯彻执行医院循证管理具体措施的主体。

2. 医院循证管理的对象

管理对象是循证管理的基础。医院自身及其内部运行的各个环节和模块是循证管理的受体与效果的体现者，是医院循证管理活动的主要对象。循证管理过程中，管理实践人员应充分考虑循证管理对象的实际情况和要求，以提高管理决策的针对性和适用性。

3. 医院循证管理的环境

医院循证管理的环境分为内部环境和外部环境。内部环境主要指医院自身的建设和管理环境，外部环境则主要指医疗环境、政策环境、经济环境、社会环境和医学环境等。医院的内外部环境变化均能影响医院循证管理的决策，只有将内外部环境有机地结合起来，才能提高决策的准确性。

(二) 医院循证管理的基本框架

1. 确定问题

确定问题是循证管理的第一步，而提出的管理问题的意义及合理性直接关系到证据的收集和评价。因此，提出的管理问题在整个循证过程中起着指导性作用。问题常常来源于管理实践，循证管理问题涉及管理实践活动的所有过程，如管理活动实施效果和危机预防等方面。循证管理提出的问题，就其研究性质而言，大致可以划分成如下两种。

(1) 实践性问题

此类问题是管理实践人员在日常经常遇到并需要立即着手解决的问题。例如，医院急需采购一批药品用于临床，必须即刻回答的三个问题：如何寻找供应商，如何评价和选择供应商，采购量是多少。但是对于此类问题，只能针对每个管理活动个体，采用个体化管理措施。因此，在实践中提出和回答此种循证管理的问题，管理实践人员个人的实践经验特别重要。

(2) 研究性问题

此类问题是在管理实践领域内经常遇到但不须立即解决的问题。例如，医疗质量控制和医疗安全的问题。此类问题适用于具有同类问题临床科室或医疗小组，而该类问题的提出和回答需要许多医疗实践人员共同的参与和长期的管理实践。

随着科学研究的进展，原有的管理知识和管理经验已经不足以回答所有的管理实践问题，同时针对一个问题的答案也不是永恒不变的，新的研究结果常常否定以前的结论而使我们对一个管理实践问题的认识不断得到升华并不断接近真实，因此，只要管理实践人员抱着谨慎怀疑的态度，通过认真观察，仔细地收集相关资料并分析管理对象的实际情况，就不难提出管理对象存在而且需要解决的有效的管理问题。

2. 收集证据

循证管理强调证据，获取可信赖的科学证据是实施循证管理的关键。首先应将管理问题按照特点进行合理分类，针对分类问题选择合适的关键词及检索方式，如文献数据库、搜索引擎、重要网站等，然后进行证据收集。收集证据的过程中，必须对信息进行分类、鉴别、整理，准确判断检索结果的适用性，如未得到满意结果，必要时应再次检索以获得国际、国内有关最新的研究证据。目前，国内使用最多的综合性文献数据库有中国知网 CNKI 数据库、维普资讯、万方数据知识服务平台、读秀知识库等。

3. 证据评价

在循证管理中，证据的质量是循证的根本。在管理实践中，各级管理者可以结合管理实践问题寻找最佳证据，但多数管理者在应用证据结果时并未严格评价证据的真实性、可靠性和实用性，这样一来就有可能被低质量的证据所误导。之所以要对证据进行严格评价，主要是因为证据来源复杂，质量良莠不齐；组织本身有其特殊性，滥用和乱用证据往往给管理实践带来难以预料的后果。因此，寻找最佳实践证据时应该采用科学的评价原则和方法对文献或研究证据进行分类和评估，从而获取可靠、真实、有用的最佳证据：对证据的评价，应从以下方面分析：证据是什么，证据是否正确，证据是否对医院管理有利，等等。

4. 证据应用

在管理实践中，找到情况完全相同的管理对象是困难的。对于同一问题，同一组织在不同时期所表现出来的现象和特征也截然不同。循证管理是研究证据、具有足够管理实践经验的人员和管理对象三者的有机结合。因此，当收集的研究证据经科学评价后，不应盲目遵从研究的结果，而应将最佳证据与管理者的知识和经验结合，同时考虑到组织的实际需求，来进行具体的实践管理决策，从而确保管理工作科学、高质量地完成。

5. 持续改进

效果评价是管理活动实践的最后一步，也是循证管理活动中检验证据效果的关键一步。循证管理遵循证据，但绝不迷信证据。通过以上四步管理实践活动后，管理人员应对实践效果进行具体的分析和评价，评定管理方案，总结成功或不成功的经验，取长补短，从而对管理手段进行改进，达到提高认识、丰富知识、提高管理质量的目的。同时，效果评价的另外一个目的是通过效果评价活动的个体研究，提高相同或类似情况下最佳证据对本组织的有效性及最佳性，从而大大提高对重复出现的同一现象的处理效率。循证管理者应对循证管理过程进行具体分析和评价，总结经验，汲取教训，不断提高认识，不断提高循证管理的水平。

（三）医院循证管理的主要方法

1. 系统动力建模方法

系统动力建模方法适应医疗卫生服务系统和医院系统的复杂性特点，已成为目前卫生循证决策系统建模的主要方法。系统动力学（System Dynamics，SD）是美国麻省理工学院的福瑞斯特教授于20世纪50年代末期为分析生产管理及库存管理等企业问题而提出的系统仿真方法，是一门分析研究信息反馈系统的学科，也是一门认识系统问题和解决系统问题的交叉综合学科。它基于系统论，吸收了控制论、信息论的精髓，是一门综合自然科学和社会科学的横向学科。后来被广泛应用于复杂系统分析中，用于复杂问题机制研究。

该方法首先需要建立系统的数学模型，控制系统的数学模型是定量描述系统或过程内部物理量（或变量）之间关系的数学表达式。一般说来，建立控制系统的数学模型有机理建模、系统辨识建模、机理建模和系统辨识建模相结合的混合建模三种方法。

2. 卫生经济学评价方法

由于医疗资源的稀缺性和需求的无限性，为使有限的资源发挥最大的效益，而采取经济学指标，在资源的分配中确保重点优先，发挥有限资源的利用效率的评价方法。进行卫生经济学评价，首先必须明确评价的目的和主要问题，其次提出评价指标，然后收集评价指标的信息，提出达到目标的若干备选方案，最后确定最佳方案，卫生经济学评价主要包括最小成本分析、成果效益分析、成本效果分析和成本效用分析四种方法。

三、医院循证管理的应用

（一）团队建设

医院循证管理与管理者的理念、素质和实践息息相关。医院可以按照专业，将全院中层干部（临床包括科室副主任及护士长）组成医院循证管理团队，构建医院循证管理团队。

1. 宣传推进

宣传循证管理对于提高医院运营效率、效益及医院综合竞争力具有重要的意义和作用，可促使更新观念，转变思维，从封闭型管理走向开放型管理，从经验型管理走向循证管理，在协调、沟通、理解的基础上，使涉及的各层次管理者都能明确职责，取得目标上的一致。

2. 理念更新

团队中每个人都要树立"管理就是学习"的理念。学习是循证的基础，也是收集证据的过程，通过学习，管理者可以从更广泛的领域中汲取新的管理理念、管理知识及先进的管理经验，并自觉付诸医院管理实践中，创造性地工作，提高管理品质。

3. 能力提升

提高循证管理者的能力，包括：发现捕捉管理路径中问题的能力；计算机应用能力；运用各种手段，如网络、期刊和其他媒体广泛收集证据的能力；对各种文献资料进行系统分析、做出确切评价的能力；科学决策并解决实际管理问题的能力；等等。

4. 构建学习型组织

为保障医院循证管理的有效执行，医院应当构建循证管理的组织结构，成立医院循证管理领导小组，由职能科室、临床医技科室主任组成循证管理实施小组，完善循证管理组织体系，明确人员职责和分工，持续开展学习，构建学习型团队，促进医院循证管理水平的不断提升。

（二）实现路径

1. 制度建设

这里所指的"制度"特指医院内有关"问题"的报告、登记、汇总和呈送制度。"问题"可以是管理问题或医学问题，也可以是日常问题或突发问题。该制度对于及时把握问题的性质与特征、快速对问题做出初步反应具有重要的作用。因此，加强此类制度建设，使问题的报告、登记、汇总和呈送等工作规范化，将有利于循证过程的顺利运行。

2. 信息化建设

实施医院循证管理，证据是第一位的，高质量的证据来自具有良好设计的科研成果。医院循证管理方面的证据主要来源有：各种卫生政策及法律；国内外关于医院管理的原始研究或二次研究；国内外医疗机构提出的新理念、新模式；医院管理者个人的管理技巧和经验。

近年来，国内有关医院管理的科研活动日渐增多，积累了不少高质量的证据。互联网和某些免费数据库已成为当前获取证据的重要途径。条件好的大型综合医院也常常通过自购专业数据库的方式以满足决策的需要。

3. 能力建设

在循证实践过程中，决策者应具备专业的知识背景，掌握文献的检索利用、证据的理解评价等必备技能，同时还要结合个人的经验进行具体的管理和决策。加强能力建设，对医院是一个制度化的、可持续的要求。医院管理者应率先垂范，在院内大力宣传和推广医学循证，在组织内部培植一种研究型的文化，并积极支持管理方面的科研活动，例如，设置专业科室负责循证工作的对口管理；建立相关的激励和考核制度，推动循证思维的应用；积极开展循证工作方面的内外交流，及时跟踪最新的研究进展。

4. 和谐关系建设

在医院管理中，医疗服务质量的提高与完善是最核心的内容，因此，构建良好的医患关系，使医患双方相互尊重、密切配合，可使治疗得以顺利实施，并获得期望的治疗效果。另外，问题的解决离不开团队合作，任何医院管理问题的存在都不是孤立的，而是相互联系、相互影响的，因此，构建和谐的团队关系，有利于在寻找到高质量的证据后，有效解决如何应用、应用到什么程度等问题。

5. 指标体系建设

决策者手边应常备各种评价措施及指标体系，科学、及时地对决策后的效果进行跟踪评估，无论是经验还是教训，都应及时进行总结和反馈，从而不断修正决策，使决策能力和水平得到不断提高。对于目前尚无的指标体系，应鼓励管理者主动开展相关的科研活动自行设计或构建。

（三）医院循证管理的重点领域

1. 医疗质控

医院循证管理可以将医疗质控重心上移至高级医师，重点前移至病区，实施医疗质控实时控制，可以改变以往终末评价为主的单一控制手段，注重基础质量与环节质量控制。通过综合医疗过程的前馈控制、反馈控制和现场控制的医疗质量实时控制系统，可以实现医院决策层、管理层和执行层对医疗质量实时信息的有效监测和控制，可以克服过去质量管理只注重"治"的缺点，建立起既可"治"又可"防"的医疗质控体系。

2. 绩效考核

绩效循证管理应当遵循全面、简明、实用和灵敏的原则，可以采用专家咨询法和现场调查法相结合，将责任目标细化、量化，利用参数和非参数的方法进行分析，既可以横向比较各科室同期的绩效水平，又可以纵向比较某科室不同时期的差异，有针对性地提高医院工作效率和绩效。同时，通过循证的管理方法，可以从绩效考核过程的各个环节发现并解决问题，不断完善医院绩效管理工作。

3. 正确导向

循证管理可以实现责任分担的合理。传统的责任分担模式是仅由医院单方面与病人交涉，费用由医院统一承担。循证管理可以实现由医院、科室、医师三者共同参与医疗纠纷处理，并且通过建立过错责任原则、责任分担原则、能级管理原则，利用循证管理的理念和方法，建立起分担比例合理的规章制度，从而强化医务人员的主体自律意识。

（四）坚持医学循证管理持续改进

医院循证管理是一种新的医院管理办法，且符合管理学的一般规律，随着医院管理的深入，需要对循证管理进行不断改善。

1. 验证循证管理的科学性、合理性和有效性

通过持续收集循证管理路径实施过程中的有关信息，可以动态地监控管理路径的实施情况并对其进行系统的、全面的分析。对循证管理的效能、病人满意度等指标进行综合评价，并将评价结果及时反馈给医院循证管理实施小组，以便及时根据监测和评价结果对管理路径进行调整和完善。

2. 解决循证管理过程中的问题

循证管理的最终目标是为病人提供最佳服务，因此，要建立监测和评价机制，根据实施过程中遇到的问题及国内外最新管理研究成果，结合医院管理实践，及时加以修改、补充和完善，不断改进循证管理、增强实施效果。

第二节　医院人本管理

一、医院人本管理的内涵与相关理论

（一）医院人本管理的内涵

医院人本管理的内涵有广义和狭义之分。广义上的医院人本管理就是指运用人本管理的基本理论和方法，对医院员工和病人的个体需求给予最大满足，协调优化医院的人、财、物等资源，全面提升医院整体运行效能，取得最佳效益的过程。它主要体现在两方面：一是内部员工的人本管理工作方式；二是病人的人性化服务模式。这里所讨论的医院

人本管理是狭义上的医院人本管理，即医院内部员工的人本管理工作方式。

1. 内涵

医院人本管理就是把员工作为医院最重要的资源，以员工的能力、特长、心理状况等综合情况来科学地安排最合适的工作，并在工作中充分考虑员工的成长和价值，使用科学的管理方法，通过全面的人力资源开发计划和医院文化建设，员工能够在工作中充分地调动和发挥自己的积极性、主动性和创造性，从而提高工作效率、增加工作业绩，为达成医院发展目标做出最大的贡献。

2. 基本要素

医院人本管理的基本要素指的是医院在实施人本管理中必然涉及的重要方面，包括人本管理主体、客体，人本管理的目的和人本管理的环境等内容。在医院人本管理过程中只有真正明确了主体、客体、目标、环境和活动，才能真正做到合理开发人力资源，才能最大限度地服务于组织目标和个人目标的实现。

（1）医院人本管理的主体

医院人本管理的主体是医院全体员工，包括医院的管理者，也包括医院基层员工。首先，人本管理的主体具备相应的管理知识和技能。管理能力包括管理主体对组织问题的观察、判断、分析、决策的特质力。医院的管理者具有管理学知识和技能，具体从事着医院管理工作，当然属于医院人本管理的主体，但是处于非管理职位的员工，包括医生、护士、医技人员和后勤人员，如何界定其是否属于人本管理的主体？我们知道，知识经济时代下人力资源质量已大大提高，具备管理知识和技能的医生、护士等基层员工越来越多，所以，医院的基层员工作为具备管理知识和技能的人群，应当被列入人本管理的主体。

其次，人本管理主体拥有相应的权力和权威，管理权力的获得是通过正式组织渠道，由组织正式赋予的从事管理活动的权力，医院中的各级管理者当然符合人本管理主体这一标准，但是权威和权力不同，权威的获得更多的是来源于个人综合素质和能力水平被大多数人接受。但基层医护人员，作为知识密集型工作者，他们虽然没有医院赋予的正式权力，但是拥有本领域的权威，基层医护人员也拥有本团队、本领域的管理权力，最起码还要实施自我管理。因此，基层医护人员也是管理主体。

最后，人本管理的主体从事着管理活动。在医院的日常运行中，无论是医院的管理人员还是基层医护人员，都广泛地参与着医院的管理活动，每个人都是医疗质量的管理者，同时也或多或少地参加着医院管理工作，因而是人本管理主体。

（2）医院人本管理的客体

医院人本管理的客体指的是医院人本管理的对象，包括接受医院人本管理的人、财、物和信息等，是人本管理主体施展管理活动的对象和不可缺少的因素。医院人本管理客体可分为人与物两类。

医院人本管理的第一客体是人，也是人本管理中最重要的管理客体。员工是整个医院管理活动中最能动、最活跃的因素，作为管理客体，具有客观性、能动性等特征。医院的员工不仅具有医疗相关知识与技能，还具有主观的能动性和创造性。医院管理措施的实施效果，在很大程度上取决于员工的态度。如果医院员工对管理措施加以抵制，医院管理活动就无法进行；相反，如果员工对管理措施表现出支持态度，医院管理的目的将更容易实现。

医院人本管理的第二客体是物，就是一般意义上管理的财、物、信息等，这一客体和第一客体并无二致，具有同质性。把人作为医院人本管理的第一客体是人本管理区别于其他管理模式的重要特征。在非人本管理下，医院管理关注更多的是物，包括医疗用品、医学设备、信息等，但人本管理不同，它把员工作为管理的第一客体，出发点是人，终极目标仍是人。员工本身的复杂性和多变性，决定了人本管理主体对待管理客体的复杂性，这就需要其在实施管理时充分考虑每个员工不同的个性、态度、价值观和行为。

（3）医院人本管理的目标

任何一项管理都有其目的，没有目的性的管理是无效的管理。人本管理的目标有两个：一是员工作为个体的目标；二是医院作为组织的目标。

①员工作为个体的目标

传统医院管理下的员工是"人力资源"，是"劳动力"，是"组织实现目标的手段"，那时的管理目标体系中是没有员工作为个体目标的，但医院人本管理不同，人既是管理主体，又是管理客体，在医院实施人本管理中，员工实现本身的目标就成为人本管理目标体系中的一部分内容。员工作为个体的目标，主要包括三个层次：第一层为生存目标，即通过人本管理满足温饱、安全等基本需求；第二层为社会目标，即通过人本管理满足社会交往和尊重的需要；第三层为发展目标，即通过人本管理实现自身价值。每个员工都有这样的目标层次，正因为有这样的目标存在，员工作为管理主体和管理客体才会有能动性和创造性。因此，医院人本管理的目标体系中，必然要有员工作为个体目标的存在。

②医院作为组织的目标

我国按照不同的标准，将医院划分为不同种类。按照接收病人的范围分为综合性医院和专科医院；按照医疗技术水平分为一级医院、二级医院和三级医院；按照经营目的分为非营利性医院和营利性医院。非营利性医院是指为社会公众利益服务而设立运营的，不以营利为目的，其收入用于弥补医疗服务成本的医疗机构。我国绝大多数医院都属于非营利性医院，其组织目标是为群众提供优质的医疗卫生服务，保障群众的健康权益，因此是公益性目标，而不是营利。非营利性医院的终极目标除了社会公益目标外，还包括促进全体员工"工作生活质量"的提高。营利性医院的主要组织目标是利润的最大化，社会公益目标和医院员工的发展处于相对次要的位置。

（4）医院人本管理的环境

医院人本管理活动不是在真空中完成的，而是在医院的物理环境与错综复杂的人际关系环境两者相复合的系统中进行的，物理环境和人际关系环境综合起来就是人本管理的环境。医院人本管理环境基本上可以分为物理环境与人文环境两类。要实施人本管理，必须从物理环境和人文环境两方面入手，创造人本管理得以实施的直接或间接的外力和介质。

①物理环境

医院人本管理的物理环境指的是员工工作场所的环境，包括光线、温度、噪声、空气质量和卫生状况。这些因素在一定程度上影响员工的生理和心理，对工作效率产生影响。实施人本管理，关键是创造一个能令员工身心愉快的医院物理环境，即一个能让人乐意工作的工作场所，营造一个良好的工作环境是提高工作效率的必然前提。一个良好的工作环境需要适宜的光线和温度、整洁的卫生条件和合理的设备设施条件，尽可能依照员工的能力和习惯灵活安排、科学调配，使员工愿意在这样的环境中工作。这是人本管理对物理环境的要求。

②人文环境

医院人文环境是人本管理环境建设的重点，也是难点。人文环境主要包括员工与同事、上级的关系，情感及信息的沟通，工作协助、资源分享、工作指导及学习、规范遵从、思想价值等方面内容。医院人本管理首先强调的不是管理制度和管理技术，而是管理理念。在人本理念指导下，医院管理者不再把员工作为管理的工具，而是战友和同盟军。管理者对员工的态度将发生根本的转变，真正从心底尊重员工，相信每一个员工都能把工作做好。而影响员工达到目标的主要因素不是员工自身，而是医院管理者提供的管理环境和对员工的正确了解与恰当使用。因此医院需要致力于员工思想的沟通、素质的提高和潜能的开发，致力于管理制度的创新和医院文化的塑造，致力于员工需求的满足。

（二）医院人本管理的相关理论

1．人性假设中坚持"目标人"假设

（1）"目标人"假设的内涵

目标是潜在或活跃在医院员工内心深处的自我未来状态或其他心理的可能运动，代表着员工潜在的理想、愿望，并且成为具体行为策略的原动力。人生的意义在于不断地实现心中的目标，并在实现目标的过程中不断形成和确立新的目标。在员工的目标体系中存在三种层次的目标，即与生存有关的目标、与社会有关的目标和与自我发展有关的目标，三者之间相互联系、相互作用，构成一个有机的功能整体，即目标结构。在一定的情境中，某些目标被激活之后成为个体行为的发动者和组织者，形成人的动机。动机是改变员工的心理状态和行为的内在原因，因此，医院人本管理的真谛在于发现员工的目标，并营造相应的情境，促使员工为实现目标而产生动机，进而影响到其态度和行为。

（2）"目标人"假定的合理性

"目标人"假设符合组织行为学中"社会人"假设原理。首先，无论是马斯洛的需求层次论，还是赫茨伯格的双因素论，都提到人的最高层次需求是自我实现，自我实现是一个人激励动力最强、行为动力最强烈的目标。实际上，医院每个员工都在追求自我实现，围绕自我实现，每个人心中也都确立有一个目标，这一目标因个体差异不同而表现不同，但不论个体间差异有多大，对一个确定的个体来讲，这一目标有共同特征，即最高层次、能激发最强动力、为之奋斗不止。因此，医院人本管理以"目标人"为人性假设前提，设计相应的管理模式，就可以最大限度地激励员工。

2. 需要、动机与行为理论

医院组织目标的实现最终取决于员工个人的努力，因此，人本管理理论的关键是解决一个如何最大限度地调动医院员工积极性的问题。在这方面，组织行为学派的理论为我们提供了很好的理论基础，其中德国心理学家卢因的需要、动机与行为理论完全可以成为人本管理理论的一部分。行为产生的原因是心理学争论的焦点。有人认为行为是个体的生物本能，有人强调行为是由社会环境引起的。卢因融合各派之长，认为人的行为是环境与个体相互作用的结果，并提出了著名的人类行为公式：

$$B = F (P \cdot E)$$

其中，B 代表行为；F 代表函数关系；P 代表个人；E 代表环境。

根据这一理论，医院员工的行为是由动机决定的，而动机的决定因素是需要，受需要支配，需要是指客观的刺激作用于人的大脑所引起的个体缺乏某种东西的状态。而动机是指引起个体行为、维持该行为，并且此行为导向满足某种需要的欲望、愿望、信念等心理因素。动机是在需要基础上产生的，但需要并不必然产生动机，需要转化为动机有两个条件：一是需要达到一定程度，产生满足需求的愿望；二是需要对象（目标）的确定。员工的行为可分为三类：目标导向行为，即为了达到目标所表现的行为，有了动机就要选择和寻找目标，目标导向行为代表寻求、达到目标的过程。目标行为，即直接满足需要的行为，完成任务达到满足的过程。间接行为，即与当前目标暂无关系，为将来满足需要做准备的行为。

根据这一理论，需要是人类活动的基本动力。医院员工的一切活动无非是要使自己的需要得到满足。员工的需要作为一种内在的必然性，全面规定和引导着人的活动，甚至在某种意义上需要就是他们的本性。因此，医院在管理上希望员工做出某种行为，或制约某种行为，就必须从其需要出发，根据其需要实施必要的刺激，以促使其产生某种动机，最终达到所希望的行为发生。

组织心理学家阿吉里斯曾说过，组织行为是由两个要素——个人和正式组织相互融合而成的。组织中的个人都有其独立的个性，而不像传统的管理理论界所说的那样，只是整部机器的一个零件，只能接受组织的约束。也就是说，他们既有成为组织成员的一面，又有成为独立个人的一面。而员工的个性是人的社会属性的具体表现。因为个性是由社会性决定的，影响个性形成的因素主要是社会因素，个性的发展有赖于社会提供给个人的实际可能性，正因为如此，关于激励的理论构成医院人本管理的重要组成部分，并成为人本管理的核心。

二、医院人本管理的内容体系

（一）情感沟通管理

情感沟通管理是管理者以真挚的情感，增强管理者与员工之间的情感联系和思想沟通，满足员工的心理需求，形成和谐融洽的工作氛围的一种现代机构管理方式。因此，医院管理者需要通过良好沟通、教育与激励触及员工的思想和内心，进而使员工在自觉自愿的情境中主动发挥他们潜在的工作积极性和主动性。医院情感沟通管理涉及医院管理人员与临床一线科室、职能科室和决策层间的沟通：通过建立有效的正式和非正式沟通，如周会、月会、座谈会、电子邮件、周末旅游、小型聚会等，让员工说话，尊重员工所提的意见，及时肯定他们所取得的成绩，医院决策层、行政人员、临床人员能够形成一种和谐的工作关系。

（二）员工参与管理

员工参与管理是指医院或其他组织中的普通员工依据一定的规定与制度，通过一定的组织形式，直接或间接地参与管理与决策的各种行为和制度。由于医院员工在物质、精神生活满足的基础上更加追求相互尊重和自我价值的实现，医院面临着更加激烈的竞争，需要一支优秀稳定的员工队伍，以及医院的创新主要依赖于员工等原因，当前的医院越来越重视员工参与管理。医院员工参与管理的主要形式有分享决策权、代表参与和质量圈参与。

分享决策权是指下级在很大程度上分享其直接监管者的决策权。具体可以通过团队、委员会和集体会议来共同解决影响员工利益问题。分享决策权的原因是，当医疗卫生服务工作变得越来越复杂时，管理者与医院员工的信息不对称，无法全面了解员工工作情况，因此需要选择最了解工作的员工来参与决策。医院各个科室员工在工作过程中的相互依赖的增强，也促使员工需要与其他部门的人共同商议。这就需要通过团队、委员会和集体会议来共同解决影响他们的问题。同时，共同参与决策还可以增加对决策的承诺，如果员工参与了决策的过程，那么在决策的实施过程中他们就不容易反对这项决策。

代表参与是指员工不是直接参与决策，而是一部分员工的代表进行参与。西方大多数国家都通过立法的形式要求公司实行代表参与，代表参与的目的是在组织内重新分配权力，把劳工放在同资方、股东的利益更为平等的地位上。代表参与常用的两种形式是工作委员会和董事会代表。工作委员会把员工和管理层联系起来，任命或选举出一些员工，当管理部门做出重大决策时必须与之商讨。董事会代表是指进入董事会并代表员工利益的员工代表。医院管理中代表参与可以具体表现在充分发挥职代会、专家委员会、工会等组织的作用，凡是医院发展建设中的重大问题，都组织全员参与讨论，集思广益。

质量圈是日本质量管理专家石川馨于20世纪50年代末期提出来的。其目标是：在自愿的基础上解决与质量有关的问题，员工共同努力提高产品质量。它是由一组基层管理人员及医务人员共同组成的承担责任的工作团队，定期讨论技术问题，探讨日常医疗工作环境中出现的问题的原因，提出解决建议和措施。成员均可以提出想法及解决方案，使他们有更大的工作满足感和工作动力，从而有效地调动医院员工的积极性。马斯洛把人的需求依次分成生理需求、安全需求、社交需求、尊重需求和自我实现需求五类。而参与质量圈使圈员的最高需求"自我实现需求"得到了充分的实现，因此可以极大地调动圈员参与医院管理的积极性和思维创造能力。

（三）员工自主管理

自主管理是指一个组织的管理方式，主要通过员工的自我约束，自我控制，自我发现问题，自我分析问题，自我解决问题，变被动管理为主动管理，进而自我提高，自我创新，自我超越，推动组织不断发展与前进，实现组织共同愿景目标。自主管理意味着在实现医院目标的过程中，每个员工都发扬着主人翁精神，自觉地把医院发展目标变为个人的奋斗目标，自觉地、自主地去努力工作，完成目标，找到个人利益与集体利益的最佳结合点。自主管理实质上是员工把自己的命运与医院的命运紧紧地联系在一起，员工个人的奋斗目标也正是医院的总体奋斗目标。

医院员工可以结合自身的职业生涯规划开展自主管理。员工通过分析职业各个阶段中自我发展、职业发展及家庭发展的相互作用与影响，通过分析明确自身的优势、不足、价值观以及潜能，了解环境带来的机会与挑战，更好地确定职业目标，同时找到个人目标与现状之间的差距，主动地消除这个差距。

医院管理人员可以协助员工做好职业生涯规划，并提供相应实现职业生涯规划的条件，体现人本管理。在员工职业生涯的初期，作为组织，首先要对新员工进行培训，使他们全面了解组织管理制度和员工行为规范，掌握做好工作的基本方法；其次为新员工提供职业咨询，帮助他们尽快适应工作；再次为新员工提供一份有挑战性的工作，并对员工严格要求；最后对成长和成就感有较高需求的员工给予更加丰富的工作内容。在员工职业生涯的中期，作为组织，首先应该给他们提供必要的职业信息，同时予以培训和辅导，以增强员工对职业变化的适应性；其次通过工作轮换、工作丰富化等途径激发员工新鲜感和潜能；再次对于那些有晋升潜能的员工，组织要建立公正、科学、合理的晋升通道；最后帮助员工处理好自我发展、职业工作与家庭生活之间的关系。在员工职业生涯的后期，作为组织，首先要切实做好员工的思想工作；其次帮助他们制订退休计划，尽可能把退休生活安排得丰富多彩而有意义，只有这样，他们留在组织的最后时间才会安心工作，甚至焕发斗志；最后要选好退休员工的接班人，及早进行接班人的培养工作，可采用老员工传帮带等方式，使退休员工与其接班人的工作顺利交接。

(四) 人力资源开发管理

在知识密集型医院中，人才成为医院的核心竞争力，医院的可持续发展，需要建立一支高素质、高技术水平的人才队伍，将人本管理这种新理念植入和贯彻进医院人力资源管理中势在必行，人力资源管理职能需要更为健全。人员招聘引进、培训、绩效考核和薪酬管理等方面均须贯彻人本管理思想，提升医院人才队伍整体素质。

在人员招聘引进方面，需要加大人才引进力度，对医院急需的高层次人才、弱势学科及新建、筹建学科，通过高层次人才引进，实现学科的跨越式发展和医院整体学科的均衡发展，优化专业技术人员结构。

人员培养和积极发掘个人的潜力为医院发展的根本所在，这样能够挖掘出专业人员的创新性潜力，这种人才体系的建立，使医院成为人才的摇篮以及专业技能的展示平台。具体方法为：规划医院的培训体制，计划实施年轻医师的轮科工作，为临床治疗攒下良好的基础；根据专业及个人的发展趋势，定期选派优秀的医师到上级医院进行进修学习，紧跟时代专业，不仅能使医院的医疗技术层面及队伍不断地加强，并且能够拓宽业务，提高自我修养与素质；不定期地邀请各方面的有关专家来医院进行讲学，提高员工的学术水平，组织员工参加学术研讨会，加强员工的在岗在职教育，激励员工进行专业技术的深入研究与创新探索。

绩效考核管理是医院对管理水平检验的重要方法，配套的还有实施绩效工资及实施医院战略方针方法，更好地提升医院员工的执行力，建立人才机制，充分调动广大员工的积极性，是人才管理的有效途径。绩效管理需要健全的考核指标及行业标准，其在此基础上才能够切实反映出一个员工的积极性。建立良好的奖励机制，能够使员工提高自身专业素质，为了更高的绩效而努力。

充分调动员工的生产、工作积极性，是实施科学管理的关键，传统的薪酬制度受双因素理论影响，被认为是激励效果很弱的手段，但事实上，如果薪酬制度在充分考虑了人性和人的需要的基础上进行设计，完全可以起到有力的激励作用；激励薪酬的设计应该包括具有竞争力的薪酬水平、合理的岗位评价、科学的绩效工资和多样的福利待遇。

（五）医院文化管理

医院文化是医院独有的价值观和医院精神以及以此为核心而形成的道德规范、行为准则、理想信念和医院传统等，并在此基础上生成医院服务意识、服务理念和经营战略等，医院文化是在长期医疗服务实践过程中形成和发展起来的。广义的医院文化泛指医院主体和客体在长期的医学实践中创造的特定的物质财富和精神财富的总和；狭义的医院文化是指医院在长期医疗活动中逐渐形成的以人为核心的文化理论、价值观念、生活方式和行为准则等。医院作为一种以人与人的组合为基础的医学服务活动主体，其服务行为直接表现为人格化，医院的所有活动最终都要靠人来执行，因此，医院的制度安排、医院的战略选择都必然会体现在人的价值理念中，也就是以医院文化的形式表现出来。医院文化是医院价值观和经营理念的体现，对于医院的可持续发展起到至关重要的作用。医院文化建设在培育文化土壤的基础上，塑造医院独特的精神气质，并通过责任伦理、行为规范将气质转化为发展的力量，是在医院管理实践中产生的文化管理现象，在医院的各个环节中形成人性、关爱、服务、奉献的人文品质，加强"以人为本"的医院文化建设是医院保持不竭发展的动力，是提高核心竞争力的根本途径。医院文化是以人为本的文化，是围绕人力资源开发的文化，是人性关怀、人文服务的文化。健康向上的文化氛围，可以凝聚人心、鼓舞士气、激发工作热情、提高员工的创造能力。因此，我们要注重对医院管理人员与临床人员的文化熏陶，引导他们把个人的奋斗目标与医院的发展统一起来，并变为个人的自觉行动。

✚ 第三节 医院健康管理

一、健康管理内容

（一）健康管理的内涵

目前国内外有关健康管理的定义或概念，由于不同的专业视角的局限性而不够全面。例如，从公共卫生角度认为：健康管理就是找出健康的危险因素，然后进行连续监测和有效控制；从预防保健角度认为：健康管理就是通过体检早发现疾病，并做到早诊断及早治疗；从健康体检角度认为：健康管理是健康体检的延伸与扩展，健康体检加检后服务就等于健康管理；从疾病健康管理角度认为：健康管理说到底就是更加积极主动的疾病筛查与及时诊治。因此，无论在定义的表述、概念还是在内涵的界定上，均存在明显的不足或不完整性，没有一个表述概念及内涵能被普遍接受。

健康管理的概念表述：以现代健康概念（生理、心理和社会适应能力）和新的医学模式（生理—心理—社会）及上医治未病为指导，通过采用现代医学和现代管理学的理论、技术、方法和手段，对个体或群体整体健康状况及其影响健康的危险因素进行全面检测、评估、有效干预与连续跟踪服务的医学行为及过程。其目的是以最小投入获取最大的健康效益。

健康管理概念内涵的要素与重点：健康管理是在健康管理医学理论指导下的医学服务。健康管理的主体是经过系统医学教育或培训并取得相应资质的医务工作者。健康管理的客体是健康人群、亚健康人群（亚临床人群、慢性非传染性疾病风险人群）及慢性非传染性疾病早期或康复期人群。健康管理的重点是健康风险因素的干预和慢性非传染性疾病的管理。健康管理服务的两大支撑点是信息技术和健康保险。健康管理的大众理念是"病前主动防，病后科学管，跟踪服务不间断"。

（二） 健康管理学的概念及学科范畴

1. 健康管理学的概念

健康管理学是研究人的健康与影响健康的因素，以及与健康管理相关的理论、方法和技术的新兴医学学科，是对健康管理医学服务实践的概括和总结。

2. 健康管理学科范畴

健康管理学集医学科学、管理科学与信息科学于一身，重点研究健康的概念、内涵与评价标准，健康风险因素监测与控制，健康干预方法与手段，健康管理服务模式与实施路径，健康信息技术以及与健康保险的结合等一系列理论和实践问题。

3. 健康管理学与相关学科的关系

健康管理学是一门新兴的医学学科，它依赖于基础医学、临床医学、预防医学的理论与技术，但不同于传统的医学，研究的主要内容、服务对象、服务范围与服务模式，从理论到实践都具有很大的创新性。因此，它已经成为医学科技创新体系之一。现代医学科技创新体系包括：基础医学创新体系；预防医学创新体系；临床医学创新体系；特种医学创新体系；健康管理学创新体系。

（三） 中国特色健康管理学科体系构架

宏观健康管理学科与服务体系，主要研究国家政府和社会层面的宏观健康，促进与健康管理问题，包括国家健康立法、公共健康促进与健康管理政策及策略、公共和（或）公益性健康管理与卫生服务机构、机制与模式及相关法律法规及规范的研究制定等。微观健康管理学科与服务体系，主要研究个体或群体（包括家庭）的健康促进与健康维护、改善与管理问题，主要包括：健康行为与生活方式管理，健康素质与能力管理，健康体适能监测与促进管理，健康与劳动力资源管理，营养、运动与健康管理，主动性整体心理、生理及社会适应性健康管理等。健康风险控制管理学科与服务体系，主要研究引起慢性非传染性疾病的诸多风险因子的检测、评估与风险控制管理问题。健康信息技术学科体系，主要研究现代信息技术在健康管理与健康保险服务中的实际应用，以及健康保险险种设立与应用问题。健康教育培训学科体系，主要研究针对健康管理者的理论、技术与技能等方面的专业培训和面向广大健康管理需求者的健康教育与健康自我管理知识及技能培训等。治未病和人群等特色养生保健学科与服务体系，主要研究如何将祖国传统医学治未病和养生保健的理论、技术及特色产品适时应用到现代健康管理学科与服务体系中，并在健康管理理论研究与实践中得到传承及发展。

(四) 中国特色健康管理学学科分类

从研究维度分为生理健康管理学、心理健康管理学、社会适应性健康管理学等；从研究层次分为宏观健康管理、微观健康管理；从研究内容分为生活方式及慢性非传染性疾病风险管理、健康保险、社区健康管理及劳动生产力管理等。从研究对象分为健康人群、亚健康人群（亚临床人群、慢性非传染性疾病风险人群）、慢性非传染性疾病人群等。

二、中国健康管理的目标和任务

(一) 我国开展健康管理的主要目标

在新的医疗体制改革方案和"健康中国 2030 战略"总体框架下，紧紧围绕我国政府建设高水平小康型社会的总体要求，创立现代健康管理创新体系，创新服务模式与技术手段，使慢性非传染性疾病得到有效控制，在实现大幅度提高国民健康素质与健康人口构成比例、国民平均期望值寿命和健康寿命中发挥重要作用，使健康管理相关产业成为国家拉动内需、扩大消费的民生工程和新的支柱产业之一，成为引领和推动中国科技与产业发展的重要领域，最终实现健康强国的目标。

(二) 我国开展健康管理的主要任务

1. 建立一个新的医学学科，即在逐步统一和完善健康管理相关概念的基础上，建立起一个与现代医学创新体系相匹配，能够适应和满足我国健康管理及相关产业发展需求的新的医学学科。

2. 构建一个新的学科与产业体系，即研究构建中国特色的健康管理学科与产业体系，包括国家健康研究体系、健康管理学科体系、健康管理信息化服务体系、产品与技术研发体系、教育培训体系、慢性非传染性疾病风险监测评估与管理控制体系、国人健康/亚健康评价指标与评估模型体系、治未病与养生保健体系。

3. 创建一批新的科研平台，即研究构建一批中国特色的健康管理科技研发创新平台，包括健康管理学科与理论研究平台、健康管理关键技术与特色产品研发平台、健康管理信息技术与网络服务支持平台、健康管理社区服务模式创新示范平台。

4. 研发一套新的技术标准，即研制并颁发一套健康管理相关技术标准与规范，包括健康体检技术标准与规范、健康评估技术标准与规范、健康风险预测预警技术标准与规范、特殊职业/环境医学适应性选拔评定技术标准与规范、国人健康/亚健康评价标准与实施规范、健康管理干预效果评价标准与规范、健康管理相关仪器设备与干预产品的技术标准与规范、健康信息技术与网络化服务标准与规范。

5. 创建健康管理医学服务新模式，包括医院/疗养院健康管理新模式、社区健康管理医学服务新模式、新农合健康管理医学服务新模式、健康保险与健康管理服务新模式等。

6. 打造首批健康管理示范基地，包括科研与培训基地、预防性体检与健康管理示范基地、产品研发与转化基地、社区健康管理与健康促进基地、疗养院与治未病健康管理基地、健康保险与健康管理示范基地、健康信息技术应用示范基地等。

7. 培养造就一支健康管理专业队伍，包括科研、教学、产品研发、技术服务等专家或专业团队。

8. 形成一个大的健康服务产业，即健康管理服务与相关产业规模空前壮大，成为新的支柱产业。

（三）中国健康管理及相关产业实施原则与策略

坚持理论研究与实践探索结合，着力构建中国特色健康管理学科与产业体系；坚持需求牵引与产业推动相结合，以学术引领产业，以产业推动学术和学科发展；坚持体系构建与功能重组相结合，构建健康管理医学服务新模式和中医特色预防保健新体系；坚持技术标准与服务规范相结合，努力规范健康管理服务流程，提高行业核心竞争力；坚持成果示范与推广应用相结合，加大健康管理科技投入与成果转化的步伐，努力满足国人不断增长的健康需求；坚持引进、消化与自主创新相结合，充分吸收和利用各国先进的健康管理经验和技术，努力构建国际化的健康管理技术合作与服务平台。

三、医院应承担健康管理的职责

医院长期以来定位于以单纯的疾病治疗为主，预防保健、健康教育、疾病管理等功能严重弱化。随着社会的发展进步和医药卫生体制改革的深化，医院功能已经不是传统意义上的院内诊断治疗疾病，还应覆盖院前和院后，即把院中的服务扩展到院后，开展疾病管理服务，把院中的服务提前到院前，开展健康管理服务。

（一）医院承担健康管理和疾病管理的职责是适应医改政策的正确选择。

医院开展健康管理和疾病管理，对健康或亚健康人群的健康与疾病风险因素进行全过程监测、预防和维护，对患慢性病的病人进行科学的疾病管理和干预，这样有利于拓宽医院的服务领域、充分利用闲置资源，增加服务量，提高效益；有利于开发医疗服务市场的潜在需求，培养医院的忠诚客户，实现品牌营销等。因此，医院承担健康管理和疾病管理的职责，是医院为适应医药卫生体制改革的正确选择

（二）医院承担健康管理和疾病管理的职责是医院公益性的体现

医院开展健康管理和疾病管理，倡导健康的生活方式，建立从透支健康、对抗疾病的方式转向呵护健康、预防疾病的新健康模式对于已经接受治疗的慢性疾病病人，通过疾病管理将使其能够获得持续的、连贯的治疗和康复、预防指导，提高病人的诊疗和康复效果。这样不仅可以增加人民群众对医院的理解和满意度，缓解医患矛盾，提高医院的社会影响力，还有利于维护和改善人民健康，减少卫生资源耗费，这恰恰是公立医院社会公益性职责的体现。

（三）医院承担健康管理和疾病管理的职责是满足人民健康需求的必然要求

当前我国面临的最大社会性问题之一就是有限的卫生资源与无限的日益上涨的群众需求之间的矛盾。随着我国改革开放和人们生活水平的不断提高，人们对医疗、保健的消费需求也呈现递增趋势，自我保健意识增强。但科学的健康知识和保健常识的缺乏与医疗机构引导的缺位，导致"伪"健康资讯的盛行。

健康管理和疾病管理的核心是基于医学科学研究成果及临床医疗实践总结的结晶，医院应该承担起自己的责任，通过科学的健康管理和疾病管理帮助民众建立正确的、科学的健康观。

四、医院开展健康管理的路径选择

（一）健康体检中心功能的延伸

人类寿命的延长和各类慢性病的增加，推动了健康管理事业的发展。目前我国仅有少数专业的健康管理机构，虽然很多医院已经建立了健康管理中心，但大多没有做到真正意义上的健康管理，仅提供健康管理的某个环节，多数还停留在传统的体检层面。公立医院要实现体检中心功能的延伸，将体检中心真正转型为健康管理中心，在体检的基础之上，为受检者提供个体化的治疗方案和随访计划，并对筛查出来的各种慢性病的高危人群进行重点跟踪管理，完成预防及阻止生活方式疾病发生发展的历史新使命。

（二）健康及疾病管理专业人才的培养

一方面，健康管理和疾病管理是一门科学的系统工程，涉及预防医学、临床医学、社会科学等方面的知识；另一方面，健康管理和疾病管理的前景可观，但国内管理体系不健全，从业人员素质参差不齐，缺乏有效行业标准。医院可以依托品牌优势、学科优势和人才优势，建立健康管理和疾病管理人才库，设立疾病管理师和健康管理医师岗位。

（三）实现医院与社区的联动

目前，部分社区卫生服务中心虽然与医院建立了双向转诊合作关系，但实际运作中，往往是以上转为主，而下转的病人较少，同时由社区卫生服务中心转出的病人也很少再回到社区，双向转诊制度实际上并未得到真正意义上的执行，不利于形成"小病在社区，大病进医院，康复回社区"的医疗格局。因此，要真正实现医院与社区的联动；医院就要充分指导所辖社区卫生服务中心（站），用双向转诊的方式对居民进行无缝化诊疗和健康管理服务。

（四）建立完善的个人信息系统

个人信息系统的建立是一项复杂的工程，需要医院等多个医疗机构的合作，包括个人的一般情况，如性别、年龄、个人史、家族史、有关健康的行为等；个人就医情况，如各项临床检查指标、并发症、存活与否、生活质量、转诊情况等。所有个人资料以计算机输入，应能跨越不同的医疗机构而被共享，从而应用于持续的健康管理和疾病管理。

综上所述，医院应改变服务功能单一的现状，主动承担健康管理和疾病管理的职责。健康管理筛查出具有高危致病因素人群，通过有效的干预阻断疾病的发生与发展，达到帮助民众不生病、少生病、晚生病的目的。疾病管理可以促使病人改变不良生活方式，进行有效的督导，达到巩固院中治疗效果，防止疾病复发的目的。医院承担居民健康管理和疾病管理的职责，有利于我国医院各级管理者及广大从业人员解放思想、更新观念，进行医疗健康服务模式创新，完善我国医院的服务体系，实现院前、院中、院后一体化的、无缝隙的医疗健康呵护服务，加快我国医院的现代化建设与发展，满足我国社会与民众的新需要。

五、医院健康管理服务模式探讨

（一）以规范的健康体检为基础

建立符合体检标准的专业体检中心，进一步优化体检流程，细化功能分区，扩大健康体检规模，开设普通体检和特需体检、女性体检专区，开展个性化体检、住院体检等健康体检服务。构建科学完善的健康体检服务体系，如医检分离、完善先进的检查检测系统，科学合理地设计体检套餐和检测项目、搭建系统完善的信息网络平台、构建人性化的服务平台，以规范的健康体检为基础，利用现代信息技术，实现健康体检网络化管理，为进一步开展个性化健康体检及健康管理等健康促进服务提供重要依据和保障。

(二) 以健康监测与风险评估、健康干预调理为手段

由发现疾病向发现疾病及健康危险因素前移：通过引进健康检测评估设备及软件、利用评价量表等对健康群体实施健康评估、风险评估，进行个体与群体的危险因素评价和健康等级评定。搭建健康管理信息化平台系统：依托现代化信息技术，开发应用集健康档案管理信息系统、健康体检短信平台系统、健康评估监测系统、健康体检对比分析系统、健康体检网站于一身的健康管理信息化平台系统，结合我国人群的健康危险因素，对个体或群体的工作特点、生活规律、饮食习惯、健康状况和疾病风险等进行系列评估，对历年体检结果进行动态对比分析、评估，为进一步健康干预提供依据。充分发挥传统中医中药特色优势：通过中医中药及推拿、针灸理疗等传统康复疗法进行干预调理。

(三) 以多渠道的健康教育为辅助

在健康管理中，无论是针对个体，还是针对群体，健康教育都是一种非常基本和重要的方法和策略。

1. 针对性健康教育

根据健康评估结果制订针对性的健康教育计划，从心理、营养、运动、健康生活方式等方面进行健康指导。对已患慢性病的个体进行针对性疾病或疾病危险因素管理，如糖尿病管理、心脑血管疾病及相关危险因素管理等对没有慢性病的个体，进行生活方式改善指导、心理指导等。根据设定健康目标，动态追踪、评价计划及干预措施实施效果，进而修订健康促进计划，以达到动态健康干预、改善健康状态、减少健康危险因素的目的。

2. 科普性健康教育

健康管理不能没有健康科学技术普及，突出强调健康科普在健康管理发展中的地位也不过分。以健康管理平台信息管理系统为依托，运用健康危险因素的研究成果，拓展传统健康教育内容，向公众传播健康危险因素信息和慢性病的危害等知识，提高群体防病意识。

第四节　医院体验管理

一、体验管理概述

（一）有助于提升医院品牌价值

随着"以人为本"为导向的医疗模式的转变，病人就医已然被认为是一种特殊的消费行为。病人包括家属在某个特定医疗机构的经历可能会影响其下次就医选择，甚至影响推荐他人前来就医。因此，全方位关注病人需求，了解病人及其家属就医体验成为医院管理者须高度重视的问题。病人体验是检验公立医院改革取得预期效果的重要评价指标。

（二）有助于构建和谐医患关系

在医院开展病人体验管理，使医院切实地关注病人实际需求和内心体验，病人注重医疗服务过程中的情感体验，渴望亲情化、人性化的服务，情感脆弱、关注细节，如医疗服务过程中，良好的医患沟通是从医学人文视角缓解医疗纠纷和医患关系的重要步骤。医务人员真诚的笑脸、细致温馨的服务、轻松融洽的氛围，真正体现"以病人为中心""以健康为中心"的服务理念，使病人在情感上产生对医疗服务的认同，从而提升病人的满意度和忠诚度，而病人的满意度与其在医院消费整个过程的体验息息相关，其数学表达公式为：

$$病人满意度 = 病人感受值 \div 期望值$$

不难看出，当期望值不变时，病人感受值越高，病人满意度也就相应越高。这些都为构建和谐医患关系提供了新的途径。

（三）有助于促进疾病康复

病人体验管理不仅仅是一种管理方法和技术，更重要的是一种治疗手段，是通过病人视觉、听觉、感觉等多方面的体验或亲历，增强病人的愉悦感和幸福感，提升机体的自身免疫系统的整体功能，与其他治疗手段共同作用，共同达到促进疾病康复的目的。这些方法和手段也为现代医学提供了新的诊疗思路。

二、开展病人体验管理的主要措施

（一）提升人际交往体验

医院提供医疗服务的产品主要是通过医院的员工（包括医生、护士、工勤人员等）与病人互动来实现的，所以，要提升病人的就医体验，就要提升医院员工服务意识和服务水平。研究表明，病人对医务人员态度与行为的期望，是影响整个就医体验的重要因素。在一项住院病人对医疗服务期望值（重要度）调查中显示：病人认为最重要的是"我的主管医生每天来查房，询问我的病情变化"，其次是"照顾我的护士有责任心"，可见，医学之功不全在"治疗"，更多见于"帮助"和"安慰"。病人就医就是要得到医院的帮助，相对医院员工就是弱势群体，员工要设身处地地去想如何能帮助病人，一声亲切的问候、一个温馨的微笑、一个关怀的举动都可以温暖和感动病人。医院要加强员工的培训，包括礼仪知识、行为规范、客户关系、传统文化、社会主义核心价值理念等。此外，医院对员工适当授权并激发其创造性，使其能够真正站在病人的立场上考虑如何为病人提供更加优质的服务，努力营造提升病人就医体验的氛围，把服务病人、关怀病人的理念逐步转化为员工的自觉行动，使病人在就医全过程能够体验到来自员工发自内心的关爱。

（二）提升综合感官体验

感官体验是通过视觉、听觉、触觉、味觉和嗅觉五种感觉的刺激而建立起来的体验类型。在病人就医的过程中，通过刺激其感官，使其产生美好的享受、难忘的经历并留下美好的回忆。病人住院后，以治疗为主，生命质量降低，医疗住院环境直接关系到病人的舒适程度及心情。例如，"病房蚊子多""卫生间有异味""病房对着护士站，电话声、聊天声、微波炉声很大，影响病人休息"等，这些都会影响病人的就诊体验，医院要努力做好以下方面：院区环境温馨整洁、就诊流程清晰流畅、设备设施精良完善、住院病房安静舒适、生活起居方便快捷等。例如，要做好院区的绿化美化，有条件的医院还可以饲养一些观赏鱼、野鸭、鸽子等动物，让整个医院置于充满生机的自然之中，病人还可以通过喂食它们达到愉悦身心的目的；改善营养膳食等后勤服务，为病人提供个性化营养膳食，如低盐低油套餐、有机素食套餐、五谷类套餐等，做到养病的同时也养生；充分利用现代科技手段来服务病人，远程会诊、微信挂号、智慧医疗等都会使病人就医方便快捷。

（三）提升亲情关怀体验

亲情关怀体验通过触动病人的内心情感，使之产生快乐的感觉，由此从病人内心升华出美好的体验。快乐是人类的终极目标，人们总在不断地追求快乐的感觉，避免痛苦的感受。病人生病时，一方面生理上发生变化而使躯体产生各种不适；另一方面病人承受疾病、家庭、经济等各方面压力，心理上往往也会产生焦虑、不安、恐惧等情绪。研究表明，对疾病的焦虑恐惧，病人家庭、社会功能的部分或完全丧失，来自经济方面的压力等，会使病人产生无价值感、无助感和自我角色紊乱，导致行为退化，在医院这个特殊环境里，病人会对医护人员、家人、亲友产生过度依赖。情感支持和感知价值体验对病人满意有着显著的正向影响，所以，这个时期更需要亲人的陪伴、友人的关爱及社会的关怀和尊重，医院要创造条件，通过实践来达到亲情关怀的目的。例如，设置陪护病房，让家属陪伴病人住院治疗，特别是一些重症病人或临终病人，这个时候他们非常期盼家人或亲友能够陪在身边，走完生命的最后一程，若家属不能陪伴，也可请护工陪伴，并做相应的生活护理工作等。另外，医院聘请服务志愿者，开展导医、探访、陪伴等工作，使病人真正体验到人文关怀；开展出院病人回访，通过电话、网络、家访等形式，对出院病人回访，了解疾病的预后和转归，并给予相应的出院指导和健康管理，让病人体会到医院的关怀。

三、医院开展病人体验管理的运行机制

（一）体验需求调查

第一步是体验需求调查。建立病人全方位的需求统计平台，充分了解病人的需求。只有充分了解病人在就诊和住院过程中的各种需求与建议，才能够提高工作的针对性和有效性，包括召开病人座谈会、电话回访出院病人、门诊病人满意度调查、病人投诉案例分析、互联网调查问卷等，从不同角度进行全方位的信息搜集。就沟通渠道而言，不同的人有不同的偏好。例如，年轻人更喜欢使用点对点的交流方式、社会网络和类似于聊天性质的即时服务渠道，所以医院必须提供这些技术支持。要了解客户的特征和偏好，确保可以用他们喜好的方式与之进行沟通。

（二）体验需求分析

第二步是体验需求分析。将搜集到的信息进行整理归类，区分服务态度、医疗技术水平、服务流程、就诊环境等多方面。要特别注重对病人投诉的内容的分析，因为通过对病人的投诉分析，可以发现相当多的投诉来自医院忽略了病人的隐性需求，病人服务得不到满足，因此才造成不满。通过投诉医院找到这些需求点，挖掘出大量的信息和资源，为医院提供新的服务思路要确保投诉处理及时有效。通过设立投诉信箱、电子邮箱、投诉电话

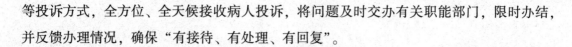

等投诉方式，全方位、全天候接收病人投诉，将问题及时交办有关职能部门，限时办结，并反馈办理情况，确保"有接待、有处理、有回复"。

（三）体验设计与实施

第三步是体验设计与实施。对体验需求进行分析，将各类原因分别反馈给主管的职能部门，由主管部门针对各类问题提出相应的体验调查设计方案，从服务改善、员工激励、流程再造、宣传营销等方面入手，包括感官体验设计、情感体验设计、环境体验设计、病人参与医疗体验设计、连续性健康服务体验设计等方面，最终通过差异化、个性化的体验，倡导更加健康的生活方式，形成医院品牌忠诚群体的五个目标，并对体验设计方案进行实施。

（四）体验控制

第四步是实施体验。其过程涉及多种因素，医院需要指定专门部门和人员对其进行适时的评价和合理的控制，以了解体验设计方案的实现程度、控制体验效果，包括人员到位情况、资金落实情况、活动开展情况、各部门支持情况等，以保证体验设计方案的顺利；同时还要对实施后的效果进行初步的评估与评价，是否能够达到预期效果，能否满足病人的需求等，以此为基础，对下阶段的体验设计方案实施进行调整与改进，再进入第一步。

以上四个步骤构成了病人体验管理的闭环，病人体验持续改进、螺旋上升，最终实现以病人的需求为导向，以有效沟通为手段，以病人满意为目标的医院病人体验管理的有效模式。

第十章 "互联网+"时代医院管理创新

第一节 信息化建设与医院管理创新

一、基于智慧医院管理的医院信息化建设

(一) 智慧医院概述

智慧医院是指运用云计算、大数据、物联网、移动互联网，以及人工智能等技术，构建互联、物联、感知和智能的医疗服务环境，通过整合医疗资源，优化医疗服务流程，规范诊疗行为，提升病人诊疗效率，实现就医便利化、医院管理精细化、医疗服务智慧化等创新目标。同时，智慧医院是智慧医疗中的重要组成部分，有利于推动医疗管理科学化、规范化和智能化。

(二) 基于智慧医院管理的信息化建设现状

1. 信息管理系统

目前，医院信息化建设在科学技术的支撑下，已经形成相对完善的体系，构成庞大复杂的系统，发挥综合性信息管理平台的优势，便于对医院各项业务实施管理。在医院信息系统架构中，信息管理系统是不可或缺的构成部分之一，其功能是针对医院的日常行政和事务提供科学管理手段，并辅助管理人员做出合理决策。通常情况下，信息管理系统可分为资源管理、办公自动化和综合统计分析等子系统，涵盖绩效管理、财务管理、人力资源管理、OA办公、院长查询、防统方管理、预算管理、物资管理等模块。其中，资源管理系统主要是利用信息化技术，减轻医院人力和财力资源等负担，保证各项资源得到优化配置和控制管理。例如，财务管理和绩效考核、成本控制等模块，均是以医院财务会计作为基础，为医院科学经营提供依据。办公自动化系统即是采用信息化技术促使办公流程自动

化，对以往线下较为烦琐的纸质申请和审批流程进行优化，提升上下级的信息传递效率，缩短办公时间。比如，医院大多是在办公自动化系统中设置流程审批、工作安排、通信录、通知、文档下载等模块，医务人员能够在线上处理各种办公事项，如下载、填写、提交表单、收发日常通知、统一管理人员考勤、薪资、档案等。综合统计分析查询模块的设置，可针对医院数据开展系统分析和处理，便于了解医院各个部门的运作情况，针对医院运营管理提供有价值的预测和管理支持。

2. 临床信息系统

临床医疗系统是医院信息化建设中的核心部分，其实际建设情况直接关系到病人就医质量。通常情况下，在临床信息系统中可涉及 13 个子系统，例如门诊就医、影像检验、体检、合理用药、线上预约、病案管理、医保控费、住院管理等。整个临床信息系统以病人作为中心，为医疗人员顺利开展日常诊疗活动提供支持，便于开展护理、营养、检查和化验等工作。比如，医保控费子系统，可自动按照病人的医保类型，对医生处方中的药物价格进行核查，若超标可发出提醒。影像检查子系统可辅助临床诊断及治疗，如对各种影像检查、实验室化验等有价值的数据进行提取和分析，进而形成检验报告，为诊疗活动提供依据。再比如，病案管理子系统在日常工作中经常被应用，主要是对病人病历进行全流程管理，实时监控医生书写病历的质量，基于病案管理有助于在线上封存病人病历，再建立具有完整性和规范性的疾病诊断编码库、手术名称编码库等，可实现高效的病情首页共享，以及线上病历借阅审批等。临床信息系统在现代化医院中占有重要地位，应进一步加强信息化建设，以此提升临床信息管理能力。

3. 电子病历系统

现阶段，大多数医院均已建立电子病历管理系统，对原始纸质病历信息实施数据化管理，通过计算机保存、管理、传输等功能，记录病人医疗数据。在实践应用过程中，电子病历系统可分为门诊、住院电子病例、专科病历、护理文书等，将病人病历信息转变为模块化的电子病例，便于诊治医生抽取病历中有价值的信息，充实科研数据和专病数据，为医院科研提供良好的支持。

4. 临床数据中心平台

临床数据中心平台是医院管理信息化建设中的重要内容，它以电子病历系统作为基础，连接各个临床信息系统，对数据实施统一管理。当前，该平台中主要是采用机器学习、神经网络等技术，对数据进行挖掘和分析，依托收集到的数据为医院管理提供科学、专业的支持。通过建设临床数据中心平台，能够实现医疗信息共享，按照相关标准与其他医疗机构进行安全有效的信息共享，整合病人在其他医疗机构所产生的诊治记录和个人健康档案，形成相对完善的电子病历，同时也可与区域卫生信息平台进行对接，建立更加完善的临床信息数据库，支持临床管理和诊疗活动的开展。

（三）基于智慧医院管理的医院信息化建设策略

1. 强化智慧医院管理的信息化建设顶层设计

在智慧医院管理的基础上加强信息化建设，应当提高对顶层设计的重视程度，严格按照健康中国战略需求，以精准医疗、信息便民惠民、应用新技术等作为思路，强化医院信息化建设的顶层设计。因此，在实践过程中，需要注重医疗服务区域的协调，引进互联网医院服务，遵循智慧医疗发展方向，保障数据安全，实现远程医疗服务，并重视性价平衡与可持续发展原则，持续改进医院医疗质量。比如，医院需要提高对信息化建设的整体认知，了解和掌握现阶段国内医院信息化建设的成果和需求，从而明确自身建设目标、具体方案等。以需求作为导向，结合调研结果和现行标准要求，设计五级以上的电子病历评级、智慧服务评级、智慧管理评级等，建立中长期信息化建设目标，加大资金投入，按照每年总收入的1%~3%确定预算，以此保障医院信息化建设具有持续性和长远性。在顶层设计层面，紧跟时代发展步伐，提升智慧医院管理的综合能力和水平。

2. 注重加强信息安全保障能力

由于医疗大数据具有海量化的特点，而且部分信息关系到病人的隐私，必须保障医疗信息的保密性和安全性。随着互联网及智能化技术的应用，信息安全问题日益突出，因此在实际工作中，必须注重加强网络安全保障。比如，医院信息化建设人员要充分掌握目前的基本安全问题，结合现有信息系统提前查找安全漏洞和不足，不断强化软件和硬件的安全防护能力，做好网络信息传输安全防护、优化升级服务器及存储结构等，降低突发情况对医疗大数据安全性的影响。比如，在软件建设中可采用先进的组网结构，最大限度地保证数据链路安全可靠，定期开展信息安全突发事件演练，制定针对性预案，提升信息化建设的整体保障能力；对网络运行环境进行优化，提升通信技术水平，合理运用防火墙，进一步满足医疗网络通信安全需求；合理构建医院内部的防病毒体系，建立完善的网络防病毒中心，针对各项网络隐患进行分析和预测，基于影响评估制定安全等级，加强风险防范能力；健全医疗大数据网络信息安全管理制度，建立安全管理责任制，为信息化建设提供科学依据和保障；扩大医院网络安全教育活动范围，覆盖全体就诊病人及医务人员，正确规范使用医院信息系统，避免出现因人为因素导致的信息安全风险。

3. 统一智慧医院信息化系统及信息标准

基于智慧医院管理的信息化建设应当统一相关标准，保证分级诊疗、医联体等工作的顺利推进，有效实现信息共享。因此，医院要强化与不同医疗机构之间的联通建设，提升医疗信息的利用率，为病人提供良好、便捷的就医服务。比如，在具体实践过程中，医院可选择拥有一定客户群的信息系统研发厂商、系统集成商，保证其具有五级电子病历和互联互通评测经验，通过建立长期的合作伙伴关系，降低信息管理系统的建设和维护成本。积极借鉴其他医院信息化建设经验，完善系统和信息标准体系，以满足智慧医院的相关建设要求，进一步提升医疗服务质量和效率。

4. 加大信息化建设优秀人才培育

结合"十四五"规划中所提出的智慧医疗理念，医院在信息化建设过程中应以"智慧化"为核心，完善相关组织架构，加大人才培养力度。比如，医院可结合实际情况，建立专门的信息化领导小组或专业委员会，引领智慧医院管理系统的信息化建设进程，并注重引进高素质人才，构建整体水平较高的信息化技术人才队伍。比如，为信息科配备专职或兼职的医护人员，作为信息联络员，有助于协助梳理信息化需求、标准化流程、信息系统推广等。同时，应在院内开展信息技术知识和技能普及，提高全员的信息化素养；招聘和培养卫生信息人才，健全相应的培训体系，如定期开展信息化培训、专业学习、外出交流等，保证人才数量和质量符合未来智慧医院管理信息化建设需求，加快现代化医疗机构建设进程。

二、区块链技术与医院管理信息化

（一）特征

1. 时序性

区块链内的信息是按时间排序进行存储的，即先输入的信息排在靠前位置，此部分信息存储时间长，同时在后续区块链接中处于更高层，这就决定了修改此部分信息付出的代价更高，保证了其完整性和可信任性。

2. 安全性

区块链技术具有去中心化的特点，利于保障数据的安全性。区块链的本质为互联网安全协议，因此，其可通过构建连贯性数据库来完成数据保护任务，区块链通过密码协议的方式实现数据共享保护，支持在不同终端的计算机上共同维护数据，节点之间无须完全信任，无需身份验证信息，故可更安全地进行维护。

3. 可扩展性

对于区块链技术的设计者而言，须充分考虑技术的更新及优化，所以将脚本概念引入了区块链技术中，脚本的存在赋予了区块链可编程性的特征。基于区块链技术的可扩展性特征，相关人员可结合行业具体需求有针对性地做好区块链的设计与建立工作，满足数据存储及流通需求。

（二）区块链技术在医院管理信息化中的应用

1. 电子健康档案建设

医院电子健康档案的传统管理方式主要是对相关信息的记录和维护，无法实现真正意义上的信息共享，而且资料存储安全性不高，存在信息丢失或出错的风险。使用区块链技术可以很好地解决这一问题。区块链技术的非对称加密算法与多节点的分布式存储可同时满足数据存储和无法篡改两个要求，具有去中心化、共识信任机制、数据可追溯、开放性等特点。使用区块链技术做好去中心化平台的构建工作，可建成具有唯一病人标志的电子健康档案，病人到医院就诊后留下的诊疗记录通过系统存储到区块链节点中，如此为病人建立了专属于自己的电子病历档案，随着病人就诊次数的增加，相关信息会及时得到更新，病人无须收集记录，仅需在就诊时输入认证信息，即可调取历史记录，简化了就诊流程。同时，区块链技术可实现各信息系统的高效链接和维护，因此，病人就诊信息可互联互动，并通过密钥及身份验证来保障其安全性。区块链技术与电子病历数据存储系统相结合，可解决传统电子病历安全性差、隐私保护差等问题。区块链技术的应用极大地提高了电子病历的档案资料齐全率，医院各职能部门可以实时调取电子病历，管理效率明显提高。

2. 医疗质量监管

质量监管始终处于医院管理的核心地位，其管理的重点包括电子病历质量、医疗记录、医疗服务质量等。首先，做好电子病历质量监管工作，其与医患两方的利益直接关联，运用区块链分布式存储及加密技术，可完整保存病人的医疗记录数据，高效统一公共链和私有链数据，为医师诊断决策提供信息支撑。通过区块链技术去中心化特征可确保医疗数据信息的真实性和安全性，解决了当前医疗数据无法安全共享的问题，且数据不易丢失，不易被随意篡改，大大降低了存储成本。其次，做好医疗记录监管工作，当出现医疗事故时，如果医疗机构刻意隐瞒医疗记录，势必会引发医患纠纷。而通过区块链技术可以很好地规避此情况的发生，病人可全面细致地掌握自身的医疗数据，非对称加密技术不仅可保障个人隐私，还可实现信息共享。最后，做好医疗服务质量监督管理工作。医疗机构在搭建医疗服务监督管理平台时，借助区块链技术、云计算技术来收集、存储相关数据，达到全程智能监管医疗行为的目的。

3. 电子处方管理

区块链技术的应用大大提升了医院电子处方的完善程度。以往诊疗工作的具体流程为医师开具处方后病人获得处方、排队取药。若病人就诊排队和取药排队耗费过长的时间，会影响就诊体验。电子处方使病人实现足不出门问诊并获得处方。区块链技术在电子处方系统中的应用，使电子处方和病人疾病诊断匹配的精确度大大提升，依托时间节点使存储数据切换为链式结构，记录处方内容、流转时间、流经地点等信息，保障了信息安全和病人隐私，规避了处方的修改及滥用等问题，促进了用药安全。区块链与处方流转的融合，可使电子处方在多个社会主体之间实现可信传递，并推动电子处方数据共享，为电子处方监管、追溯和决策提供支持，为电子处方的安全流通提供保障。

4. 药品质量管理

药品从生产到临床应用涉及多个环节，精准把控各个环节的质量安全是药品质量管理的核心。目前，药品质量追溯主要通过二维码、物联网等技术实现，但追溯系统数据使用的中心存储方式存在易被篡改、易丢失数据等明显缺陷。而在药品信息追溯中应用区块链技术，可规避上述问题。首先，区块链技术由权限等同的节点构成，分布式数据存储方式保障了数据的安全性；其次，在区块链分布式网络结构中，不同节点间身份的确认需要依靠数字签名实现，非对称加密式算法轻松解决了身份信任问题，数据的完整性、可靠性得以保障，将药品供应链管理透明化，实时动态跟踪并标记药品来源，实现了药品从生产到使用环节的可溯源性。监管部门可以通过区块链下载并分析交易记录，检测药品生产商、提供商、医师等是否存在对处方更改或恶意修改的行为，保证临床用药安全。应用区块链技术还可实现过期药品的逆向供应，解决物流成本高、主体层级较多等问题。

5. 医疗保险管理

医疗保险管理是关系到人民群众看病用药的关键，医疗保险结算、支付便捷与否受到了人们的广泛关注。区块链技术在医疗保险管理中的应用，为病人、医保经办机构及医院三方搭建了良好的沟通平台，如果发生保单记录被篡改的情况，链中各节点均会拒绝，提升了医保报销的公开性、透明性。"区块链+医保"的技术形式使办事流程大大简化，审查效率得以提升，病人医疗就诊记录可轻松实现共享，无须重复检查，监管工作实现全程智能化。区块链技术与医疗保险的结合有效保障了医疗保险理赔的严谨性，一旦达到理赔条件，即可快速理赔，极大地缩短了医保理赔时间。同时，区块链可通过引入不同医保公司的相关数据实现对比和记录，有利于加强身份识别，有效避免骗保现象的发生。

第二节　物联网技术与医院管理创新

一、物联网技术在医疗信息管理中的应用

物联网是指物物相连的网络，主要包括应用层、传输层及感知层。其中应用层主要进行处理及管理数据，将其结合应用领域；传输层将感知层收集到的信息、数据进行分析、接收及存储感知层主要获取所需信息（通过传感网络）。目前，物联网的应用比较广泛，将其应用于医疗领域的核心，即使用 RFID 技术、室内外 GPS 技术及信息传感技术等，经有线网络和无线网络传输至医疗信息处理平台、嵌入式计算设备及移动终端，再进行信息处理及交换。目前，物联网技术在医疗领域的应用主要为医疗流程闭环化、医疗信息数字化、医疗管理可视化、公共卫生安全智能化、医疗对象管理（病人信息、日常健康、体征监护、病史）、医院内部信息管理（人员信息、药品管理、物资标签、设备状态等），同时为医疗服务人性化、资源配置合理化、医疗决策科学化及治疗方案最优化等提供技术支撑性文章。基于物联网的发展，分析其在医疗管理系统中的价值及未来的发展前景。

（一）物联网技术应用于医疗信息管理的现状及其价值

1. 物联网技术应用的发展

欧盟于 20 世纪 90 年代末已逐步推广信息化技术，进而推动其信息技术的改造，在工业、医疗、交通等领域引入物联网技术带动社会智能化、信息化水平，进而提高地区竞争力、生产效率及生活水平。环顾亚洲，日本为全球范围内大力推广物联网技术的国家之一，目前已发展较为成熟。

物联网的发展为医疗资源共享提供了重要支持。当前，伴随着信息技术的不断发展，新一代物联网技术等也逐渐开始在各大行业领域应用。目前，医疗领域的物联网技术已经有了许多的尝试和探索，通过借助信息传递平台来实现医院体系内的人、物等的信息交换，各类医疗资源的配置更加优化，信息传递更加便捷。

2. 物联网技术在医疗中的现状

传统的医院在病患管理、医疗服务、医院管理等各项工作方面，往往依赖于人工方式，工作效率较低，且由于近些年来医疗资源逐渐紧张，信息化建设逐渐被提上日程，各级医院也都在积极探究信息化建设发展的有效手段和思路。物联网技术与医院信息化建设的融合，能够大大提升医疗服务和医院各项管理工作的智能化水平，医院物品管理工作、人员管理、医疗管理等都能够实现智能化、数字化和自动化的操作，并且在数据传输和共享、安全存储等方面也更加便利高效，大大提升了医院管理质量。

医疗物联网在传染病即时检测上的应用，可以帮助医护人员更快地了解病情，获得更优处理的方式。物联网在癌症病人治疗中的应用，能更好地改善病人的不良反应及生活质量。物联网技术在国内正处于快速发展过程，传统医疗机构正面临发展及竞争两方面的挑战。为提高医疗服务质量、优化医院内部管理，目前各级医疗机构均增加投入信息化软件系统方面资金，尝试各种方法引入生产"基因"（物联网及互联网），进而获取业内发展机会。但是在中国，特别是地、市、县级虽已经展开信息化管理工作，其范围目前也从仅针对收费管理系统建设向多个管理系统（包括病人查询、药品管理、住院管理及门诊挂号等）逐渐发展，基本可满足医院管理者进行信息管理的基本需求、病人查询、临床治疗及门诊就诊等。但是这些也仅能满足各系统的功能需求，对于实际医护人员临床需要用到的信息还远远不够，若想了解案例分析、临床检验及病历等多信息检索某病人和某个信息，还是很难做到随手获得，因此，这将在很大程度上影响医护人员的工作效率、病人诊疗及医院领导层决策行为。

现代医院的信息化管理软件中广泛应用物联网技术可使医院信息管理方面的共享及实时传输得以实现；病人信息档案的实时共享，可有效缓解待诊时间长或就诊时间延后引起的医患矛盾，有效改善病人就诊环境，提高医院诊疗速度，另外，还能提高医院诊疗质量，以此杜绝因信息传输不及时导致诊断失误等问题。除此之外，物联网技术也可明显提高医院管理性能，保证医患各方利益的双重实现及发展。现代医院信息化管理中物联网技术的实现及应用不仅可将信息化管理相关研究的缺失给予弥补，还可为其他领域应用物联网技术提供借鉴。因而，无论是在医院信息化管理中应用物联网技术的实践或是理论价值都是值得重点关注的。

（二）医疗领域应用物联网技术的前景

1. 药品信息管理系统

①管理药品流通情况，发放药品时应注意核对相关信息，可通过药品上的标签及无线

传感器网络获取病人姓名、使用药品的主治医生名称、存放货架位置、数量、批次及入库时间等。还可以使用 RFID 技术在不同药品上贴上不同标志，以防发放药品过程中出现差错，特别是要注意区别开危险药品及贵重药品所用标志，并进行跟踪管理。病人或者医务人员领取药品时，发药者通过读取病人相关信息及药品上 RFID 标签核对所发放药品与病人信息是否相符。②管理药品/房，药品/房环境十分重要，可使用物联网技术实时监测其内部粉尘、湿度、温度等情况。不同环境药品的分类管理可使用自动感应特性（RFID 标签），若环境与所放药品不合适时，自动报警器即会发出警报。可提高药品的规范化管理，若两者不能对应时，预警装置即可发出警报以提醒发药者，进而最大限度地避免发错药品的情况。

2. 移动医疗（住院系统）

在查房时，病房医生可使用无线移动终端对病人 RFID 腕带进行识别，查询病人病情，医生即可获取病人相关信息（通过 Wi-Fi 传输方式），再根据病人情况调整方案。另外，病房护士也可通过移动终端获取病人信息（RFID 腕带），以了解后续医嘱并给予执行，并将执行情况在移动端进行记录，再发送给后台服务器给予保存。

3. 门诊系统移动医疗

传统门诊就诊时病人交款取药及挂号排队时间较长，而医生看病时间较短，这就导致门诊大厅病人及家属在就诊高峰期滞留过多，实施 RFID 标签门诊流程方案（在 HIS 信息管理系统基础上），账户预存金额，先登记挂号个人信息，再将 RFID 标签发放，再进行逐一识别（按照门诊流程）。医生可根据标签确认候诊区等待叫号病人并进行诊治，医生亦可根据 RFID 标签确认病人身份并诊治，开药单及化验单；根据 RFID 标签，病人也可在化验室等待叫号采血。

4. 人员定位

物联网的一大特性即为自动感知，通过将 RFID 合理部署在医院中即可将医院划分为若干个敏感区域，当携带 RFID 人员进出该区域时即可将信息发送至后台，后台亦可根据感知器的位置获取相应的位置信息，此项管理方法对传染病病人及精神病病人极为重要。人员定位亦可分为病人及医护人员定位，定位医护人员可合理化配置人力资源，消除医护盲区，以利于病人就医。医院内病人病情相对较为复杂，尤其是传染病病人，若发生交叉感染会引起严重后果。对病人定位主要表现在：①根据病人病情设置活动范围，病人在非法活动区出现时即会发出预警，以为管理者提供依据；②婴儿防盗：新生儿 RFID 若遭到剪断、强行拆卸等人为破坏，标签即会报警，医护工作站及监控中心即会收到信号。

医疗信息化管理中的物联网技术还可应用于医疗设备跟踪及管理、家庭护理、远程监护、新生儿防盗、血液管理中的监控及医疗手术中的跟踪监控等。

(三) 医院信息系统中物联网技术的构成与应用展望

1. 医院信息系统功能框架设计

目前所熟知的医院物联网信息管理系统功能主要包括环境监测、新生儿防盗、员工管理、器械管理、冷链管理、病人管理及血液管理等。每个分系统中又包括多个功能模块，如新生儿防盗系统，包括系统管理、预报警、婴儿定位三个模板；再如冷链管理系统，包括设备管理模块、系统管理模块、预报警系统模块、统计模块及监控模块。由此可知，医院信息系统功能框架包括各个子系统，各个子系统又包括体系内多个模块。

2. 信息系统体系框架设计

物联网技术须支撑医院发展信息化管理，其智能判断功能、信息传输功能、自动感应功能为构建医院信息体系必备的技术基础，在原有信息系统基础上增加平台应用层、平台交换层、平台门户层、信息资源层，建立一个互联互通的适用于全院级的信息应用系统。

医疗信息体系总体技术架构由八个子系统组成：①运维与安全信息保障系统；②系统信息标准子系统；③信息平台应用子系统，其设计主要是为病人及医务人员提供应用服务信息；④信息平台服务子系统，主要是发布服务信息的系统；⑤信息平台资源子系统，该系统就是汇总、分类所有信息资源，如临床文档、业务信息、基础数据等；⑥信息平台交换子系统，该系统主要帮助不同系统间的管理监控、服务集成、数据整合、信息传输、数字交换得以实现；⑦业务应用系统，由运营管理、临床服务、医疗管理组成；⑧平台数据采集子系统，主要包括对手术器械数据、病人数据、员工、血液数据及环境数据的采集，再给予预处理。

3. 医疗信息化系统管理中应用物联网技术的展望

将物联网技术应用于医疗信息化管理已为新时代发展所必需，其发展轨迹也与初期互联网走势非常相似。目前，物联网技术已经成为各行各业的信息化建设发展重要支撑体系之一，其在智能化建设发展的过程中作用突出，且已经被其他领域广泛验证和使用，医院可以在原有的信息化建设基础上，全面引进物联网技术，借助物联网技术的优势与特征，实现对医院人员、物品等的智能化管理，提升管理的效率和精确性，最大限度地降低出错概率，确保各项医疗服务水平更加完善，为病人提供更高效优质的医疗服务。

二、物联网技术赋能医院精细化管理

(一) 物联网赋能精细化

当前，我国物联网加速进入"跨界融合，集成创新和规模化发展"的新阶段，将迎来重大的发展机遇，具有广阔发展空间。物联网科技发展是现代医院的必然趋势，更多的现代医院将物联网科技融入医院现代化工作之中，以充分发挥物联网的科技优势，为现代医院业务带来科技支撑，并不断改进医院业务流程、提升医院品质安全、提升运行效率，为打造智能医院夯实了基础。

新时代，医院必须利用物联网信息技术做好院内精细化管理工作，逐步构建出适应院内各个机构实际需要的物联网应用，各应用平台将切实有效地发挥作用，进一步改善和完善原有的运行模式，以提升医院效率与服务质量，同时也可以使院内原有的各类自动化管理系统实现资源共享、互联互通，不至于在院内产生数据孤岛，从而提升医院品质和安全。

首先，万丈高楼，始于基石，打好基础是医院建设的关键，在引入更多应用前，需要先有一套物联网平台系统，以融合、开发的建设策略，做好整体规划和顶层设计。其次，通过合理地整合医疗财务、人力资源和健康管理等多方面的大数据信息资源，并经过对数字化技术全岗位层面、全过程、全方位的运用，为医疗管理者提供更加高效管理的大数据依据。最后，通过更全面地利用物联网、大数据技术等手段，从整个闭环中去处理大数据的评估、优化和革新，进而进行更加精益的运营管理，通过建设提高病人满意度，从而打造健康放心医疗。

(二) 物联网技术的运用

1. 医疗过程安全化、智能化

信息安全是智慧医疗设计和建造工作的重要基础，建立可信、安全和健康的支撑体系（服务器、内存和网络）已经成为智慧医疗的首要条件，而医疗 7×24 小时的服务特点又对医疗的信息基础设施建设工作提出了更加严苛的技术要求，承载医疗建造工作的所有重要硬件支撑结构、安全先行都会直接关系到物联网智慧医疗设计和建造工作的顺利开展，所以在智慧医疗建造工作中还需要进一步加强和专注于网络在信息系统中的容灾和备份能力建设。其间，后勤关注点将从"管理化"转移到"服务化"，由劳动密集型部门转化为知识密集型部门，关注的重点将从"物"转移到"人"。

2. 设备管理智能化

物联网将会使后勤管理的目标由"被动维修"转变为"主动运维",任何不安全、不合理、不节能的设备或运维策略将会在隐患阶段就被发现,一切故障都将被扼杀在摇篮里,不再给后勤管理亡羊补牢的机会。能够高效地处理装备动态监测的情况,即时定位装备所属医院,了解装备的状态,使医院对应急装备的管理更为具备科学性。利用定位感应器等信息将装备所在区域传回集中管理中心,工作人员依据现场状况适时进行处置,在发生应急情况后可以调用医院临时闲置的装备。应急设备对医院长期活动的监测研究可以对集中管理中心装备的选择、维修管理提供有意义的数据,并帮助完善今后租赁设备规模与人员的调控。

3. 医疗设备监控智能化

医疗设施状态和条件的监测对于设施的日常工作与保养起着关键的影响,特别是对于大型贵重仪器的监控和设施位置复杂而人员难以进行控制的状况。物联网技术可利用在指定地点安装相应传感器的传输仪器传输运行状况的环境参数,例如医疗仪器的环境温度、振荡时间或者供应室内的空气压力,使工程技术人员或运行仪器的医护人员可通过即时传输到监控系统的信号掌握仪器工作状态情况。

4. 健康管理智能化

物联网工程在智能医疗方案设计和施工过程中还需要由"面向业务管理"逐渐向着"以人为本"的方面转化,并在符合医务人员、病患、医学业务人员和医疗管理人员实际需求的基础上,进一步提高生产效率,改善服务,最后使得智能医疗工程在经济性和社会效益方面双丰收,使病人和所有工作人员都满意。实现家庭安全监管,即时获取病人的全部健康资讯。而远程治疗与自助健康,资讯及时收集与高度共享,将解决资源匮乏、资源分配不均的困境,减少公共健康成本。

5. 医院后勤管理智能化

医院后勤管理智能化是一个非常复杂的系统管理工程,涉及的子系统非常多,常见的就有三四十个,一些医院为了满足特殊的需求,会有更多的子系统,甚至能够达到上百个。预测到2030年,在中国医院后勤物物互联的过程当中,布设的物联网点位将会超过万亿个,增长速度非常快。各类业务平台将实现融合化,各子系统将通过物物互联的平台互相融合,各类指标将会形成各种主动回归性分析的趋势,最终以一个平台解决所有专业隔阂。

第三节 "互联网+"时代新业态

一、"互联网+"时代下的医院运营管理

(一) 医院运营管理现状分析

目前，大部分医院的运营管理主要围绕资源配置、医疗流程、医院战略管理和绩效管理等内容来展开，包括人力资源管理、预算管理、资产管理、财务管理、成本管理、绩效管理、物流管理、科研管理等运营管理模块。随着社会的变迁和时代的发展，医院不再是单一的福利型事业单位，而是一个多系统、多学科、知识密集、高风险、高竞争、运营相对独立的经济实体。在此时代背景下，医院必须提高自身的运营水平和管理能力，才能在日趋激烈的市场竞争中求得生存和发展。然而，目前大多数医院的运营管理存在管理模式落后、运营效率低下等问题。

(二) 运营管理模式落后

目前大部分医院都是公立医院，属于事业单位。但随着经济的发展与社会的不断进步，很多医院还在延续老式的管理模式，按照既定的技术轨道发展，能力结构比较固化。在计划经济体制下，医院的运营管理工作主要围绕医院内部的组织及工作安排，希望以较高的效率和质量完成上级交代的各项医疗任务。在进入市场经济以后，医院的医疗技术、规模、质量及医院的硬件条件都得到了快速的发展，同时还面临着与外资医院、民营医院的激烈竞争。此时，落后的经营管理模式无法灵活地应对市场经济发展带来的要求。例如，一些医院的财务部门仍采用比较单一的财务管理模式，只注重日常经济业务的入账、记账和结账，缺乏有效的资金管理制度，使得有限的资金没有得到有效的利用。此外，很多医院后勤管理系统的智能化程度较低，由于医院物资数量众多、流通速度过快导致药品、仪器设备等物资管理比较混乱，清查工作艰巨，从而容易导致资源浪费。

(三) 医院信息系统老化，存在"信息孤岛"

医院信息系统是指利用计算机软硬件技术、网络通信技术等现代化手段，对医院及其所属各部门的人流、物流、财流进行综合管理，对在医疗活动各阶段产生的数据进行采

集、储存、处理、提取、传输、汇总、加工生成各种信息,从而为医院的整体运行提供全面的、自动化的管理及各种服务的信息系统。我国医院信息系统建设的过程大体经历了单机单用户应用、基于局域网部门级系统应用、基于客户机/服务器的全院级系统应用及基于互联网的区域医疗探索四个阶段。

很多医院在进行信息化建设的初期,缺乏整体规划,没有考虑到信息系统之间的兼容性和信息共享性,导致各个部门的信息系统相对独立,无法实现数据共享与合作,从而形成"信息孤岛"。目前,很多医院的内部科室都有独立的信息管理系统,包括电子病历系统、超声图文报告系统、病理图文报告系统、放射影像归档与通信系统(Picture Archive and Communication System,PAC)及实验室信息系统等。这些系统是基于各个科室自身的需求进行开发建立的,缺乏整体意识,使用时只追求科室工作方便,未考虑与医院信息系统的集成,开展多科合作,由此造成了后续数据无法共享和合作。同时,传统的医院信息系统结构老化,导致可扩展性、可维护性较差,使得医院信息系统的"孤岛"现象愈加严重。此外,现有的医院信息系统无法实现不同医院间的医疗信息资源共享。

二、"互联网+"助力医院运营管理

"互联网+"是将互联网相关信息技术运用到传统行业,通过合理配置资源和改变营销策略,为该行业的发展提供新的动力,使其朝着高质量、高效率的方向发展。"互联网+"技术的发展对医疗卫生领域产生了巨大的影响,让医院管理更加精益高效,让人民群众可以享受到更加便捷、高效的医疗服务。

(一)智慧医疗

在"互联网+"时代的背景下,人工智能、大数据、物联网等技术快速发展,催生出"智慧医疗"这一医疗服务新理念。智慧医疗可实现医疗服务的高度信息化和智能化,提升医院的服务质量和效率,进一步提升医院的经营管理水平。

利用信息化建设,智慧医疗通过整合门诊系统、住院系统、护理管理系统等医疗管理系统,建立医院综合管理平台,实现各个系统间的信息实时共享和集中化管理,提高工作效率和质量,改进医疗服务质量。

1. 电子健康记录

电子健康记录(Electronic Health Records,EHRs)的使用大大简化了管理病人数据的过程,并改善了医疗的整体质量。EHRs允许医疗保健提供者之间实时共享信息,降低医疗错误风险并改善病人感受。通过使用EHRs,医疗保健提供者可以立即访问病人信息,做出明智的决策并提供高质量的医疗。

2. 远程医疗

远程医疗大大扩大了获得保健服务的机会，特别是在农村和服务不足的地区。通过使用远程医疗，病人能够在舒适的家中接受医疗护理，减少了去医院就医需求，提高了病人的满意度。远程医疗还使医疗保健提供者能够接触到更广泛的受众，扩大他们的覆盖面和影响。

3. 远程病人监测

远程病人监测技术的使用提高了医疗保健提供者远程监控病人的能力。这减少了面对面就诊的需要，也可以早期发现病人的健康问题而改善病人的预后。远程病人监测也为病人提供了更大的便利，病人能够在自己家中舒适地接受医疗护理。

4. 预测分析

预测分析使医院能够更好地了解病人的需求，改善资源配置，从而提高效率，降低成本。预测分析使用数据和机器学习算法分析病人信息并确定趋势，使医院更好地了解病人需求并相应地分配资源。

智慧医疗在医院管理和决策中也发挥了重要的作用。智慧医疗可以将医院的各项事务进行汇总，转化为可视化的数据，构建成各项指标，医院的管理者可以随时随地在移动端或 PC 端进行查看，及时了解医院各项工作的进展和完成情况。此外，利用智能病案管理技术，医院可以在不增加人力资源成本的前提下，提高病案管理水平，降低医院发生医疗事故的风险。

（二）智慧药房

基于物联网技术，建立智能化的药品信息管理系统，通过对医院药品库房和药品流通这两个过程的管理，实现对药品全程化的追踪和管理。利用物联网技术可以对医院药品库房进行网络监控，当药柜中的药品有增减时，便可获知取药的时间、取药人员、取药数量等信息，同时可以借助射频识别（Radio Frequency Identification，RFID）标签的自动感应系统对不同药品进行分类管理，对冷藏药品实现温度的实时监控等，以此实现药品的可视化及可追溯管理，提升用药安全。在药品流通方面，可以利用物联网中的 RFID、红外视频、自动计量等感知技术实时获取药品状态，并将药品库存情况传递给药品经销商，实现药品的快速补充，提升管理效率和经济效益。此外，通过物联网的传感器网络技术和药品标签，可以获取药品的入库时间、批次、存放位置、病人的信息及主治医生信息及处方信息等，方便药房工作人员进行药品的核查，防止出现药品发错的情况。

（三）智慧财务

医院财务管理作为医院管理的一项重要内容，实现财务管理的自动化、智能化、高效化，可有效整合医院资源，提升医院的运营效率。在人工智能、大数据等先进技术的支撑下，打造交互式的智慧财务系统，实现医院业务和财务的充分融合，支持医院管理者实时查看和监控各个部门财务活动信息，能够更好地进行医院运营管理。智慧财务系统通过内嵌的财务政策和标准，可形成智能报销路径，实现自动生成会计凭证，极大地提高了工作效率，减少了手工操作差错；员工不受办公地点限制，可通过移动终端进行报销单据的审核和处理，提升审批效率；通过预算执行控制，严格控制各项业务支出，可做到"有预算不超支，无预算不开支"；通过内嵌人工智能（Artificial Intelligence，AI）智能图像识别技术，将发票、报销凭证等原始凭证上传到智慧财务系统，可方便查阅、调取，验真验重，实现影像联动管理。借助物联网技术建立会计电子档案系统，可实现档案采集、生成、匹配、归档、保管、借阅及销毁全流程的数字化管理。通过数据加密技术和权限管理，可有效防止信息泄露，确保电子档案的信息安全。

此外，智慧财务系统通过构建与银行直联的综合业务平台，可以满足快捷支付、自动对账及批量业务处理等需求。报销单据进入智慧财务资金结算平台后，系统自动触发支付指令，实现快捷支付，同时对资金支付进行双重审核，避免重复付款；系统通过执行自动对账功能，节约人工对账成本，提升工作效率；系统通过批量维护客户、银行账户及组织机构等信息，支持银行账户进行一对多、多对一的资金调拨和结算，实现批量业务处理的需求。

三、"互联网+"时代下医院运营管理的展望

（一）改善病人感受

随着"互联网+"技术的使用，医疗保健提供者可以访问大量的病人数据，从而可以早期发现健康问题。此外，远程医疗扩大了病人获得护理的机会，使病人能够在舒适的家中接受医疗护理，降低了并发症的风险，并提高了病人的满意度。

（二）加强合作

"互联网+"技术的融合，改善了医护人员之间的沟通和合作。通过使用 EHRs，医疗

保健提供者能够实时共享病人信息，降低医疗错误的发生风险并提高整体护理质量。此外，远程医疗允许医疗保健提供者之间进行远程会诊和协作，从而改善了病人感受。

（三）改善资源分配

预测分析的使用使医院能够更好地了解病人的需求并相应地分配资源。通过分析病人数据，医院能够识别趋势，并就资源配置做出明智的决策，从而提高效率，降低成本。

（四）增强安全性

随着"互联网+"技术在医疗领域的广泛应用，数据安全问题变得越来越重要。医院必须实施强有力的安全措施来保护病人信息，并确保敏感数据的隐私。这包括使用加密技术和严格的安全协议，以防止未经授权访问病人信息。

第四节　"互联网+"时代医院管理创新发展

一、"互联网+智慧医疗"背景下的医院人力资源管理

（一）建立健全人才培养机制

基层医院要重视人才培养，树立"以人才强医院"的理念，建立健全人才培养机制。一是搭建人才培养平台。公立医院可依托市级大型医院、医学院校附属医院、医院集团等优质资源，完善区域医疗资源整合共享机制、利益分配机制和双向转诊机制，推进医联体社区和学科联盟，协调错位医学专业发展，加强专业技术人才轮岗培养。二是疏通人才成长渠道。人力资源部门要制定分类的职业晋升路径，合理规划不同专业员工的职业生涯，鼓励基层医务人员提高学历和职称，对进步大的医务人员给予经济鼓励，重点培养。三是创新人才培养模式。传统的人才培养模式包括师徒制、邀请大医院相关专家进行定期培训，或从基层医院选拔、输送优秀的医疗技术骨干人才到大型三甲医院进修培训。传统模式对基层人才培养有一定影响，但存在覆盖面小、效果慢等缺点。在"互联网+智能医疗"的背景下，我们应该充分利用各种视频培训课程、在线答题等信息平台，让人们随时随地提高理论知识。在实践中，可以通过与城市大医院的合作来培养基层医院的人才。这些新型的人才培养模式具有效率高、覆盖面广的优点，对提高人才培养的效率和质量起着

关键作用。

（二）完善考核和激励机制

首先，应该重视评价。考核作为检验医务人员完成任务、履行职责的一项工作，显得越来越重要。考核结果的作用不仅是为薪酬分配和培训内容提供依据，还可以充分挖掘员工工作中存在的问题，为进一步解决问题提供途径。考核申请的重点是与薪酬相结合，让那些真正脚踏实地工作的员工有效享受辛勤工作带来的好处。其次，建立科学的评价指标体系。根据医院实际情况，可引入第三方评估机构或制定评估指标，由专业人员参与和指导。在设置指标的过程中，应该考虑医院的绩效、员工福利和病人的需求，避免一个指标的片面性，牢牢把握核心任务，并将关键指标，如员工工作量、服务质量和服务效率等放在显著的位置。最后，建立有效的沟通和反馈机制。绩效管理部门及时、正确地将绩效结果传达给员工是非常重要的。不仅可以为员工的工作指明方向，还可以激发员工的积极性和自我完善，从而提高医院的整体绩效。有效利用公司网站、官方微信等不同渠道大力宣传考核工作，提高员工认可度。在考核中，要开展多层次沟通，及时化解矛盾，建立反馈机制，使员工及时发现自身问题，明确努力方向。

二、"互联网+医疗"背景下医院财务内控管理

（一）提高内控意识，建立内控体系

为了打造良好的内控环境，应从顶层设计，自上而下地推进。为提高全员内控建设意识，进一步推进医院内控建设工作进程，首先，要求医院领导层认识到内控制度建设的重要性及缺乏内控制度的危害性，同时定期召开内控领导小组会议，在一些重要的会议中积极强调内控建设的重要性，实现内控工作的全覆盖。其次，提高医院高层次水平和人员工作素质，认真学习，与时俱进。特别是各部门负责人应发挥主观能动性，将内控工作渗透到工作的方方面面。最后，医院应开展内控考核评价工作，全面检验内控制度建设和执行的有效性，加强内控制度执行监督，让医院的每个工作人员都参与到内控工作建设中。

内部控制体系，应是独立于医院常规架构的一种新型体系，可分为决策层、管理层、执行层和监督层四个层面。每个层面设立一个专门小组，其中小组成员可以来自各个科室。其中，内部控制领导小组主要负责人任组长；单位内部控制建设工作明确职能部门或者牵头部门；风险评估工作由内部审计部门担任；廉政风险防控由纪检监察部门负责；医疗业务内控工作由医院医务管理部门负责；部门内部控制建设由医院各部门（含科室）负

责。内控建设是一项需要全员参与的系统工程，医院各部门、各科室应积极配合，协同推进内控建设工作。

（二）完善内控信息化系统建设

"互联网+医疗"这一新兴模式对医院资金提出了更高的要求，医院要优先保障自身资金的安全。医院业务流程繁杂，需要跨多部门协同，严格遵循内控制度，不易操作，但如果想灵活变通，又会造成管理漏洞。在内控制度、体系形成后，想真正有效实行起来，必须加强和完善信息系统的建设，医院内部控制信息化系统的建设，可以将内部控制的流程标准化、便捷化，明确工作依据、工作标准、工作权限，让清晰的流程和岗位权责通过信息化固定下来，通过权限分配规范起来，达到真正意义上的内部控制，以确保医院资金不流失，同时又能实现支付便捷。

1. 完善多方的系统对接

医院应当加快与第三方支付系统对接，借助大平台的力量完善和优化医院结算系统，在保证医院数据信息安全的同时，实现医院资金的稳定性。除此之外，医院也应当完成各业务部门数据与内部管理系统的实时交互，实现医院数据的全覆盖，保障数据的有机循环，降低数据信息的"孤岛"效应，以此提高医院的精细化管理水平，实现管理有据、活动有序，让信息化将医院的内部控制带上一个新台阶。

2. 完善退费流程

传统的退费流程中，由于医院运作系统的特殊性，病人退费必须自己拿着检查单到开单医生、检查科室取得签字认可，最后才到收费窗口办理退费，遇到各环节病人多的话，退费病人需要等待很久。而互联网医疗背景下规范的退费流程，直接线上审核退费，可以提高病人的就医体验，实现终端退费及时到账。在当今互联网背景下，医院对于退费流程的管理显得尤为重要，主要还是集中在退费路径上，与第三方平台明确退费原路返回，减少资金套现的可能，加速沉淀资金到账时间。同时操作员在工作中应当认真复核、审批退费程序，实时核对，能够有效预防在此环节错误的发生，减少财务风险。

（三）加强财务流程管理，重视内部审计

1. 财务流程管理设计对策

在"互联网+医疗"背景下，财务报表设计是财务流程管理中的顶层设计，可提升整体工作质量。首先，在财务报表设计的过程中清晰区分出线上、线下不同支付方式，使财

务人员分类管理，及时核对、分别入账。其次，考虑到互联网诊疗的结算方式有别于传统线下缴费，医院内部需要确保安排专人核对、管理相关支付模式所生成的数据。最后，病人在使用互联网第三方支付平台时，当日缴费与退费的差额保留至医院电子系统中，T+1日划归至医院银行收款账户，要求医院财务部门设置专人核对网上交易账户，便于对线上互联网业务进行及时处理。第三方支付平台账户交易款项记录多，需要给相关人员设置操作权限，完善与其相适应的内部控制管理机制。在"互联网+医疗"背景下，要正视医院财务内控管理设计的应用价值，从而优化就诊流程，给病人提供更好的互联网使用体验。

2. 重视内部审计

除了改进财务流程管理外，还应充分发挥内部审计的监督、控制、评价、服务作用。首先，制定和完善内部审计工作制度，完善的内部审计可以提升财务信息质量的有效性，保障财务内控工作的顺利开展。医院应重视审计监督职能，设置专门的内部审计部门，保证内部审计工作的独立性。其次，提高审计人员素质，审计工作质量的优劣，在很大程度上取决于审计人员的素质，为了进一步提高审计工作质量，必须把人的因素放在首位，从审计人员政治思想和业务素质两方面进行培训。最后，医院财务内控工作是不断优化的过程，内审人员在工作中要及时关注风险，改进业务流程，开展有效的风险评估，完善审批程序，推动医院财务工作健康运行。

三、"互联网+"背景下医院档案数字化管理

(一) "互联网+"背景下医院档案数字化管理的必然性

1. 互联网化推动医院档案管理体系向数字化新体系转变

目前，互联网科技成果在档案事业中发挥日益重要的作用，其中，数字化与信息化管理体系的构建是最佳成果。从本质上分析，就是促进档案由纸质版形式向电子版形式的转变，通过信息技术，实现医院档案管理的数字化。具体讲，医院比较普遍的特点是分布较为广泛，管理较为集中，实施统一化管理的方式，其档案数字化与信息化工作积极开展，在根本上也推动了"互联网+"的进一步深化。基于数字化与信息化档案工作体系，大大节约管理时间，档案资料整合效率与质量更高，更好服务于档案利用开发，为多元化工作形式提供技术保障。

2. 个性化档案服务需求加速数字化档案管理建设

从长远角度分析，档案管理工作在未来的发展势必要求提供个性化服务模式，强调实

现管理的灵活性、便捷性及档案利用的便捷性与高效性。具体讲，一方面"互联网+"背景之下，医院档案管理业务内容、业务规模等方面都发生巨大变化，文件类型多样，需要对多方面内容进行整合，融人事档案、财务档案、科技档案等为一体。另外，针对档案管理的类型，其划分标准突破人员、时间等标准的限制，数据的个性化要求凸显。在医院档案利用中，涉及内部使用与外部服务，数字化档案应用系统能够充分发挥自动化系统的优势，发挥微信小程序、网上办事系统等的优势，提供多元化的服务模式，满足多样化需求。

3. 系统化档案管理是实现档案统一管理、维护档案数据安全的必然要求

对于档案管理，数据资料的安全性是保障档案利用的基本前提，也是整个档案管理的根本性问题。在医院中，保密档案或者限制权限档案占据一定比例，在"互联网+"背景之下，档案管理使档案数据信息化、数字化，并使数据与网络连接，这必然带来新的问题，即档案信息外泄的问题。为此，信息化、数字化的档案还需要分层级系统化管理，要增强涉密数据保护观念，提高档案保密能力。针对涉密档案，要以内部网络使用为主，避免联网，同时加强系统安全性建设。针对非涉密档案，在提供外部链接时，要依托精细化管理模式，引入先进安全技术，搭建安全网，常见的如区块链技术，实现有效加密，强化精准管理，切实保障档案信息数据安全性。

4. 档案数字化管理是提升运行效率、促进业务发展的选择

在新的发展时期，由于"互联网+"后的档案管理能承载的不仅是档案本身的管理业务发展，更能促进医疗水平的发展，例如档案的连续性跟踪更方便，使治疗方案的有效性得到数据化的支撑，使治疗水平良性发展的同时，也增加医患互动的形式，增强医患之间的信任关系，极大地便利治疗流程的闭环管理。因此各级医院单位均高度重视"互联网+"背景下的档案事业的发展，通过建立信息化部门或与互联网公司合作的方式，引入全方位、全过程的数字化档案管理技术，通过维护档案信息完整性，构建科学高效的档案运行系统，为不同主体提供更加顺畅的沟通平台，满足多样化档案需求，满足医疗高速发展所带来的医疗竞争和诸多挑战。因此，依托数字化档案管理，是医院体系随着社会发展而做出的进步性选择。

(二)"互联网+"背景下医院如何加速档案数字化管理

1. 积极打造以"互联网+"为依托的档案管理制度，发挥制度性保障作用

对于医院档案管理，制度发挥保障性作用。因此，在"互联网+"背景之下，信息化

与数字化档案管理模式的构建需要以档案管理制度的优化与完善为基础，发挥约束与指导的作用。因此，要以医院发展实际为前提，对档案管理制度进行完善，以实践为依托，检验档案管理制度的可行性，确保制度能够为数字化管理扫清障碍。另外，要积极革新档案管理思维，树立数字化与信息化管理理念，将"互联网+"理念及手段作为档案管理的基本指导思想，发挥制度保障性功能，以信息化与数字化手段为依托，创新档案管理工作，最大限度地发挥事业单位档案的价值，支持医院档案健康与长远发展。

2. 重视档案管理人员专业能力与信息化素养培训，打造综合性人才队伍

在"互联网+"时代，对于信息资源的管理，人力资源的价值不容忽视。首先，医院要结合档案管理专业的实际要求，重视落实人员专业培训，落实线上、线下、讲座等多种方式，开展专业能力培养，切实提升档案管理人员专业能力，满足"互联网+"时代对档案管理工作的需求。其次，道德素质培训也需要引起重视，增强人员职业素质与使命感，促使管理人员真正适应数字化档案管理岗位的要求，以从事档案管理事业为荣。再次，信息素养的培养也十分关键，确保档案管理人员能够掌握信息技术，将其合理应用在数字化档案管理实践之中。最后，设立档案管理内部考核机制，定期进行考核，增强人员学习培训积极性与主动性，保障思想与行为的与时俱进，吸收更多先进的档案管理知识与技能，确保综合素质达到数字化档案管理工作的要求，强化对档案管理人才支持的作用。

3. 加强通信网络基础设施建设，搭建"互联网+档案平台"

在"互联网+"背景下，医院档案管理数字化建设离不开完善的基础设施建设，发挥保障作用，促使多样性网络信息技术手段得到广泛应用。首先要依托基础设施，实现信息数字技术的整合，将档案服务及管理工作融合其中，推进档案信息端口对接处理全面推进。其次，构建集成化的通信网络结构，促使数字化档案管理系统的智能化具备坚实基础，提升管理精准性，实现管理智能化与信息化，提升工作质量，降低档案管理的冗杂性。最后，档案数字化管理需要具备优质的网络信息共享模式，整合共享数据资源，建立系统完善的档案信息资源模式，实现整体化与网络化的发展模式，依托互联网+档案平台，对数字化管理进行规范，创新管理手段，推动数字化建设有序开展。

参考文献

[1] 王盛强. 医院健康教育管理规范 [M]. 宁波：宁波出版社，2018.

[2] 杨雪梅，高祝英. 现代医院护理管理手册（上）[M]. 兰州：兰州大学出版社，2018.

[3] 郭启勇. 现代医院管理新论 [M]. 北京：人民卫生出版社，2018.

[4] 王成增，张建功. 现代医院管理理论与实务 [M]. 北京：科学出版社，2018.

[5] 张平，甘筱青. 基于分级诊疗的医保支付方式改革与公立医院管理 [M]. 南昌：江西人民出版社，2018.

[6] 郭秋霞. 战略驱动下的公立医院管理会计实践与创新 [M]. 北京：经济科学出版社，2018.

[7] 张锦. 医院物流管理概论 [M]. 北京：人民卫生出版社，2018.

[8] 孔悦，王晓霞，李妮. 医院护理管理实践 [M]. 北京：科学出版社，2018.

[9] 黄浩，方玲，周晓丽. 医院消毒供应中心管理手册 [M]. 北京：科学出版社，2018.

[10] 张志清. 创新教材医院药事管理 [M]. 北京：人民卫生出版社，2018.

[11] 王霜. 现代医院管理制度研究 [M]. 秦皇岛：燕山大学出版社，2019.

[12] 吴兆玉，陈绍成. 实用医院医疗管理规范 [M]. 成都：四川科学技术出版社，2019.

[13] 王以朋，胡建平，张福泉. 医院流程管理与信息化实践 [M]. 北京：中国协和医科大学出版社，2019.

[14] 曹茜. 医院科室管理中领导行为的影响机制研究 [M]. 长春：吉林大学出版社，2019.

[15] 莫求，王永莲. 医院行政管理 [M]. 上海：上海交通大学出版社，2019.

[16] 邹妮，孙喆. 医院感染管理 [M]. 上海：上海世界图书出版公司，2019.

[17] 张建忠. 医院物理环境安全规划、建设与运行管理 [M]. 上海：同济大学出版社，2019.

［18］王兴鹏．现代医院 SPD 管理实践［M］．上海：上海科学技术出版社，2019.

［19］宋世贵．医院护理工作管理规范［M］．成都：电子科技大学出版社，2019.

［20］李菲菲．医院护理质量管理常规［M］．长春：吉林科学技术出版社，2019.

［21］黄浩，周晓丽．医院消毒供应中心管理指南［M］．北京：研究出版社，2019.

［22］刘文清．医院信息化管理［M］．哈尔滨：黑龙江科学技术出版社，2020.

［23］陈锦珊．医院制剂管理与合理使用［M］．福州：福建科学技术出版社，2020.

［24］张小康，邹晓峰．三级综合性医院感染管理［M］．南昌：江西科学技术出版社，2020.

［25］陈梅．医院后勤管理标准建立与新技术应用［M］．上海：同济大学出版社，2020.

［26］刘乃丰．医院信息中心建设管理手册［M］．南京：东南大学出版社，2020.

［27］汪媛媛，王思齐，陈乐．新时期医院档案管理与发展研究［M］．秦皇岛：燕山大学出版社，2020.

［28］任真年，万华军，王旸．现代医院护理人员卓越绩效考评与管理（下）［M］．北京：中国科学技术出版社，2020.

［29］任真年，万华军，王旸．现代医院护理人员卓越绩效考评与管理（上）［M］．北京：中国科学技术出版社，2020.

［30］袁向东．大数据 DRG 助力医院精准管理［M］．广州：广东科学技术出版社，2021.

［31］韦铁民．医院精细化管理实践［M］．3 版．北京：中国医药科学技术出版社，2021.

［32］韩克军，王大庆，吴安华．医院感染管理理论与实践［M］．天津：天津科学技术出版社，2021.

［33］张蔚．现代医院文档管理［M］．西安：世界图书出版西安有限公司，2021.

［34］吴锦华，钟力炜，刘军．现代医院采购管理实践［M］．上海：上海科学技术出版社，2021.

［35］安秀丽．公立医院全面预算管理实务［M］．哈尔滨：黑龙江科学技术出版社，2021.

［36］吕志兰．医院感染管理与急危重症护理［M］．北京：中国纺织出版社，2021.